Martin Nagl-Cupal

„Den eigenen Beitrag leisten"

Krankheitsbewältigung von Angehörigen auf der Intensivstation

MARTIN NAGL-CUPAL

„Den eigenen Beitrag leisten"

KRANKHEITSBEWÄLTIGUNG VON ANGEHÖRIGEN AUF DER INTENSIVSTATION

hpsmedia

CIP-Kurztitelaufnahme der Deutschen Bibliothek: Martin Nagl-Cupal: „Den eigenen Beitrag leisten" – Krankheitsbewältigung von Angehörigen auf der Intensivstation

Die Deutsche Bibliothek verzeichnet diese Publikation in der deutschen Nationalbiografie. Detaillierte bibliografische Angaben sind im Internet unter http://dnb.d-nb.de abrufbar.

1. Auflage 2011
hpsmedia, Hungen

hpsmedia
Reihe Pflegewissenschaft
An den Hafergärten 9
35410 Hungen
www.pflege-wissenschaft.info

Layout&Satz: *hpsmedia*
Herstellung und Druck:
Books on Demand GmbH, Norderstedt
ISBN 978-3-9814259-2-5

INHALT

Kim und Elina gewidmet.

Denn zu Zeiten der Not bedarf man seiner Verwandten.

Johann Wolfgang von Goethe

VORWORT

LIEBE LESERINNEN UND LESER,

eines der Dinge, die Familien vermutlich nicht freiwillig erleben möchten, ist der Aufenthalt eines Familienmitglieds auf der Intensivstation. Intensivstation bedeutet Krise, Angst, Verzweiflung, Technik, Tod, aber auch Chancen, Hilfe und Rettung. Vor diesem Hintergrund ist es dringend erforderlich zu untersuchen, welche Erfahrungen Familien auf Intensivstationen machen, wie es ihnen geht, was ihnen hilft. Martin Nagl-Cupal legt zu diesen Fragen eine komplexe Untersuchung im Stil der Grounded Theory Studie vor, die ihm sehr gut gelungen ist. Dies bezieht sich sowohl auf die methodische Anlage der Studie, wie auch auf die gründliche Durchführung. Der Wert der Studie liegt besonders in der Konzeptualisierung der qualitativen Forschungsergebnisse, die tiefen Einblick in das Erleben der Familien geben und gleichzeitig, ausgehend von den individuellen Situationen, Handlungen, Intentionen, Strategien in Beziehung setzt. In der Studie werden auch drei Familien näher vorgestellt. Dieses Vorgehen gewährt tiefe Einblicke in die subjektive Sichtweisen der Familien. „Den eigenen Beitrag leisten", wird als zentrales Phänomen der Untersuchung dargestellt. Die Familien wollen das Möglichste tun und ihren Beitrag leisten, den auch nur sie als Familie leisten können. Dieser Beitrag besteht in „helfen", aber die Hilfen erscheinen in einem bestimmten Kontext, der sehr auf die existentielle Bedrohung hindeutet und von vielen kontextuellen Faktoren abhängig ist. Die Studie veranschaulicht sehr gut, welche massiven Emotionen im Spiel sind, wenn Familien Angst um das Leben eines Familienmitglieds haben. Vor diesem Hintergrund entfalten sich umfangreiche Strategien, die sowohl auf den Umgang mit eigenen Emotionen abzielen, wie auf das hilfebedürftige Familienmitglied. Die Intensivstation ist eine existentielle Erfahrung für die Familie. Was aus diesen Erfahrungen folgt, ist von großer Bedeutung: „es als Familie" zu schaffen und dem Leben Priorität einzuräumen. Martin Nagl-Cupal schafft mit dieser Untersuchung die Grundlage dafür, die betroffenen Familien besser verstehen zu können und Hilfen für die Familien entwickeln zu können, die auch tatsächlich helfen. Ich wünsche diesem Buch eine interessierte Leserschaft. Für Krankenhäuser, Intensivstationen und eine familienorientierte Pflegeforschung ist diese Publikation unverzichtbar.

Prof. Dr. **Wilfried Schnepp**

EINLEITUNG: DER FORSCHUNGSANLASS

Die Intensivstation als hoch spezialisierte und technisierte Einheit ist aus dem Alltags-
betrieb eines Krankenhauses nicht wegzudenkenden. Bezogen auf die Anzahl der
vorhandenen sowie belegten Betten und bezogen auf die dort betreuten Menschen
ist die Intensivstation in der stationären Versorgungslandschaft ein wichtiger „Player"
im Umgang mit kritischer und häufig lebensbedrohlicher Erkrankung. Das Statistische
Jahrbuch weist für Österreich im Jahr 2008 über 2.200 systematisierte Intensivbetten
aus. Das sind über 3 Prozent der gesamten Krankenhausbetten (Statistik Austria, 2009).
Über 160.000 Menschen wurden im Jahr 2008 auf einer Intensivstation behandelt.

Dem Fortschritt in der Intensivmedizin ist es auch zu verdanken, dass immer mehr
Menschen lebensbedrohliche Krisen überstehen können. (Frisho-Lima, Gurman, Schapira, & Porath, 1994). Dabei orientiert sich die „typische Intensivstation" naturgemäß
mehr an den technologischen Entwicklungen als an den Bedürfnissen der Patientinnen
oder deren Angehörige (Bause & Lawin, 2002). Doch sollte man nicht vergessen, dass
beinahe hinter allen Personen, die auf einer Intensivstation betreut werden, mindestens
ein Familienmitglied steht, das dadurch ebenso von Krankheit und Leid betroffen ist
wie der kranke Mensch selber.

Wenn jemand krank wird, so ist nicht nur der Betroffene selbst sondern immer auch
die Familie von Krankheit betroffen. Dies trifft auf jede Art von schwerer Erkrankung
zu, im besonderen Maße dann, wenn es sich um eine lebensbedrohliche Erkrankung
handelt, bei der die Familie plötzlich vor existenzielle Probleme gestellt wird. Sobald
jemand in eine Intensivstation eingeliefert wird, sind dessen nahe Angehörige zugegen.
Häufig wird die Intensivstation vorübergehend zu deren zweitem zuhause. Angehörige
gehören nicht zuletzt deshalb häufig zum Alltagsbild einer Intensivstation (Kuhlmann,
2004). Obwohl der Kontakt zwischen Pflegepersonen und Angehörigen von Intensivpatienten und -patientinnen häufig sehr eng ist, so zeigen die eigenen Erfahrungen
doch, dass Familien von Patienten und Patientinnen auf der Intensivstation häufig nur
schwer ihren Platz finden, geschweige denn neben dem Kranken selbst eine zentrale
Rolle in der pflegerischen Zuwendung erfahren. In der alltäglichen Arbeit auf der
Intensivstation haben andere Dinge Priorität (Harrison & Nixon, 2002), was nicht zuletzt durch sich zunehmend verdichtende Arbeitsroutinen begründet ist. Nichts desto
trotz zeichnet sich in den letzten Jahren ein Trend ab, Forschungen zu Angehörigen
auf der Intensivstation durchzuführen. Praktische Umsetzungen folgen dem langsam

nach. Es lassen sich viele Gründe dafür nennen, dass Angehörige von Intensivpatienten und -patientinnen mehr Beachtung seitens der Forschung und der Pflegenden selbst finden sollen. Hervorzuheben ist neben familientheoretischen Perspektiven auch die gesellschaftliche: In einigen europäischen Ländern gibt es festgeschriebene legislative Bemühungen, die Situation Angehöriger zu verbessern, wie beispielsweise in Norwegen, Schweden oder Großbritannien. Nicht zuletzt sind Angehörige für die Genesung und das Wohlbefinden der Patienten und Patientinnen auf der Intensivstation von enormer Bedeutung.

Diese Arbeit legt ihren Schwerpunkt auf die Familie. Wie Familien funktionieren, was sie tun und wie sie es bewältigen, wenn eines ihrer Mitglieder schwer krank auf der Intensivstation liegt, ist das Forschungsinteresse der vorliegenden Arbeit. Das Handeln der Familienmitglieder und die Reaktion der gesamten Familie auf die Krankheit ist von einem ganz speziellen Setting geprägt, welches von der Alltagskompetenz der Angehörigen oft sehr weit entfernt ist: das der Intensivstation. Als Intensivpfleger, der über acht Jahre in diesem Bereich tätig war, konnte ich viele schwierige und auch schöne Situationen mit Familien auf der Intensivstation erleben. Freude und Leid, Hoffnung und Verzweiflung und letztlich Leben und Tod liegen auf der Intensivstation eng beieinander. Das Promotionsvorhaben an der privaten Universität Witten/Herdecke am Institut für Pflegewissenschaft gibt Anlass und Möglichkeit zugleich, sich vertieft mit Familien auf Intensivstationen auseinanderzusetzen und einen tieferen Einblick in das Funktionieren von Familien bei kritischer Erkrankung eines Familienmitglieds zu gewähren.

INTENSIVSTATION ALS EXISTENZIELLE ERFAHRUNG

Während Phasen reduzierter Gesundheit oder eingeschränkten Wohlbefindens kann man in allen Lebensabschnitten mit existenziellen Erfahrungen wie zum Beispiel Angst, Schmerz, Sorge und Hilflosigkeit konfrontiert sein. Existenzielle Erfahrungen sind entweder ein Nebeneffekt der Lebensaktivitäten, die wir ausüben, oder sie stellen für sich genommen eine Anforderung dar, mit der es gilt, umzugehen (Schröck & Drerup, 2001).

Als Patient oder Patientin auf der Intensivstation zu liegen bedeutet – umgeben von einer fremden und hochtechnisierten Umwelt – mit einer lebensbedrohlichen Erkrankung konfrontiert zu sein und häufig eine Gratwanderung zwischen Leben und Tod zu erleben. Der Aufenthalt auf der Intensivstation hat für die betroffenen Menschen sehr unterschiedliche Auswirkungen: Sie variieren zwischen Abwehr, sich eingesperrt fühlen, Kraftlosigkeit, Angst und Unsicherheit, Depression, Schmerzen und dauernde körperliche Müdigkeit und Akzeptanz der Situation (Adamson, et al., 2004).

Was Angst und Unsicherheit verschafft, hängt im hohem Maße mit dem Abhängigkeitsgefühl von Mensch und Maschinen zusammen (Arslanian-Engoren & Scott, 2003). Desorientiertheit und ein Gefühl der Leere folgen häufig auf längere Tiefschlafphasen (Granberg, Engberg, & Lundberg, 1998). Menschen, die längere Zeit intubiert[1] und von einer Beatmungsmaschine abhängig waren, beschrieben die Situation während dieser Zeit als Situation der besonderen Hilflosigkeit in einem dauernden Zustand der Erschöpfung. Dazu kommt häufig die Unfähigkeit, sprechen zu können, was Panik und Frustration auslöst. Dies geht bei vielen Betroffenen mit Kontrollverlust und einer Reihe anderer negativer Emotionen einher (Engstroem & Soederberg, 2007). Der Verlust an Kontrolle hat seine Ursache in einer Reihe von Bedürfnissen, auf die nicht zuletzt aufgrund der mangelnden Fähigkeit, sich mitteilen zu können, nicht ausreichend eingegangen wird. Nicht verstanden zu werden, verleitet dazu, sich aufzugeben, auch mit verursacht aus dem Erleben, dass sich die Pflegepersonen mehr um die Maschinen als um den Menschen kümmern (Johnson & Delaney, 2006, S. 315 ff.). Das Gefühl zu haben, permanent von jemandem abhängig zu sein, kann zum Gefühl einer totalen Entmenschlichung führen (Carroll, 2004).

Die Anwesenheit von nahestehenden Familienmitgliedern ist aus der Sicht der Patienten und Patientinnen auf Intensivstationen enorm wichtig (Engstroem & Soederberg, 2007; Magnus & Turkington, 2006; Metzing, 2004). In der Regel sind es nahe Angehörige, die Hilfen anbieten können, welche auch als hilfreich wahrgenommen werden. Die „nur" Besucher und Besucherinnen, die in keiner engen Verbindung zu den Kranken stehen, sind in dieser Situation eher wenig brauchbar (Metzing, 2004). Die Anwesenheit von nahen Angehörigen kostet weniger Energie und Anstrengung als bei Personen, die nicht so nahe stehen (Hupcey, 2001). Allein durch die Anwesenheit von nahe stehenden Menschen erhält das kranke Familienmitglied das Gefühl der Zuversicht und Sicherheit (Arslanian-Engoren & Scott, 2003; Bergbom & Askwall, 2000). Mit Hilfe der Angehörigen können Zeiten des fehlenden Erinnerungsvermögens, welche bei Intensivpatienten und -patientinnen häufig auftreten, glaubhaft rekonstruiert werden (Besendorfer, 2002). Im Zustand des Chaos und der Hilflosigkeit konstituieren nahe Angehörige eine Verbindung in die Realität (Granberg, et al., 1998; Metzing, 2004) und erst durch deren Anwesenheit fühlen sie sich häufig sicher (Hupcey, 2000). Angehörige kümmern sich um ihre erkrankten Familienmitglieder und leisten vielfältigen Beistand (Metzing, 2004). Sie repräsentieren das Normale, das Bekannte, das Menschliche und sie sind ihren kranken Familienmitgliedern eine Rettungsleine in die Realität (Engstroem & Soederberg, 2007; Granberg, et al., 1998; Metzing, 2004).

---

[1] Als Intubation bezeichnet man die Einführung eines Tubus (Beatmungsschlauchs) über die Nase oder Mund in Richtung Lunge. Dies dient der Sicherung der Atemwege und/oder der unterstützten bzw. künstlichen Beatmung.

Viele Patienten und Patientinnen können sich „zum Glück" an die Zeit dieser gesundheitlichen Krise und was mit ihnen und rundherum passiert ist, nicht erinnern
(Adamson, et al., 2004; Besendorfer, 2002). Umso stärker wird dieses Ereignis von
den Angehörigen erlebt und stellt die Betroffenen vor große Herausforderungen (Paul
& Rattray, 2008). Während Patienten und Patientinnen auf der Intensivstation meist
eine körperliche Krise durchleben, durchleben deren Familienangehörige häufig eine
psychische Krise (Woolley, 1990). Und diese „Life-Events", beispielsweise wenn ein
Familienmitglied schwer erkrankt, sind der häufigste Auslöser dafür, dass Familien
in Krisen geraten können (Thun-Hohenstein, 2008). In einem Zustand der kritischen
Erkrankung oder Verletzung eines Familienmitglieds ist deshalb häufig die Gesundheit
und das Funktionieren der ganzen Familie bedroht (Pryzby, 2005; Warren, 1993).
Eine derartige Krise ist sehr oft ein Wendepunkt für eine Familie, die zu grundle-
genden strukturellen oder interaktionalen Veränderungen und zu Diskontinuität im
Bewegungsablauf der Familienfunktion führen kann, wohl im negativen aber auch im
positiven Sinne (Patterson, 2002).

1

Relevante Literatur

In diesem Kapitel soll nun der Forschungsstand im Bereich „familiäre Krankheitsbewältigung auf Intensivstationen" aufgezeigt werden. Da das Forschungsinteresse auf die Familien selbst und deren Umgang mit Krankheit in einer Krisensituation gerichtet ist, spielen dabei jene Studien bzw. Forschungsrichtungen eine übergeordnete Rolle, die sich auf die unmittelbare Perspektive aus der Sicht der Familien konzentrieren. Es gibt viele Arbeiten, die Intensivstationen und Familien unter dem Gesichtspunkt bewältigungsrelevanter Phänomene wie beispielsweise Kommunikation zwischen den einzelnen Akteuren und Akteurinnen oder Integration von Angehörigen in die Pflege sowie Hoffnung als zentrales Element der Bewältigung legen. Auch die Sicht verschiedener anderer Akteure bzw. Professionen wie Pflege oder Medizin spielt dabei eine Rolle. Diese Studien werden hier nicht berücksichtigt.

1.1

Ergebnisse der Literaturanalyse

Nach einer ersten Beschäftigung mit der Thematik zeigt sich, dass Familien auf Intensivstationen in mehrerlei Hinsicht gut erforscht sind. Der Wissensbestand über Forschung aus der Perspektive von Angehörigen auf Intensivstationen lässt sich entlang folgender Dimensionen darstellen:

inhaltliche Dimension	methodische Dimension
Bedürfnisse von Angehörigen	überwiegend quantitativ
Zufriedenheitsstudien	quantitativ
Familiäre Veränderungen im Zusammenhang mit dem stationären Aufenthalt und darüber hinaus	überwiegend quantitativ
Studien zum allgemeinen Erleben von Angehörigen auf Intensivstationen	qualitativ

Tab. 1: Forschungsrichtungen zu familiärer Krankheitsbewältigung von Angehörigen auf Intensivstationen

Die Darstellung entlang dieser Dimensionen ist natürlich weitestgehend künstlich und vom Autor so festgelegt. Die Themen lassen sich, abgesehen vom forschungsmethodischen Zugang entlang quantitativer und qualitativer Studien, nur begrenzt voneinander abgrenzen. „Bedürfnisse im Zusammenhang mit dem stationären Aufenthalt" ist eine inhaltliche Dimension einer Forschungsrichtung für sich. Es ist aber auch eine Reaktion, um mit einem Ereignis umzugehen und somit eine Bewältigungsstrategie von Menschen in einer Ausnahmesituation. Im folgenden Abschnitt soll nur der Forschungsbestand entlang der inhaltlichen Dimensionen dargestellt werden, der sich mit Auswirkungen auf die Familie beschäftigt, wenn ein Familienmitglied auf der Intensivstation liegt.

1.1.1

BEDÜRFNISSE VON ANGEHÖRIGEN

Studien zum Thema „Angehörige auf Intensivstationen" sind allgemein sehr „bedürfnislastig". Susanne Kean nimmt in einem deutschsprachigen Beitrag sehr ausführlich auf Bedürfnisse von Angehörigen auf Intensivstationen Stellung (Kean, 2001). Es soll hier nur eine Kurzdarstellung von Bedürfnisstudien erfolgen, gefolgt von einer Aktualisierung des Forschungsbestandes und einer kritischen Würdigung dieser Forschungsrichtung.

Die Erforschung von Bedürfnissen Angehöriger auf Intensivstationen kann nicht ohne Hinweise auf ein zentrales Instruments zur Einschätzung dieser Bedürfnisse erfolgen: das „Critical Care Family Needs Inventory" – CCFNI. Der CCFNI-Fragebogen basiert auf einer Studie von Molter (1979) und wurde von ihr in Zusammenarbeit mit Leske erstmalig 1986 publiziert (Leske, 1986). Der CCFNI-Fragebogen ist ein Selbstausfüll-Fragebogen, bestehend aus 45 Bedürfnis-Aussagen. Mittels einer 4-Punkte Likert-Skala können die Bedürfnisse von „sehr wichtig" bis „nicht wichtig" eingeschätzt werden. Eine Faktorenanalyse (Leske, 1991) schlägt eine Aufteilung der Bedürfnisse in fünf zentrale „Bedürfnisgruppen" vor, die von Leske (2002) folgendermaßen beschrieben werden:

1. *Das Bedürfnis nach Zuversicht/Zusicherung:* Das Bedürfnis nach Zuversicht reflektiert das Bedürfnis, Hoffnung aufrecht zu erhalten oder neu zu definieren, sowie Zuversicht und Sicherheit zu fördern und etwaige Zweifel zu zerstreuen. Ein etwas unscharfer Begriff, dessen Items auf Bedürfnisse abzielen in Bezug auf ehrliches Beantworten von Fragen, auf das Erhalten verstehbarer Informationen, auf die Sicherheit, dass das kranke Familienmitglied die bestmögliche Pflege erhält, auf Informationen über Fortschritte, auf die Gewissheit, dass sich die Mitarbeiter und Mitarbeiterinnen um das Familienmitglied kümmern, auf die Kenntnis von Prognosen und die Möglichkeit zu hoffen etc.

2. *Das Bedürfnis nach Information:* Diese Kategorie spricht Bedürfnisse an, die sich um das Wissen und die Informiertheit rund um das kranke Familienmitglied beziehen. Sie reflektiert das Ziel, über den gesundheitlichen Zustand des kranken Angehörigen Bescheid zu wissen, was ja die Grundlage darstellt, um Entscheidungen treffen und den kranken Angehörigen unterstützen zu können und sie wirkt angstmildernd und kontrollerhaltend hinsichtlich der Items, warum beispielsweise bestimmte Dinge für das kranke Familienmitglied getan werden, wie es medizinisch behandelt wird, über die verschiedenen Arten von involvierten Professionen Bescheid wissen, jeden Tag mit einem Arzt oder einer Ärztin sprechen zu können und eine Ansprechperson zu haben, wenn man nicht zu Besuch kommen kann etc.

3. *Nähe zum Angehörigen:* Dies Bedürfnisse zielen vor allem darauf ab, das kranke Familienmitglied so oft wie möglich besuchen zu können, um die familiäre Beziehung aufrecht zu erhalten. In Items ausgedrückt, heißt das, dass die Besuchszeiten pünktlich beginnen oder bei gewissen Umständen weniger strikt gehandhabt werden etc. Diesem Bedürfnis zu entsprechen, verschafft der Familie emotionale Nähe und unterstützt dadurch das kranke Familienmitglied.

4. *Unterstützung:* Diese Bedürfnisgruppe bezieht sich auf Unterstützungsmaßnahmen die eigene Person betreffend, wie beispielsweise mit jemandem über Probleme reden oder Unterstützung bei familiären Problemen erhalten können etc. Diese Bedürfnisse zu befriedigen, hilft den Angehörigen mit Angst umzugehen und deren Bewältigungskapazitäten zu erhöhen.

5. *Persönlicher Komfort:* Diese Kategorie bezieht sich auf Maßnahmen, die den Angehörigen die Zeit im Krankenhaus erträglicher machen wie beispielsweise Waschmöglichkeiten oder die Verfügbarkeit von Essen etc. Das Bedürfnis nach Komfort zu befriedigen reduziert Stress, indem nicht unnötig Energie vergeudet wird.

Der CCFNI-Fragebogen ist ein sehr häufig verwendetes Instrument. Er wird in vielen Bereichen eingesetzt, ist in mehrere Sprachen übersetzt (Al-Hassan & Hweidi, 2004; Lee & Lau, 2003) und wird in adaptierter Form auch in anderen Settings wie Säuglingsintensivstationen (Ward, 2001) oder Notaufnahmen verwendet (Redley & Beanland, 2004). Und auch an Pflegenden wurde der CCFNI zur Einschätzung der Bedürfnisse von Angehörigen verwendet (Takman & Severinsson, 2004; 2005; 2006). Die Originalversion des CCFNI-Fragebogens ist ein valides Instrument, das die Bedürfnisse von Angehörigen auf Intensivstationen gut erfassen kann (Leske, 1991), wobei diese Einschätzung und die Zuteilung der Items zu den Bedürfnisgruppen bzw. Subskalen aufgrund testtheoretischer Überprüfungen des Instruments in anderen Sprachen nicht von allen Forschern und Forscherinnen geteilt wird (Bijttebier, et al., 2000; Coutu-Wakulczyk & Chartier, 1990). In der Literatur lassen sich auch Abänderungen bzw. Adaptierungen des Instruments in Form einer reduzierten 30-Item (Norris & Grove, 1986) oder eine 14-Item Version (Auerbach, et al., 2005; Azoulay, et al., 2001; Johnson, et al., 1998) ausmachen.

Da es kaum ein anderes Instrument gibt, welches dermaßen breiten Einsatz findet, lässt es auch einigen Raum für Kritik. Holden und Kolleginnen (2002) merken vor allem in methodologischer Hinsicht sehr kritisch an, dass die Entwicklung des CCFNI auf Basis der Einschätzung Pflege-Studierender und nicht etwa von Intensivpflegepersonen oder durch Forschung mit Angehörigen selbst entstand. Sophie Verhaeghe und KollegInnen kritisiert die Unterteilung der Bedürfnisse in die vorliegenden Subskalen, weil die geladenen Faktoren schwer theoretisch interpretierbar und häufig instabil sind (Verhaeghe, Defloor, Van Zuuren, Duijnstee, & Grypdonck, 2005b). Dies findet sich auch in den Ergebnissen anderer Studien wieder (Bijttebier, et al., 2000). Sie legt deshalb eine andere, zum Teil einfachere und für sie schlüssigere Unterteilung vor: a) Kognitive Bedürfnisse: Hier steht das Bedürfnis nach Information über den Zustand des Angehörigen an erster Stelle. b) Emotionale Bedürfnisse: vor allem das Bedürfnis nach Hoffnung. c) Soziale Bedürfnisse: Als soziale Bedürfnisse werden die Beziehung zwischen den Personen angenommen, so beispielsweise die Interaktionen zwischen Angehörigen und Patient oder zwischen Angehörigen und anderen Familienmitgliedern. d) Praktische Bedürfnisse: Wenn auch wichtig, sind sie doch insgesamt gesehen die am wenigsten wichtigen Bedürfnisse. Sie beziehen sich auf den Grad des persönlichen Komforts oder die Unterstützung bei familiären oder finanziellen Problemen. Verhaeghe (2005b) merkt an, dass diese Unterteilung genauso wenig „wasserdicht" sei wie die ursprüngliche. Viele Items lassen sich nicht eindeutig einer einzigen Kategorie zuordnen.

Qualitativ durchgeführte Bedürfnisstudien zeigen, dass die der Bedürfniseinschätzung zugrunde liegenden Antwortmöglichkeiten im CCFNI nicht vollständig sind. Wilkinsons (1995) hebt die „heilende Kraft der unmittelbaren Umgebung" und das Bedürfnis nach einer positiven Atmosphäre hervor. Burr (1998) fand in ihrer Studie, in der sie den CCFNI zum einen und qualitative Interviews zum anderen zum besseren Verständnis des Kontextes einsetzte, heraus, dass Angehörige das Bedürfnis zu „schützen" haben – sowohl das kranke Familienmitglied als auch andere Personen betreffend und das Bedürfnis, das kranke Familienmitglied zu unterstützen und ihm Zuversicht zu gewähren. Fry und Warren (2007) zeigen in ihren phänomenologischen Studien, dass die von den Angehörigen formulierten Bedürfnisse sich in vier Kategorien unterteilen lassen. Neben den schon wohl bekannten Bedürfnissen nach Information, im positivem Sinne zuversichtlich sein sowie Anteil an der Pflege haben, gibt es das Bedürfnis, Vertrauen in das Intensiv-Personal zu haben. Dieses Bedürfnis wird auch vom Intensiv-Personal selbst als sehr wichtig erachtet (Takman & Severinsson, 2006).

Es lässt sich nur schwer eine Gesamtschau über alle Bedürfnisstudien leisten und es lässt sich kein Schluss ableiten, welche Bedürfnisse insgesamt für die Angehörigen am wichtigsten sind. Das Bedürfnis nach Information, Nähe zum kranken Familienmitglied und involviert sein sind Schlüsselthemen (Benner, Hooper-Kyriakidis, & Stannard, 1999, S. 295). Abgesehen vom Krankheitsbild und der Verweildauer auf der Intensivstation – was in den Studien allerdings wenig beschrieben ist – scheinen einige soziodemographische Variablen Einfluss auf das Antwortverhalten zu haben. Mit Ausnahme des Bedürfnisses nach Information geben Frauen mehr Bedürfnisse als ‚sehr wichtig' an als Männer und höher gebildete Personen haben weniger Bedürfnisse als weniger gut gebildete (Bijttebier, et al., 2000). Sowohl das Bedürfnis nach Information und das Bedürfnis nach Nähe sind stets universal und nicht abhängig von Alter, Geschlecht oder Bildung der Angehörigen (Bijttebier, et al., 2000; Mendonca & Warren, 1998). Eines lässt sich allerdings mit ziemlich großer Sicherheit sagen: Wie schon aus der Arbeit von Kean (2001) hervorgeht, sind die einzelnen Ergebnisse der Studie insofern ähnlich, als sie jene Bedürfnisse, die in Richtung der befragten Angehörigen selbst weisen, als weniger wichtig ausweisen. Die Bedürfnisse beziehen sich stets auf das kranke Familienmitglied und weniger auf die Angehörigen selbst. Die Wahrnehmung von Bedürfnissen hängt natürlich in hohem Maße davon ab, wie und in welchem Ausmaß diese Bedürfnisse erfüllt werden (Bond, Draeger, Mandleco, & Donnelly, 2003; Browning & Warren, 2006; Lynn-McHale & Bellinger, 1988; Mendonca & Warren, 1998; Takman & Severinsson, 2006; Warren, 1993).

1.1.2

ZUFRIEDENHEITSSTUDIEN

In den laufenden Diskussionen um Effektivität und Qualität der Leistungserbringung seitens der Pflege und anderer gesundheitsbezogener Berufe kann die Zufriedenheit mit erbrachten Leistungen im Gesundheitswesen nicht ignoriert werden. So ist die Erhebung von Patienten- und Patientinnenzufriedenheit ein übliches Instrument, um aus der Perspektive derjenigen Personengruppe, welche Gesundheitsleistungen erhält, die Versorgungsqualität zu messen. Dies wird dann schwierig, wenn Patienten und Patientinnen selbst nicht zu Wort kommen können, wie es auf Intensivstationen besonders häufig der Fall ist. Hierbei rücken deren Angehörige ins Zentrum des Interesses.

In den Augen der Forscher und Forscherinnen sind Zufriedenheitsmessungen von Angehörigen ein Weg, mit dem die Diskussion weggeführt wird von der reinen Betrachtung der Bedürfnisse hin in das direkte Involvieren der Befragten, auch in der Annahme, dass die Bedürfnisse zu erfüllen nicht gleichzeitig bedeutet, dass Angehörige auch zufrieden sind (Heyland, et al., 2002; Lederer, Goode, & Dowling, 2005). So ergeben oft auch Fragen nach Bedürfniserfüllung und Zufriedenheitsmessungen unterschiedliche Antworten, weil unerfüllte Bedürfnisse nicht zwangsläufig in Unzufriedenheit münden und umgekehrt (Heyland, et al., 2002).

Was den Zufriedenheitsmessungen häufig an „Gehaltlosigkeit" anhängt ist, dass oft nicht wirklich danach gefragt wird, was für die Befragten relevant ist. Es gibt einige Instrumente, die nach wissenschaftlichen Kriterien entwickelt wurden und zufriedenheitsrelevante Kriterien eindeutig abfragen. Wasser et al. (2001) entwickelte ein Instrument (Critical Care Family Satisfaction Survey), dessen Items sich um die im CCF-NI vorgestellten Bedürfnisgruppen gruppieren (Zuversicht/Zusicherung, Information, Nähe, Unterstützung und Komfort). Ebenfalls an den Bedürfnissen orientiert ist ein auf dem bereits erwähnten 14-Item CCFNI basierendes Instrument (Auerbach, et al., 2005), das die dort angeführten Bedürfnisse (welche vom Intensiv-Personal befriedigt werden können) auflistet und nach der Zufriedenheit der Erfüllung fragt (Johnson, et al., 1998).

Der „Family Satisfaction in the Intensive Care Unit Fragebogen" (FS-ICU) ist ebenfalls ein Instrument zur Zufriedenheitsmessung, welches getestet (Heyland, et al., 2002; Heyland & Tranmer, 2001) gekürzt und überarbeitet (Wall, Engelberg, Downey, Heyland, & Curtis, 2007) sowie in mehrere Sprachen – unter anderem ins Deutsche – übersetzt und dessen testtheoretische Güte an einer Stichprobe im deutschen Sprachraum überprüft wurde (Stricker, et al., 2007). Der häufig eingesetzte Fragebogen, der aus 34 Items besteht, erhebt die Zufriedenheit vor allem entlang zweier Dimensionen: die Zufriedenheit mit der Versorgung auf der Intensivstation allgemein und die Zufriedenheit mit dem Treffen von Entscheidungen. Die Entscheidungen beziehen sich auch auf jene Entscheidungen, die am Lebensende getroffen werden (Heyland, et al., 2002).

Zufriedenheitsmessungen sind in der Qualitätsdiskussion und dem steigenden Anspruchsverhalten der verschiedenen Klienten nicht mehr wegzudenken. Sie geben den professionell handelnden Personen im Gesundheitswesen Orientierung, was das praktische Handeln betrifft und nicht zuletzt nehmen sie für sich in Anspruch, ein wichtiges Kriterium zu sein, um Pflegequalität messen zu können (Ingersoll, McIntosh, & Williams, 2000) und Angehörigen eine Möglichkeit zu geben, sich zu artikulieren.

Die Ergebnisse von Zufriedenheitsstudien sind hinsichtlich der Aussagekraft allerdings auch mit Vorsicht zu genießen, weil sie wie gesagt ein Instrument der Qualitätssicherung darstellen. Deshalb zeigen veröffentlichte Studien hauptsächlich testtheoretische Überprüfungen der Instrumente und lassen Zufriedenheitsergebnisse großteils unerwähnt. Dies deshalb, weil es keine allgemeingültige Zufriedenheit gibt und Ergebnisse immer lokal gebunden sind, weil sie lokal bezogene Handlungen der professionellen Akteure und Akteurinnen und spezifische Strukturmerkmale abfragen und auch, weil

Zufriedenheit von Angehörigen sehr stark damit zusammenhängt, in welchem Ausmaß deren Bedürfnisse und Erwartungen erfüllt werden (Fox-Wasylyshyn, El-Masri, & Williamson, 2005).

1.1.3

FAMILIÄRE VERÄNDERUNGEN IM ZUSAMMENHANG MIT DEM STATIONÄREN AUFENTHALT UND DARÜBER HINAUS

Halm et al. untersuchte 1993 die Verhaltensreaktionen von Angehörigen auf Intensivstationen und wie sich diese über die Zeit verändern (Halm, et al., 1993). Bei mehrmaliger Erhebung, die bis zur Transferierung der Patienten und Patientinnen anhielt, zeigte sich, dass so gut wie in allen gemessenen Bereichen (Variablen Schlaf, Essen, Aktivitäten, familiäre Rollen) von den Betroffenen mithilfe eines dafür entwickelten Selbsteinschätzungsinstruments (Iowa ICU Family Scale) Veränderungen wahrgenommen werden konnten. Die Verhaltensreaktionen, die die Autorinnen mit „Stress" gleichsetzen, sind am Tag der Aufnahme auf der Intensivstation am meisten ausgeprägt. Sie fallen dann ab und befinden sich einige Tage auf einem annähernd gleich bleibenden Plateau und fallen dann bis zum 28. Tag hin wieder deutlich ab. Obwohl die Zahl der Untersuchungsteilnehmer und -teilnehmerinnen im Laufe der Studie stark abnahm, ist die Studie von Halm et al. eine der ersten Studien, die nachweist, dass Stressreaktionen bei Angehörigen von Intensivpatienten im Laufe der Zeit abnehmen. Der Stress ist bei der Aufnahme auf die Intensivstation am größten.

Paparrigopoulos (2006) untersuchte ebenfalls 32 erwachsene Angehörige innerhalb der ersten Woche nach Aufnahme auf der Intensivstation und vor der Transferierung und stellte fest, dass Angst, depressive Zustände und posttraumatisches Stresssyndrom kurz nach Aufnahme die höchsten Werte erzielen und gegen Ende des Aufenthalts abnehmen; sie sind aber auch in dieser Phase häufig noch ausgeprägt. Zu ähnlichen Ergebnissen kamen auch Auerbach et al. (2005). Diese Erkenntnisse können zum Schluss führen, dass sich Familien über die Zeit erfolgreich an die stressreiche Erfahrung anpassen können. Zwischen Stressreaktion und Art der Fachabteilung konnte kein Zusammenhang festgestellt werden.

Anhand des Datensatzes, den auch Halm et al. (1993) verwendete, untersuchte Susan Johnson und Kolleginnen (1995), wie sich der Aufenthalt eines Familienmitglieds auf der Intensivstation auf die Rollen und Verantwortlichkeiten der Angehörigen auswirkt und welchen Veränderungen sie im Laufe der Zeit unterliegen. Über die Hälfte der 52 befragten Familienangehörigen nahmen Veränderungen in Bezug auf Rollen und Verantwortlichkeiten wahr. Mittels einer offenen Frage im Fragebogen wurde versucht, die häufigsten Rollenveränderungen zu identifizieren: Die drei am häufigsten genannten Themen waren a) Veränderung in Hinblick auf die verschieden Gefühle (alleine fühlen, schuldig fühlen, Sorgen oder Ungewissheit) b) Zunahme der Verantwortung sowie c) Veränderung der gewohnten Routinen. Sehr augenscheinlich war, dass die entstehenden Verantwortlichkeiten häufig an einer einzelnen Person hängen *„All responsibilities are mine"* bei der es sich vermutlich um den Ehepartner bzw. -partnerin handelt.

Zu sehr ähnlichen Ergebnisse kommen auch Elisabeth Van Horn und Anita Tesh (2000). Das Sample bestand aus 50 Personen, die insgesamt 28 Familien repräsentierten. Für nahezu 75% der befragten Angehörigen wurde das Ereignis als Lebenskrise wahrgenommen. Auch in dieser Untersuchung zeigte sich, dass bei nahezu der Hälfte der Personen Verhaltensänderungen festzustellen waren. Es betätigte sich, dass Angehörige mit veränderten Rollen und Verantwortlichkeiten konfrontiert sind, wobei dies jüngere Personen, speziell die Altersgruppe der 30 – 39-Jährigen, am meisten betrifft. Dies hängt vermutlich damit zusammen, dass diese Altersgruppe am meisten schon von Haus aus mit konkurrierenden Rollen konfrontiert ist – das heißt Erwerbsleben, Haushalt und Aufziehen der Kinder unter einen Hut zu bringen. Genauso sind Jüngere mehr von finanziellen Belastungen betroffen, da mehr Zeit am Krankenbett zu verbringen häufig mit höherem finanziellen Aufwand und u. U. weniger Erwerbstätigkeit verbunden ist. In dieser Studie wird deutlich, dass die größte Unterstützung seitens der eigenen Familie zu erwarten ist. Familie und Freunde werden zu 84% als die größte Quelle der Unterstützung genannt. Angehörige suchen und finden aber auch andere persönliche Unterstützungsquellen, wobei die Reihenfolge interessant ist: Pflegepersonal ist die mit Abstand als am hilfreichsten empfundene Berufsgruppe, gefolgt von anderen Besuchern auf Intensivstationen, Geistlichen, Ärzten und Ärztinnen sowie Nachbarn.

Diese Studie belegt nicht die Annahme, dass Angehörige weniger belastet sind, wenn sie sich auf das Ereignis vorbereiten können. Das heißt, dass der wahrgenommene Stress gleich hoch ist, egal, ob die Aufnahme geplant oder ungeplant ist. Diese Tatsache kann übrigens auch bei Angehörigen festgestellt werden, deren Familien auf einer Normalstation behandelt werden (Astedt-Kurki, Lehti, Paunonen, & Paavilainen, 1999). Nicht so die Studie von Chui und Chan (2007): Hier konnten bei mehr als 70 Prozent von 133 Studienteilnehmern und -teilnehmerinnen in einem Spital in Hong Kong ebenfalls erhöhte Stress-Levels festgestellt werden, besonders dann, wenn die Aufnahme des Familienmitglieds auf der Intensivstation unerwartet war.

Veränderungen über den stationären Aufenthalt hinaus

Angehörige von (ehemaligen) Intensivpatienten und -patientinnen sind häufig mit schwerwiegenden gesundheitlichen Konsequenzen und Belastungen konfrontiert. Dies zeigen Studien, die vorwiegend auf psychologische Auswirkungen fokussieren. Unter Zuhilfenahme verschiedener Messinstrumente zeigen Auerbach et al. (2005) an 40 Angehörigen Symptome einer *akuten Belastungsreaktion (Acute Stress Disorder, Abk.:*

ASD) sowie erhöhte Angstzustände. Die Ausprägungen dieser Angstzustände sind vergleichbar mit jenen von Patienten und Patientinnen, die aufgrund posttraumatischer Belastungsstörungen (oder posttraumatisches Stresssyndrom) in eine psychiatrische Abteilung eingeliefert wurden (Auerbach, et al., 2005). Die Erlebnisse auf der Intensivstation „graben" sich ins Gedächtnis, es kommt zur Übererregung, was zum Beispiel zu gravierenden Schlafproblemen führen kann. Besonders stark betroffen waren (Ehe-) Frauen, für die die Plötzlichkeit der Aufnahme ein traumatisches Erlebnis darstellte.

In einer französischen Längsschnittstudie wurden 284 Angehörige 90 Tage nach der Entlassung aus der Intensivstation oder nach Versterben der ehemaligen Patienten und Patientinnen telefonisch befragt, um herauszufinden, welches die Hauptrisiken für ein posttraumatisches Stresssyndrom darstellen (Azoulay, et al., 2005). Bei über 33 Prozent der befragten Personen wurden Symptome erkannt, die auf ein Risiko für ein posttraumatisches Stresssyndrom hindeuten. Gemessene höhere Scores wurden damit in Verbindung gebracht, dass Angehörige von den Mitarbeitern und Mitarbeiterinnen der Intensivstation wenig bzw. unvollständige Informationen erhielten (48,4%), dass gemeinsame Entscheidungen getroffen wurden (47,8%) oder dass das kranke Familienmitglied in der Intensivstation verstorben war (50%). Ein besonders hohes Risiko ist in Situationen gegeben, wo gemeinsame Entscheidungen am Lebensende der Patienten und Patientinnen getroffen werden (60%). Die Studie räumt allerdings in der Diskussion ein, dass das verwendete Instrument, welches das Risiko für posttraumatisches Stresssyndrom einschätzen soll, *Impact of Event Scale* (IES) möglicherweise nicht ausreichend valides ist, um das posttraumatische Stresssyndrom von Trauer-Symptomen abzugrenzen. Möglicherweise haben die Symptome ihre Ursache in der Trauer um den verstorbenen Angehörigen selbst.

Auswirkungen dieses Events können auch noch lange Zeit nach dem stationären Aufenthalt festgestellt werden, besonders dann, wenn am Übergang des stationären Aufenthalts in die häusliche Umgebung die Pflege des erkrankten Familienmitglieds notwendig ist. Cameron et al. (2006) untersuchte in einer komparativen Studie 42 Angehörige (Eltern und EhepartnerInnen), deren Familienmitglieder an einem Akuten Atemwegsyndrom (ARDS) litten und nach der Genesung in die häusliche Pflege entlassen wurden. Dabei stellte sich heraus, dass Angehörige eine Reihe von psychologischen Auswirkungen wahrnahmen, die ihr Leben zum Zeitpunkt der Erhebung – zwei Jahre nach der Entlassung – beeinflussten. Gegenüber einer „gesunden" Vergleichsgruppe aus einem nationalen Survey konnten bei den Angehörigen höhere Stress-Levels festgestellt werden, welche ihr Wohlbefinden und die Lebensqualität entscheidend beeinflussten.

Die Belastung, die bei Angehörigen festgestellt wird, hängt zu einem Großteil damit zusammen, dass das kranke Familienmitglied nach der Entlassung einen längeren und häufig größeren Pflegeaufwand hat. In einer Kohortenstudie wurden Angehörige untersucht, deren Familienmitglieder mehr als zwei Tage maschinell beatmet wurden (Im, Belle, Schulz, Mendelsohn, & Chelluri, 2004). Die Angehörigen wurden zwei Monate nach Beginn der maschinellen Beatmung befragt. Untersucht werden sollten mögliche depressive Verstimmungen, Rollenveränderungen sowie das Verhalten der Patienten und Patientinnen und die Reaktion der Angehörigen hierauf. Die Studie war Teil einer großen Studie, in der die 1-Jahres-Mortalität und die Lebensqualität von Menschen mit verlängerter Beatmungsdauer untersucht wurden. Von den insgesamt 817 in Frage kommenden ehemaligen Patienten und Patientinnen waren nach zwei Monaten noch 459 (56,2%) am Leben. Davon benötigten 235 Patienten und Patientinnen weiterführende Pflege, wovon bei 176 Personen eine pflegende Angehörige für eine Follow-up Erhebung nach zwei Monaten verfügbar war und sich letztlich 115 Angehörige für ein Interview bereit erklärten (65,3%). Im Durchschnitt mussten die Patienten und Patientinnen 14 Tage künstlich beatmet werden. Die Aufnahmediagnosen der 115 Patienten und Patientinnen waren bunt gemischt: Respiratorische Insuffizienz, Post-Chirurgie, traumatologische, neurologische, kardiovaskuläre Ursache und andere. Bei über einem Drittel der Angehörigen zeigte sich ein erhöhtes Risiko einer Depression (33,9%). Die Ergebnisse der Studie waren auch insofern überraschend, als dass ein unerwartet hoher Anteil (51,2%) der entlassenen Patienten und Patientinnen nachfolgende Pflege benötigten, die auch nicht endete, wenn das kranke Familienmitglied in institutioneller Pflege untergebracht werden musste.

Douglas und Daly (2003) konnten in einer Longitudinalstudie ebenfalls herausfinden, dass der Gesundheitszustand von Angehörigen ehemaliger langzeitbeatmeter Intensivpatienten und -patientinnen sehr eingeschränkt ist. Dabei wurden Angehörige, (n=135) deren Familienmitglieder über den Krankenhausaufenthalt hinaus Pflege benötigten, zum Zeitpunkt der Entlassung und sechs Monate nach der Entlassung befragt. Die Untersuchung zeigte, dass zum Zeitpunkt der zweiten Befragung 36,1% der Angehörigen angaben, dass sich ihr Gesundheitszustand in den sechs Monaten nach der Entlassung verschlechtert hatte. Bei der Entlassung konnten bei 51,2% der Befragten depressive Symptome festgestellt werden. Sechs Monate nach der Entlassung waren es immerhin noch bei 36,4%. Bei 12,2% waren kurz nach der Entlassung die Symptome sehr stark ausgeprägt, nach sechs Monaten stiegen die starken depressiven Symptome auf 15,6% an.

Alle diese Studien weisen darauf hin, dass der Aufenthalt auf der Intensivstation eine schwierige Ausnahmesituation darstellt, auf die mit veränderten Verhaltensweisen reagiert wird und sie weisen auch auf den ausgesprochen schwierigen Balanceakt hin, der aufgrund konkurrierender Verantwortlichkeiten und Rollendivergenzen entsteht. So gut wie alle zitierten Studien heben hervor, dass Frauen einem viel höherem Belastungsrisiko ausgesetzt sind als Männer (Auerbach, et al., 2005; Azoulay, et al., 2005; Chui & Chan, 2007; Paparrigopoulos, et al., 2006). Gerade bei jüngeren Frauen könnte das darauf hinweisen, dass Frauen mehr dazu bereit sind als Männer, in krisenhaften Situationen anstehende Lücken zu füllen (Van Horn & Tesh, 2000).

1.2

Das Erleben von Angehörigen auf Intensivstationen

Im Laufe der Beschäftigung mit dem Thema wurde klar, dass es vergleichsweise wenige Studien gibt, die sich mit dem Erleben von Angehörigen auf Intensivstationen beschäftigen und damit, wie Angehörige diese schwierige Situation bewältigen. Um einen tieferen Einblick in die familiäre Situation aufgrund einer lebensbedrohlichen Krankheit eines Familienmitglieds zu erhalten, und um Handlungen von Angehörigen und deren Bedeutungen zu erklären, wurde deshalb speziell nach qualitativen Forschungsarbeiten gesucht. Qualitative Studien, die sich damit auseinandersetzten, wie Angehörige die Zeit auf der Intensivstation erleben, geben einen weiteren und zum Teil sehr tiefen Einblick in diesen Bereich der Forschung, indem sie Handlungen von Angehörigen zu erklären versuchen. Das Interesse richtet sich auch hier auf erwachsene Menschen, wohl wissend, dass die Kinderperspektive, die im Zusammenhang mit familiärer Krankheitsbewältigung nicht vernachlässigt werden darf, besonders was die Problematik von Kindern als Besucher auf Intensivstationen betrifft (Gnass, 2006; Knutsson, Samuelsson, Hellstrom, & Bergbom, 2008; Knutsson, Otterberg, & Bergbom, 2004).

Das Ziel der Recherche und der Fokus auf Arbeiten, die mittels qualitativer Forschung durchgeführt wurden, war es, herauszufinden,

- wie es sich auf nahe Angehörige von Intensivpatienten und -patientinnen auswirkt, wenn ein Familienmitglied schwer krank auf der Intensivstation liegt und
- wie die Angehörigen mit dieser Situation umgehen.

Als Suchhilfen zur Recherche wurden die bibliographische Datenbanken (Medline, Cinahl, PsychInfo) ohne Zeitbegrenzung bis Sommer 2008 sowie Handsuche in Fachzeitschriften zum Thema Critical Care herangezogen. Folgende Suchbegriffe wurden verwendet: experiences, meaning, effects, impact, adaptation, coping, mastering UND family/ies, family members, relatives, spouse, intensive care unit, icu, critical care, critical ill, qualitative studies. Die Suche war auf deutsch- und englischsprachige Artikel begrenzt. Ausgeschlossen wurden auch Arbeiten, die sich explizit mit den Themen Sterben, Trauern oder Hirntodproblematik beschäftigen sowie Arbeiten, die explizit und begründet auf einen spezifischen medizinischen Fachbereich fokussieren. Die in den Studien herausgearbeiteten Themen wurden in einem ersten Schritt thematisch erfasst. Anschließend wurde versucht, für diese Kategorien passende Überbegriffe zu finden bzw. bereits vorhandene zu verwenden und in der Folge häufig vorkommende Themen diesen zuzuordnen. Weniger häufig oder selten auftretende Kategorien wurden daraufhin untersucht, in welcher Situation und bei welchen spezifischen Kontexten sie vorkommen, um sie bei Plausibilität in die Darstellung aufnehmen zu können. Bei der Zusammenführung von Daten wurde von der prinzipiellen Grundannahme ausgegangen, dass in qualitativen Arbeiten die herausgearbeiteten Kategorien einer Studie extrahiert und einander gegenübergestellt werden können, ohne dass die Gesamtheit der Studie verändert wird (Sandelowski & Barroso, 2002). Insgesamt wurden 15 Originalarbeiten in die Arbeit aufgenommen, die sich einer qualitativ erhobenen Erlebensperspektive widmen. Die Ergebnisdarstellung erfolgt anhand der Forschungsfrage bei folgenden Themenbereichen: 1. die Auswirkungen auf die Betroffenen einerseits und 2. Bewältigung als bewusste Antwort darauf, was es bedeutet, wenn ein Familienmitglied schwer krank auf der Intensivstation liegt, andererseits. Zum Schluss wird dargestellt, dass Bewältigung in Phasen verläuft und es verschiedene Bewältigungs-Typen geben kann.

Unsicherheit

Die Einlieferung eines erwachsenen Familienmitglieds auf eine Intensivstation geschieht häufig ganz plötzlich, ohne Warnung und somit ohne die Möglichkeit, sich darauf einstellen zu können. Mit der daraus resultierenden Unsicherheit zu leben ist für Angehörige ein dominantes Thema, vom ersten „chaotischen Moment" an oft bis über Wochen und führt dazu, dass das Leben nicht mehr planbar ist (Engstroem & Soderberg, 2004; Rose, 1995). Am stärksten ausgeprägt ist das Gefühl der Unsicherheit naturgemäß am Anfang des stationären Aufenthalts (Chan & Twinn, 2007). Angehörige sehen sich häufig vollkommen unerwarteten existenziellen Veränderungen gegenüber. Plötzlich ist ein geliebter Angehöriger schwer krank, ob er überleben wird oder ob eine etwaige Behinderung zurück bleibt, ist ungewiss (Johansson, Fridlund, & Hildingh, 2005).

Unsicherheit in Bezug auf Prognose, unklare Symptome oder Zweifel über getroffene Entscheidungen müssen ausgehalten werden, man kann nichts dagegen tun (Eggenberger & Nelms, 2007). Rose (1995) beschreibt, dass Unsicherheit immer an erster Stelle steht, besonders bis klar ist, ob es gesundheitlich aufwärts oder abwärts geht. Während dieser Zeit halten Angehörige nach Hinweisen Ausschau, die auf Besserung des Gesundheitszustandes hindeuten. Das Warten im Wartebereich verstärkt die Unsicherheit noch häufig (Fontana, 2006). Für Ågård und Harden (2007) ist das „Living a changed everyday life in uncertainty" und der Versuch, in einer von Unsicherheit gekennzeichneten Welt nicht die Kontrolle zu verlieren, ein zentraler Punkt im Erleben naher Angehöriger. Dieses permanente Leben mit Unsicherheit drückt sich auch in stark wechselnden emotionalen Reaktionen aus (Engstroem & Soderberg, 2004).

Emotionale Reaktionen

Die Einlieferung in die Intensivstation löst bei den Angehörigen eine wahre Welle an emotionalen Reaktionen aus. Die Situation wird als überwältigende Bedrohung wahrgenommen (Titler, Cohen, & Craft, 1991). Wie auch quantitative Studien beschreiben, dominieren gerade am Anfang Gefühle wie Angst und Schock.

Der anfangs meist noch gesunde Angehörige wird häufig ganz plötzlich aufgrund eines lebensbedrohlichen Geschehens aus seinem Alltag herausgerissen und nicht selten erleben die Angehörigen die vorausgehende lebensbedrohliche Situation, wie beispielsweise einen Herzstillstand, hautnah mit. Sie werfen sich dann oft vor, nicht adäquat reagiert zu haben. Dies führt zu Schuld- oder Versagensgefühlen (Hughes, Bryan, & Robbins, 2005; Titler, et al., 1991).

Die Emotionen gehen auf und ab, von den Angehörigen selbst als „Achterbahn der Gefühle" beschrieben (Fontana, 2006; Kutash & Northrop, 2007; Rose, 1995). Weil emotionale Reaktionen sehr oft nach außen gerichtet sind, werden sie im Gegensatz zu anderen Auswirkungen auch oft von Pflegenden wahrgenommen (Hughes, et al., 2005). Angehörige können es sich häufig nicht leisten, ihren Gefühlen freien Lauf zu lassen (Johansson, Hildingh, & Fridlund, 2002). Dies geschieht deshalb, weil sich die Aufmerksamkeit oft lange Zeit ausschließlich auf das kranke Familienmitglied richtet – eigene Befindlichkeiten oder Gefühle werden negiert (Engstroem & Soderberg, 2004). Um mit der schwierigen Situation umgehen zu können, werden deshalb emotionale Reaktionen häufig nicht gezeigt sondern unterdrückt.

Veränderte Rollen und Verantwortlichkeiten

Judith Hupcey und Janice Penrod (2000) untersuchen in ihrer Grounded Theory Arbeit die Konsequenzen, die sich aus den veränderten Rollen und Verantwortlichkeiten für die gesunden Ehepartner und -partnerinnen ergeben. Diese sind vor allem elternschaftlich-, haushalts- und krankheitsbezogene sowie finanzielle Verantwortlichkeiten. Das Jonglieren mit den Verantwortungen und Rollen überfordert häufig. Praktische Dinge bleiben ungetan oder werden in die Nacht verlagert, damit möglichst viel Zeit am Krankenbett verbracht werden kann. Ohne Vorwarnung und ganz plötzlich sehen sie sich damit konfrontiert, ganz alleine Entscheidungen treffen zu müssen, teilweise in Bereichen, von denen sie bis dahin keine Ahnung hatten und in denen sie sich wenig kompetent fühlen. Sie fühlen sich überfordert, plötzlich wirtschaftliche Entscheidungen im Sinne der Familie treffen und in extremen Fällen sogar im Sinne ihres kranken Angehörigen zu entscheiden zu müssen, ob eine lebenserhaltende Maschine weiter läuft oder abgedreht wird.

Die Ernsthaftigkeit der Erkrankung höhlt die Ausübung der eigenen Rollen aus. „Disruption of home routines" – die Veränderung gewohnter häuslicher Abläufe wird besonders stark von jungen Familien, insbesondere von jungen Partnern und Partnerinnen mit Kindern wahrgenommen. Häufig werden Kinder zwischen verschiedenen

Bezugspersonen hin und her geschoben, sie wissen nicht, bei wem sie in nächster Zeit sein werden und wie lange dieser Zustand anhält. Sie übernehmen auch zusätzliche Verantwortungen, kümmern sich um den Haushalt oder um jüngere Geschwister (Titler, et al., 1991). Gleichzeitig versuchen Eltern, ihre Kinder nicht zu überfordern, indem sie negative Gefühle vor ihnen verbergen (Fontana, 2006; Titler, et al., 1991). Genauso wie die Kinder werden auch die kranken Ehepartner und -partnerinnen geschützt, indem versucht wird, sie nicht mit Berichten über die veränderte häusliche Normalität zu belasten (Hupcey & Penrod, 2000).

Wie gehen die Familienmitglieder mit diesen Auswirkungen um bzw. wie bewältigen sie diese?

Wie Angehörige damit umgehen, wenn ein Familienmitglied krank auf der Intensivstation liegt, ist komplex, aber die Themen Hoffnung, Information, Nähe, Integration und soziale Unterstützung tauchen, wenn auch in unterschiedlichen Ausprägungen, in den untersuchten Arbeiten stets auf. Bewältigung kann in diesem Zusammenhang als bewusst organisierte oder auch unbewusste Antwort darauf verstanden werden, wie sich die Situation auf die nahen Angehörigen auswirkt.

Hoffnung

Hoffnung stellt einen emotionalen und auf reale Probleme ausgerichteten Bewältigungsmechanismus dar, der auf der Intensivstation omnipräsent ist. Meist richtet sich Hoffnung an die gesundheitliche Verbesserung der kranken Familienmitglieder. Patel (1996) untersuchte in ihrer Arbeit, was den Angehörigen von Intensivpatienten und -patientinnen Hoffnung gibt und was die Bedingungen für die Entstehung von Hoffnung sind. Hoffnung entfachende Strategien sind Spiritualität/religiöses Handeln, die Unterstützung durch Familie und Freunde, eine gute Beziehung zu den Pflegenden und das Vertrauen auf deren Kompetenzen, die Bindung zum/zur kranken Ehepartner /-partnerin, positive Einstellung, das Anwesend sein sowie Reden können mit anderen Personen. Zu sehr ähnlichen Ergebnissen kamen auch Johansson et al. (2002). Als Quelle der Hoffnung stehen religiöse Praktiken wie Beten oder in die Kirche gehen für viele nahe Angehörige an erster Stelle (Chan & Twinn, 2007; Plakas, Cant, & Taket, 2008). Hoffnung wird sehr stark von Information und der Kommunikation zwischen Angehörigen und Pflegepersonal beeinflusst. Aber auch wenn wenig Hoffnung besteht, so bleibt sie noch lange aufrecht, nur ändert sich die Quelle der Hoffnung. Wenn Angehörige erfahren, dass es wenig Hoffnung gibt, achten sie nicht mehr auf die Signale des Personals oder das, was sie sagen, sondern sie konzentrieren sich auf den kranken Angehörigen selbst und darauf, ob es vielleicht Zeichen gibt, die die Situation nicht so hoffnungslos machen, wie sie ihnen mitgeteilt wurde (Rose, 1995). Vielleicht warten sie aber einfach auch darauf, dass in einer hoffnungslosen Situation noch ein Wunder passiert (Plakas, et al., 2008).

Information

Wie schon bei quantitativen Studien zu Bedürfnissen von Angehörigen zeigt sich auch hier, dass es vital ist, Informationen zu erhalten, um die Situation bewältigen zu können, besonders im Umgang mit Unsicherheit und emotionalen Reaktionen (Ågård & Harder, 2007; Plakas, et al., 2008). Das „Nicht-Wissen" ist etwas, das als besonders schlimm erlebt wird (Engstroem & Soderberg, 2004). Der Wunsch nach Information beinhaltet Fragen zum Zustand und zur Prognose des kranken Familienmitglieds aber auch zur Intensivstation als unvertrauter, mehrdeutiger und belastender Ort (Chan & Twinn, 2007). Pflegerische Handlungen sind für Angehörige häufig schwer verständlich. Sie vertrauen meistens darauf, dass Pflegende ihre Arbeit gut machen, aber Erklärungen darüber zu erhalten, was gerade passiert und welche am Angehörigen verrichtete Tätigkeit welches Ziel verfolgt, erzeugt Sicherheit und Zuversicht (Engstroem & Soderberg, 2004).

Die Quelle für medizinische Informationen sind zumeist Ärzte und Ärztinnen, wobei das Gesagte häufig von der Pflege „übersetzt" wird (Engstroem & Soderberg, 2004). Angehörige verschaffen sich die für sie notwendigen Informationen häufig auch auf anderen Wegen, beispielsweise über Massenmedien wie etwa dem Internet (Chan & Twinn, 2007). Dadurch erhoffen sich Angehörige ein tieferes Verständnis über die Krankheit, welches sie vom Personal so nicht erhalten würden. Sich dadurch „einen eigenen Reim drauf machen" ist ein Weg der Unabhängigkeit vom manchmal nicht sehr auskunftswilligen Personal. Diese Art der Information eröffnet allerdings leicht Räume für fehlgeleitete Interpretationen und damit verbundenem Leiden (Ågård & Harder, 2007).

Nähe zum kranken Angehörigen

Dem kranken Angehörigen nahe zu sein, ist ebenfalls eine dominierende Bewältigungsstrategie. Für Ehepartner und -partnerinnen ist die Nähe häufig das einzig wirklich Wichtige in dieser Zeit, alles Andere rückt in den Hintergrund (Engstroem & Soderberg, 2004). Der Verlust des „Vertrauten" aufgrund körperlicher „Entstellung" ist sehr belastend (Plakas, et al., 2008). Gleichzeitig müssen Angehörige selbst sehen, wie es ihren Angehörigen geht. Indem sie anwesend sind, passen sie auf ihren Angehörigen auf und leisten emotionalen Beistand. Sie beobachten, vergleichen und nehmen jede Veränderung wahr (Eggenberger & Nelms, 2007). Sie stehen für ihre kranken Familienmitglieder ein und sorgen dafür, dass sie optimale Pflege erhalten (Fontana, 2006). In dieser Zeit sind sie hellwach und voll auf den Angehörigen konzentriert. Auch wenn sie abwesend sind, weilen ihre Gedanken stets beim Angehörigen (Plakas, et al., 2008). Das Nahe-sein spielt auch bei Walters (1995) eine zentrale Rolle. In der phänomenologischen Arbeit, in der untersucht wird, was es bedeutet, wenn ein Familienmitglied kritisch krank ist, ist das Da sein ein Bestandteil des „Konzeptes" Familie selbst.

Integration in die Pflege

Viele Angehörige sehen das „in die Pflege integriert werden" als Möglichkeit, um über das Familienmitglied zu wachen sowie mit den Pflegepersonen in Kontakt treten zu können (Ågård & Harder, 2007). Manche Angehörige hingegen fühlen sich nicht wohl dabei und lehnen es ab. Es kann auch sein, dass sie durch ihre Hilfe das Pflegepersonal ein Stück weit entlasten wollen (Hammond, 1995).

Wenn man die Sicht der Angehörigen und die der Pflegenden zusammenlegt, dann hat Integration in die Pflege mindestens zwei konkurrierende Perspektiven: die auf den kranken Menschen und die auf sich selbst (Hupcey, 1998). Während die Perspektive, die sich auf den kranken Menschen richtet, für Pflegende und Angehörige bedeutet, durch die Integration dessen Wohlbefinden zu wahren und optimale Pflege zu geben, ist die Perspektive des Pflegepersonals darauf gerichtet, die Kontrolle darüber zu erhalten und wahr zu nehmen, was Angehörige tun (Hupcey, 1998).

Wie auch immer: Integration in die Pflege, wie sie Pflegende verstehen, muss verhandelt werden, wobei darauf geachtet werden muss, welche Vorstellungen und Wünsche die Angehörigen und deren kranke Familienmitglieder in Bezug auf Integration haben. Weder möchten alle Familienmitglieder in die Pflege integriert werden, noch alle Kranken von ihren Angehörigen Pflege erhalten. Vielen Angehörigen hilft es einfach, in der unsicheren Welt der Intensivstation einen sinnvollen Platz zu finden (Hupcey, 1999).

Soziale Unterstützung

Jemanden in der Nähe zu haben während der schwierigen Zeit auf der Intensivstation hat zentrale Bedeutung und wird so gut wie in allen Studien als eine der wichtigsten Bewältigungsstrategien beschrieben. Häufig sind es ausschließlich die engsten Familienmitglieder, die in dieser Zeit eine brauchbare Unterstützung leisten können und in vielen Fällen werden die Familien durch so einschneidende Erlebnisse noch zusätzlich zusammengeschweißt (Engstroem & Soderberg, 2004). Es wird Unterstützung sowohl in instrumenteller Hinsicht gegeben, um den Alltag und die häuslichen Routinen zu stabilisieren als auch in emotioneller Hinsicht als persönliche Zuwendung und Unterstützung (Chan & Twinn, 2007; Jamerson, et al., 1996). Johansson (2002) stellt in einer an psychologischen Stress-Theorien angelehnten Studie, in der sich Bewältigungstypen entwerfen sogar fest, dass neben innerpsychischen Bewältigungsstrategien die soziale Unterstützung die einzig wesentliche „externe" Ressource ist, auf die Angehörige zurückgreifen können. Trotz der sozialen Unterstützung, die sich von vielen Seiten anbietet, bleibt häufig das Gefühl, die Situation alleine bewältigen zu müssen. Besonders auf Ehepartner und -partnerinnen trifft das oft zu, wenn es darum geht, weit reichende familiäre Entscheidungen zu treffen (Hupcey & Penrod, 2000).

Modelle der Krankheitsbewältigung

Es existieren eine Reihe von Modellen, welche ihre Aufmerksamkeit auf familiäre Bewältigung richten und für die Pflege mehr oder weniger breite theoretische oder praktische Anwendung finden und aus der Pflege selbst stammen: „Framework of systematic organisation" (Friedemann, 1995), „Roy´s Adaptations Modell" (Roy, 2009) oder das „Neuman System Modell" (Neuman, 1998). Was die Modelle bzw. Theorien verbindet, ist, dass sie von allgemeinem Charakter und wenig situationsspezifisch sind und aus verschiedenen Entstehungszusammenhängen stammen.

Morse und Johnson (Morse & Johnson, 1991) merken an, dass die Literatur im Wesentlichen zwei Perspektiven parat hat, die Krankheitserfahrung und das Beschreiben deren Bewältigung. Zum einen ist es das „medizinische Modell", in dem Krankheit als eine individuelle Erfahrung von Krankheitssymptomen beschrieben ist, zum anderen das „Adaptation – Coping" Modell, welches eher ein psychologisches ist und in dem Krankheitsverhalten als die Fähigkeit verstanden wird, den Krankheitsprozess zu bewältigen. Beim medizinischen Modell liegt das Interesse auf den Symptomen als ein Signal der dahinterliegenden Krankheiten, während das „Adaption – Coping" Modell nicht nur die Symptome einer Krankheit sieht, sondern sich auf die komplexe menschliche Antwort auf einen körperlich, geistigen und kulturellen Stressor bezieht.

Aufbauend auf dieser Modellierung zur Bewältigung entwerfen Johansson et al. (2006) in ihren Arbeiten über Angehörige von Intensivpatienten und -patientinnen empirisch gestützte Bewältigungstypen, deren theoretischen Rahmen psychologische Stress-Bewältigungsmodelle vor allem nach Lazarus und Folkman (1994) bilden. Die Autorin zeigt, dass Angehörigen vier Coping-Strategien zur Verfügung stehen, immer darauf gerichtet, mit aufkommenden Gefühlen umzugehen. Ob die Gefühle „entschärft" werden, ob sie sie „meistern", ob sie „immer wieder aufs Neue hoch kommen" oder ob sie „gar nicht zugelassen werden" (alleviating, mastering, recycling or excluding feelings) hängt davon ab, über welche internen und externen Ressourcen sie verfügen. Externe Ressourcen bedeuten in diesem Zusammenhang die Möglichkeit zu haben, auf soziale Unterstützung zugreifen zu können. Interne Ressourcen beinhalten die Möglichkeit, die Situation mittels innerpsychischer Verarbeitungsprozesse zu bewältigen. Es gibt verschiedene Faktoren, die die (bewusste) Wahl der Coping-Strategien beeinflussen können, wie der soziale Hintergrund, vorangehende Erfahrungen mit Intensivstationen und das unterschiedliche Wahrnehmen von Situationen.

Morse und Johnson (1991) legen ebenfalls ein situationsspezifisches Modell vor, das über die beschriebenen hinausgeht. Anhand von verschiedenen Forschungsarbeiten entwickelten sie das „Illness-Constellation Modell". Dieses Modell bezieht sowohl die von Krankheit betroffenen Personen als auch in besonderem Maße deren Angehörige mit ein. Unter dem Gesichtspunkt dieses Modells verursacht Krankheit wesentliche Veränderungen in der Interaktion, den Rollen und den Beziehungen derer, die an der Krankheitserfahrung teilhaben, was letztlich aus einem Verlust an Normalität resultiert. Und gerade bei schwerwiegenden Erkrankungen herrscht ein starkes Wechselspiel des

Ausgleichs zwischen dem kranken Menschen und dessen Familie und Freunden (Morse & Johnson, 1991).

Anhand von fünf sehr unterschiedlichen Studien und den damit befassten Krankheiten[2] lassen sich vier typische Phasen identifizieren („Stage of uncertainty", „stage of disruption", „Striving to regain self", „Regaining wellness"). Der große Gewinn an diesem Modell ist es, dass es sich nicht nur auf Krankheitserleben bezieht, sondern – obwohl in der Wahrnehmung und der Handlung zwischen Patienten und Patientinnen sowie deren Angehörigen viel Ähnliches besteht– mit einbezieht, dass diese doch immer wieder teilweise gravierend voneinander abweichen, sich aufeinander beziehen oder sich ergänzen. In allen vier Phasen ist das Hauptziel der Betroffenen und der Angehörigen, durch entsprechende Maßnahmen das Leiden zu minimieren. Dabei sind die Fragen, die sich für die Begleitung der Kranken und deren Angehörige stellen, keine psychologischen oder pädagogischen sondern pflegerische. Allerdings ist das Modell – so wie alle anderen auch – auf eine idealtypische Situation angelegt (idealtypische Familienverhältnisse).

Eine bedeutsame Studie in diesem Zusammenhang ist jene von Jamerson et al. (1996). Sie wird immer wieder als derjenige Prozess zitiert, den Angehörige auf Intensivstationen durchlaufen. Die Autorin interviewte 20 Angehörige von akut traumatologisch/chirurgischen Patienten und Patientinnen in den U.S.A. Dabei untersuchte sie vor allem die ersten Tage auf der Intensivstation. Die von den Angehörigen durchlebte Zeit beschreibt sie in vier Phasen:

Die Erfahrung von Unsicherheit, Bedrohung und emotionaler Aufruhr resultiert aus einem Verhalten, das sie „Hovering" nennt. Dies ist die Zeit des Wartens bis zum ersten Besuch, bis zum Aufgeklärt werden über Diagnose oder Prognose des kranken Angehörigen. Eigene Bedürfnisse werden eingestellt. Das Problem ist nicht nur, dass die Angehörigen keine Informationen haben, sondern oft auch nicht wissen, wo sie sich die Informationen beschaffen sollen. „Suchen nach Informationen" ist daher die zweite Phase. Sie dient einerseits dazu, aus der ersten „Schwebephase" herauszukommen und andererseits die Fortschritte des kranken Angehörigen mitzuerleben. Während sie in der erste Phase noch damit beschäftigt sind, die Situation zu realisieren, werden sie in der zweiten Phase aktiver und stellen viele Fragen. Werden diese Fragen befriedigend beantwortet, gehen sie in die nächste Phase, dem „Tracking" über. Sie beobachten, analysieren und bewerten die Pflege, die ihren lebensbedrohlich erkrankten Angehörigen zuteilwird. Sie möchten anwesend sein, teilhaben, was ihnen auch mehr Ruhe gibt. Die Phase 4, eigene „Ressourcen einbeziehen" ist ein Vorgehen, das dazu dient, die auf die kranken Angehörigen und auf sich selbst bezogenen Bedürfnisse zu befrie-

---

[2] Erleben eines Herzinfarkts; Gebärmutterentfernung; Einweisung und Entlassung in eine psychiatrische Anstalt, Was Mütter erleben, wenn eine ihrer Töchter ein Kind abtreibt; Erleben und Reaktion des Gatten bei Chemotherapie der Frau

digen. Dies scheint die Phase zu sein, in der sich die Situation unter den gegebenen Umständen zu normalisieren beginnt. Sie räumen sich selbst wieder einen gewissen Raum ein, in dem sie für sich soziale Unterstützung und ein Stück Privatheit suchen. Sie können Halt im Glauben finden, sie versuchen sich ein Hilfenetz für sich und für den kranken Angehörigen aufzubauen.

1.3

SCHLUSSFOLGERUNG

In diesem Kapitel wurde versucht aufzuzeigen, welche Auswirkungen es auf die Familie hat, wenn eines ihrer Mitglieder schwer krank auf der Intensivstation liegt. Eines wurde damit klar ersichtlich: Angehörige von Intensivpatienten und -patientinnen sind enormen Belastungen ausgesetzt im Hier und Jetzt der kritischen Erkrankung aber auch noch häufig danach. Allgemein zeigt sich, dass die Forschung in diesem Bereich sehr „bedürfnislastig" ist und dass das Messen von Belastungen im Vordergrund steht. Das Wissen, wie es Angehörigen auf der Intensivstation geht und welche Bedürfnisse sie haben, ist zentral, gleichsam fehlt es weitgehend an Forschungen, die diese Bedürfnisse erklären können, wie sie entstehen und was ihnen vorausgeht. Auf diese Erlebensperspektive zielen qualitative Forschungen ab.

Durch die Analyse der selbigen wurde versucht, einen tieferen Einblick in die familiäre Situation Angehöriger von Intensivpatienten und -patientinnen, deren Erleben und Bewältigungshandeln zu geben. Die Ergebnisse aus dieser Darstellung zeigen ebenfalls, dass die Einlieferung eines Menschen in die Intensivstation für nahe stehende Angehörige mit großen Herausforderungen verbunden ist. Um mit dieser Situation umzugehen, setzen Angehörige eine Vielzahl von Bewältigungsstrategien ein. Bewältigung kann auf verschiedene Weise vollzogen werden, unter anderem hinsichtlich darauf, was sie zu lösen beabsichtigt, ob sie z. B. mehr problem- oder mehr emotionsorientiert ist (Verhaeghe, Defloor, & Grypdonck, 2005a). Bewältigung ist auf jeden Fall dann effektiv, wenn es für die betroffene Person Erleichterung bringt, eine schwierige Situation zu meistern (Johansson, et al., 2006). Viele der Handlungen lassen sich besser verstehen, wenn man erkennt, dass das Handeln der Betroffenen von charakteristischen Phasen abhängen kann, die sie gerade durchleben (Jamerson, et al., 1996).

Was die Auswertung der qualitativen Studien anfänglich etwas schwierig gestaltete, waren verwendete Begrifflichkeiten wie Erleben, Erfahrungen oder Auswirkungen, die alle mehr oder weniger synonym verwendet und je nach Lesart auch mit Bewältigung verknüpft wurden, ohne dies als Studienziel formuliert zu haben. Es erstaunt bis zu einem gewissen Grad auch, dass, obwohl vielen Arbeiten Grounded Theory als methodologisches Rahmen oder Auswertungsmethode zugrunde liegt, viele Studien nicht über das Stadium der Kategorisierung der untersuchten Phänomene hinausgehen. Deshalb lässt sich auch wenig darüber sagen, in welchem Handlungskontext bestimmte Bewältigungsstrategien stattfinden, wie sie miteinander verbunden sind oder wie sie von verschiedenen Bedingungen, wie beispielsweise Besucherregelungen oder Informationspolitik beeinflusst werden.

Auch nehmen nur wenige Studien Bezug auf den kulturellen Zusammenhang, in den die Handlungen der Angehörigen eingebettet sind (Walters, 1995). Bewältigungsstrategien im Zusammenhang mit kritischer Krankheit lassen sich aber nicht ohne das Wissen um den kulturellen Hintergrund verstehen (Al-Hassan & Hweidi, 2004; Chan & Twinn, 2007; Chui & Chan, 2007; Halligan, 2006; Waters, 1999). So gibt es neben vielen Gemeinsamkeiten doch einige Unterschiede beispielsweise in den Praktiken und Ausübungen von religiösen Überzeugungen oder Ritualen (Chan & Twinn, 2007).

Es konnte auch keine deutschsprachige Studie gefunden werden, die sich allgemein mit familiärer Krankheitsbewältigung auf Intensivstationen auseinandersetzt, wohl aber solche in Zusammenhängen mit speziellen Bereichen wie beispielsweise Angehörige von Menschen mit Schädel-Hirn Trauma (Horn, 2002, 2008), Beziehung zwischen Pflegenden und Angehörigen (Kuhlmann, 2004) oder die Bedeutung von Besuch aus Patienten- und Patientinnenperspektive (Metzing, 2004). Aus diesem Grund stellt sich die Frage, ob und wie weit Ergebnisse ohne weiteres übertragbar sind, nicht zuletzt vor dem Hintergrund höchst verschiedener Gesundheitssysteme, welche stets einen starken Einflusscharakter haben (Holden, et al., 2002).

Während Autorinnen wie Eggenberger (2007) auf die Familie als Ganzes fokussieren und auch Titler (1991) daran interessiert ist, wie die Familie als Einheit mit der Situation umgeht, indem sie Patienten und Patientinnen, Ehepartner und -partnerinnen und Kinder befragt, sind die meisten anderen Studien auf die einzelnen Familienmitglieder ausgerichtet.

Nach Kean (2001, S. 135) lassen sich in der familienbezogenen (Pflege-)Forschung auch im Intensivbereich zwei Perspektiven nachzeichnen: die familienbezogene Forschung mit Blick auf deren Subsysteme (Familienmitglieder) und die Forschungen, bei denen Familie als Einheit untersucht wird. Vor diesem Hintergrund ist es fraglich, ob die Ergebnisse in den vorliegenden Arbeiten, die teilweise auf die Familien, aber großteils auf einzelne Familienmitglieder fokussieren, miteinander vergleichbar sind. In fast keiner der Arbeiten wird definiert, was unter Familie zu verstehen ist. Manchmal liegt der Definition die „blutsverwandte" Kernfamilie zugrunde, ungeachtet anderer Lebensmodelle und obwohl allein schon in Österreich 29 Prozent der Lebensgemeinschaften mit Kindern unter 27 Jahren als „Patchworkfamilien" bezeichnet werden können (Statistik Austria, 2007). Entscheidend für die Zugehörigkeit zu einer Familie ist, wer von ihr selbst als zur Familie zugehörig bestimmt wird (Friedemann, 1996, S. 31). Das heißt, Familie ist letztlich das, was die Betroffenen darunter verstehen (Schnepp, 2006b).

Die Schlussfolgerung legt nahe, dass es Bedarf an vertiefter Einsicht in Familien gibt, wie diese die Zeit bewältigen, in der ein Familienmitglied auf der Intensivstation liegt.

2

PROBLEMSTELLUNG UND METHODE

Im folgenden Kapitel werden das Ziel der Forschung sowie die Forschungsfragen formuliert. Anschließend erfolgt eine Definition und Begründung der Forschungsmethoden. Anhand der Darstellung des Forschungsprozesses wird erklärt, wie die vorliegende Forschung konkret verlaufen ist.

2.1

PROBLEMSTELLUNG

Wie im vorhergehenden Kapitel beschrieben wurde, zeigt sich angesichts der Forschungslage, dass familiäre Krankheitsbewältigung auf Intensivstationen vornehmlich unter dem Gesichtspunkt quantitativer Forschung und den mit dem stationären Aufenthalt im Zusammenhang stehenden Bedürfnissen ein Thema ist. Es gibt wenige Studien, die imstande sind, die Bedürfnisse von Angehörigen zu erklären, im deutschen Sprachraum konnte keine diesbezügliche Studie gefunden werden. Wie ebenfalls schon beschrieben, ist allerdings der lokale „kulturelle" sowie der organisatorisch und strukturelle Kontext dafür ausschlaggebend, wie Menschen, die mit einer krisenhaften Situation, wie einem Intensivaufenthalt eines Familienmitglieds, konfrontiert sind, umgehen (Walters, 1995). Die meisten Studien, die sich mit Krankheitsbewältigung aufgrund akuter und häufig lebensbedrohlicher Erkrankung im Rahmen des Intensivaufenthaltes auseinandersetzten, berücksichtigen lediglich punktuell einzelne Familienmitglieder. Wie die Familie als Familie von Krankheit betroffen ist und welche Antworten sie einem solchen Ereignis entgegenhält, ist kaum Thema der Forschung.

2.2

ZIEL DER UNTERSUCHUNG UND FRAGESTELLUNG

Angesicht der Tatsache, dass jedes Jahr in Österreich auf rund 2.200 Intensivbetten ca. 160.000 kranke Menschen – teilweise in höchst kritischem Gesundheitszustand - aufgenommen werden (Statistik Austria, 2009) und dass die Familie von Krankheit gleichermaßen betroffen ist wie das kranke Familienmitglied, ist es notwendig, sich dieser Personengruppe vermehrt zuzuwenden, auch deshalb, weil im deutschen Sprachraum noch wenig Wissen darüber besteht (Schnepp, 2006b). Bisher gibt es keine veröffentlichten Studien, die diese Personengruppe unter dem Gesichtspunkt der familiären Krankheitsbewältigung betrachtet. Aufgrund der vorangegangen Darstellung des Forschungsbestandes liegt das Ziel der folgenden Untersuchung in der Darstellung der Situation in der Familie, wenn eines ihrer Mitglieder auf der Intensivstation liegt. Folgende weitestgehend offene Forschungsfragen standen im Mittelpunkt des Interesses:

* Welche Auswirkungen hat es auf die Familie, wenn eines ihrer Mitglieder auf der Intensivstation liegt?
* Wie geht die Familie damit um, wenn ein Familienmitglied auf der Intensivstation liegt?

Da, wie anschließend dargestellt, die Grounded Theory als Rahmen zur Beantwortung der Forschungsfrage verwendet wurde, kamen im Laufe der Zeit weitere Forschungsfragen hinzu bzw. wurden diese aus der Sicht der sich entwickelnden Grounded Theory formuliert:

* Welche Art von Hilfen leisten Familien auf der Intensivstation für ihr krankes Familienmitglied?
* Welche Art von Hilfen leisten Familienmitglieder füreinander?
* Wohin richten sich Hilfegesuche einzelner Familienmitglieder?
* Welchen Beitrag leistet die gesamte Familie zur Bewältigung der Situation auch unter der Berücksichtigung von kleinen Kindern?
* Wie verändert sich die Sichtweise der Personen über die Zeit?

2.3

METHODOLOGIE

Die Methodologie legt die Verwendung und Begründung von wissenschaftlichen Methoden in Bezug auf den Gegenstand der Untersuchung fest. Die Wahl der Methode muss dabei dem Wesen des Untersuchungsgegenstandes gerecht werden (Morse & Field, 1998, S. 12). Dabei gilt zu berücksichtigen, (1.) wie viel bereits über den Gegenstand bekannt ist, wie etwa der Reifegrad eines Konzepts, (2.) welche Art des zu untersuchenden Phänomens vorliegt, (3.) welche Besonderheit oder Eigenart die Teilnehmer und Teilnehmerinnen und die Situation aufweisen und (4.) über welche Eigenschaften, Kenntnisse und Fähigkeiten der Forscher selbst verfügt.

1. Wie schon in der Begründung zur Wahl der Forschungsfrage erwähnt, zeigt der aktuelle Kenntnisstand, dass die internationale Literatur einiges zum Thema „Angehörige auf Intensivstationen" zu sagen hat. Allerdings stammen viele empirische Arbeiten aus dem angloamerikanischen Raum und sind deshalb aufgrund anderer Konzepte nicht auf die hiesige Situation ohne Weiteres übertragbar.

2. Die Art des zu untersuchenden Phänomens impliziert eine Herangehensweise, die am Subjekt – also an den handelnden Akteuren und Akteurinnen ausgerichtet sein soll. Es geht primär darum, Handlungen der beteiligten Personen im Kontext des untersuchten Feldes zu deuten und zu verstehen.

3. Die Besonderheit und Eigenheit der Teilnehmer und Teilnehmerinnen sowie der Situation bezieht sich in dieser Untersuchung auf eine Personengruppe, die, wie schon beschrieben, zahlenmäßig sehr groß ist, diese Gegebenheit aber nicht unbedingt zum Vorteil genutzt werden kann. Wie aus Erfahrungen aus anderen Projekten mit Angehörigen bekannt, ist eine Untersuchung mittels Fragebögen mit dieser Art von Untersuchungsteilnehmern und -teilnehmerinnen mit Schwierigkeiten verbunden.

4. Die Eigenschaften, Kenntnisse und Fähigkeiten lassen sich in Bezug auf die Arbeit vor allem dahingehend verstehen, welche Sicht der Forscher auf die Welt hat. Diese Sichtweise ist sehr stark vom interpretativen Paradigma beeinflusst.

Alle die aufgeführten Argumente weisen forschungsmethodologisch in Richtung eines qualitativ durchgeführten Forschungsprojekts. Die Vorgehensweise und die Art der Methoden, die dabei zu tragen kommen, werden im Folgenden beschrieben.

2.3.1

QUALITATIVE FORSCHUNG

Da es um eine vertiefte Einsicht in Familien im Rahmen akuter und häufig lebensbe-drohlicher Erkrankung geht und die subjektive Erlebens-Perspektive im Vordergrund steht, hat sich die Wahl der Forschungsmethoden an der qualitativen Forschung ori-entiert. Qualitative Forschung hat den Anspruch, Lebenswelten aus der Sicht der handelnden Akteure zu beschreiben, um auf Abläufe, Deutungsmuster und Struktur-merkmale aufmerksam zu machen (Flick, Von Kardoff, & Steinke, 2004, S. 17). Sie versucht, Phänomene zu verstehen oder sie im Zusammenhang mit der Bedeutung, die die Phänomene für die Akteure haben, zu interpretieren.

Die qualitative Forschung lenkt ihr Augenmerk auf Sinn- und Bedeutungsstrukturen und wie diese in der sozialen Alltagswelt von den Akteuren und Akteurinnen struktu-riert werden. Untersuchungen mittels qualitativer Forschung beziehen sich auf einen Prozess der Dokumentation, der Beschreibung und der Identifizierung von Strukturen und Konzepten, deren Beziehungen zueinander sowie auf theoretische Erklärungen, um die „Wirklichkeit" – d.h. die Welt, wie sie die Akteure sehen, verständlicher zu machen (vgl. Morse & Field, 1998, S. 6). Qualitative Forschung kann deshalb als eine interpretative und naturalistische Annäherung an die Welt bezeichnet werden (Denzin & Lincoln, 2005, S. 3). Naturalistisch, so Lamnek, weil sie nahe an der Alltagssituation ist und interpretativ, weil die soziale Realität und deren Sinn durch Interpretation und Bedeutungszuweisungen konstruiert und nicht objektiv vorgegeben erfasst werden kann (Lamnek, 2005, S. 17). Auf Intensivstationen gibt qualitative Forschung einen Einblick in das Erleben, die Vorstellungen und Handlungen von „Intensiv-Beteiligten" – Patienten und Patientinnen sowie deren Familien – und hilft auch zu verstehen, wie Intensivstationen als soziale Systeme funktionieren (Sinuff, Cook, & Giacomini, 2007).

2 PROBLEMSTELLUNG UND METHODE

2.3.2

GROUNDED THEORY

Neben der Beschreibung von Lebenswelten ist ein weiteres Ziel von qualitativer Forschung, Theorien zu entwickeln (Morse & Field, 1998, S. 6). Grounded Theory ist eine Methode, die dieser Intention sehr gut gerecht wird. Ihr Ziel ist es, erklärende Theorien für das menschliche Verhalten zu schaffen (ebd., S. 27). Gegenstand der Grounded Theory sind soziale Prozesse, die man aus der Perspektive der menschlichen Interaktion untersuchen und verstehen möchte. Da die Forschungsfrage an bestimmten Handlungen von Menschen im Sinne der Bewältigung einer Ausnahmesituation interessiert ist, ist die Grounded Theory eine sehr passende Methode.

Die Bezeichnung Grounded Theory wird sowohl für die Methode wie auch für das mit dieser Methode erzielte Forschungsergebnis verwendet. Dabei ist allerdings der Methodenbegriff zu relativieren, weil Grounded Theory mehr ein Set an flexiblen analytischen Richtlinien darstellt, die den Forscher und die Forscherin dazu befähigen sollen, ihren Datenerhebungsprozess zu lenken und induktiv gebildete „Theorien mittlerer Reichweite" mithilfe stufenweise verlaufender Forschungsschritte und Konzeptualisierung der Daten zu entwickeln (Charmaz, 2005, S. 507). Sie ist deshalb mehr ein Forschungsstil, der unterschiedliche Methoden der Datenerhebung zulässt und gleichzeitig auch Ergebnis, welches sich als *gegenstandsbezogene Theorie* über den Untersuchungsgegenstand darstellt. Oder sie ist, wie es Strübing bezeichnet, ein Forschungsstil zur Erarbeitung von in empirischen Daten begründeten Theorien (Strübing, 2004, S. 13-14). Dies stellt auch die Besonderheit der Grounded Theory heraus, besonders deshalb, weil sie oft nur als „einfache" Auswertungsmethode missverstanden wird (Mey & Mruck, 2007). Dass die Grounded Theory selbst auch Ergebnis der Forschung ist, wird durch die Definition von Strauss und Corbin (1996, S. 7) deutlich. Sie beschreiben sie als eine „...Gegenstandsverankerte Theorie, die induktiv aus der Untersuchung des Phänomens abgeleitet wird, welches sie abbildet."

Die Grounded Theory geht, wie bereits angedeutet, auf Anselm Strauss und Barney Glaser zurück, die sie im Rahmen ihres induktiv angelegten Forschungsprozesses im Zuge eines Forschungsprojektes entdeckten (Strübing, 2004, S. 13) und anschließend beschrieben (Glaser & Strauss, 1998). Bald schon entwickelten die Gründerväter unterschiedliche Sichtweisen über die Grounded Theory, weshalb es wichtig ist, darauf hinzuweisen, dass es *die* Grounded Theory nicht gibt (Mey & Mruck, 2007, S. 14). Strübing (2004, S. 8) spricht letztlich von einer pragmatisch inspirierten Version (Strauss) und einer empirischen Variante (Glaser) der Grounded Theory. Gemeinsam ist ihnen im Wesentlichen nur ihr Bekenntnis zu dem, was Grounded Theory leisten soll – nämlich Theorieentwicklung (Corbin, 2002; Glaser, 1992; Glaser & Strauss, 1998; Mey & Mruck, 2007; Walker & Myrick, 2006).

Damit die gewählte Vorgehensweise im Einklang mit der Grounded Theory steht, plädieren Mey und Mruck (2007, S. 34) dafür, dass die Anliegen der Gründerväter bzw. deren Nachkommenschaft deutlich pointiert bleiben sollen, besonders was die Verpflichtung zur Theoriebildung betrifft. Sich am Forschungsstil der Grounded Theory zu orientieren, bedeutet deshalb auch ein Bekenntnis zu einer bestimmten *Art* von Grounded Theory. Die vorliegende Grounded Theory-Studie wurde nach dem Verständnis von Strauss (1994) bzw. Strauss und Corbin (1996) entwickelt. Die Begründung liegt darin, dass diese Vorgehensweise dem Forschungsverständnis des Forschers am besten entspricht und bei der Anwendung der Grounded Theory auch Passung zwischen dem Forschenden und der Methode bestehen sollte, wenngleich dieses Passungsverhältnis nicht als das reine Befolgen von Prozeduren, sondern als Anlass für die Entwicklung und Schärfung eines eigenen Forschungsstils verstanden werden soll (Mey & Mruck, 2007, S. 34).

Symbolischer Interaktionismus als Grundlage der Grounded Theory

Die Grounded Theory, deren Ziel es ist, Theorien, die das soziale Leben erklären sollen, zu entwickeln, geht zu einem großen Teil aus dem Symbolischen Interaktionsmus (Abk.: S.I.) hervor. Der S.I. kann als eine philosophische Richtung verstanden werden, deren Wurzeln in die U.S. amerikanischen Traditionen der Sozialpsychologie und der Soziologie der 30er Jahre des vorangegangen Jahrhunderts zurückreichen (Denzin, 2004). Der klassische S.I. ist eine Mikrosoziologische Theorie, die nicht den Anspruch erhebt, einen Gesamtumriss von Gesellschaft darzustellen. Vielmehr tangiert ihn die Frage nach dem Individuum in der Gesellschaft und dem Verhältnis der individuellen Perzeption zum kollektivem Handeln in der Gesellschaft (Annells, 1996). Symbolischer Interaktionismus zeichnet somit eine theoretische Perspektive nach, um herauszuarbeiten, wie Individuen gewisse Objekte interpretieren (Benzies & Allen, 2001).

Im Mittelpunkt des S.I. steht eben das Handeln von Menschen und die Annahme, dass das Handeln der Menschen stets vor dem Handlungskontext ihrer persönlichen Umwelt gesehen werden muss (Benzies & Allen, 2001). Nach George Herbert Mead, auf den der S.I. zurückgeht, ist das Bewusstsein von Menschen auf dem Austausch sozialen Handelns begründet, welches in aller Regel in Form von „Sprache" – als die komplexeste soziale Handlung – stattfindet. Er greift die Verbindung zwischen dem Psychischen und dem Sozialen auf und stellt sich gegen „einfache" Erklärungen des sozialen Handelns aus dem Sozialbeharvorismus oder Sturkturfunktionalismus. Hier kommen auch die Begriffe des S.I. zum Ausdruck: *Symbolisch* bezieht sich auf die sprachliche Grundlage menschlichen Zusammenlebens; *Interaktion* hebt hervor, dass Menschen nicht auf ihr Gegenüber hin, sondern in wechselseitiger Beziehung *zueinander* handeln (Denzin, 2004, S. 135). Im Rahmen des S.I. dient die Interaktion zur Untersuchung von Analyse und Entwicklungsverläufen von Handlungen, die entstehen, wenn zwei oder mehrere Akteure ihre individuellen Handlungslinien in ihrer jeweiligen Handlungsinstanz (Reflexivität) aufeinander abstimmen. (ebd.).

Auch wenn es von außen vielleicht anders erscheinen mag, Intensivstationen sind bei weitem kein gesellschaftsfreier Raum, in dem nur Medizin und Technik vorherrschen. Die „Intensivbeteiligten" – Mitarbeiter und Mitarbeiterinnen, Patienten und Patientinnen, Angehörige, sowie andere Gruppen sind Regeln und Normen von Organisationen unterworfen. Es gibt Machtstrukturen (Stannard, 1997) und andauernde Interaktions- und Aushandlungsprozesse (Kuhlmann, 2004). Angehörige beispielsweise erkennen eine Veränderung des Gesundheitszustandes ihres kranken Familienmitglieds nicht nur an den ihnen offenbarten Monitorwerten oder den Auskünften seitens des Personals, sie tun dies auch, indem sie mit den Pflegenden kommunikativ interagieren und das Verhalten der handelnden Personen als Reaktion auf ihr eigenes Verhalten interpretieren (Rose, 1995).

Da die Intensivstation und die damit verbundenen Veränderungen aus dem normalen Alltag eines Individuums herausfallen, ist der S.I. eine geeignete Hintergrundlandkarte, um über soziale Realitäten im Zuge von nicht-alltäglichen Geschehnissen in extremen oder krisenhaften Situationen Aussagen zu treffen (Schuchardt, 2003, S. 78). Der theoretische Rahmen des S.I. leitet die Prinzipien der Grounded Theory (Klunklin & Greenwood, 2006). Die Grounded Theory ist somit eine methodologische Konsequenz einer sozialen Handlungstheorie, der in methodischer Hinsicht in vielerlei Richtungen Rechnung getragen wird, wie etwa der Prozesshaftigkeit von Handlung unter dem Einfluss von mannigfaltigen Außenbedingungen (Strauss & Corbin, 1996, S. 118).

2.4

DER FORSCHUNGSPROZESS

Nachfolgend soll jetzt der Forschungsprozess dargestellt werden. In der Grounded Theory liegt auch die Besonderheit des Forschungsprozesses, der sich nach Meinung von Strauss vom Verständnis, das die meisten Vertreter und Vertreterinnen anderer Forschungsrichtungen haben, abhebt (Strauss, 1994, S. 46). Die einzelnen Schritte des Forschungsprozesses erfolgen nicht hintereinander. Das heißt, Daten erheben, Kodieren, Memos schreiben und die daraus entstehende Theorieentwicklung sind Teile eines zirkulären Prozesses. Keiner dieser Prozesse ist aber jemals vollständig abgeschlossen, weil schon allein die Theorie nicht den Endpunkt eines Forschungsprozesses bedeutet, da sie schon vom Beginn der Forschung an produziert wird und keinen festen Endpunkt kennt (Strübing, 2004, S. 14). Die folgende lineare Darstellung soll deshalb auch nicht suggerieren, dass die einzelnen Prozessschritte hintereinander und unabhängig voneinander erfolgt sind, sie dient vielmehr der Nachvollziehbarkeit.

2.4.1

UMGANG MIT THEORETISCHEM VORWISSEN

Ein zentraler Punkt in der qualitativen Forschung ist, wie Forscher und Forscherinnen mit theoretischem Vorwissen umgehen. Hier soll nicht auf eine der zentralen Glaser/ Strauss Kontroversen und die erkenntnistheoretischen Positionen in Hinblick auf das induktive Modell zur Entwicklung von Theorien aus empirisch begründeten Daten eingegangen werden, (Strübing, 2004) sondern darauf, in welchem Ausmaß theoretisches Vorwissen, das dem Forscher zu eigen ist, in die Interpretation der Daten einfließen soll. Glaser vertritt die Ansicht, dass im Rahmen von Theorieentwicklung theoretisches Vorwissen hinderlich sei (Glaser, 1978). Dadurch kann die sich entwickelnde Theorie nicht ungezwungen aus den Daten *emergieren* sondern sie wird vielmehr *erzwungen*, wodurch nichts Neues entstehen kann sondern vielmehr das unterstrichen wird, was ohnehin schon bekannt ist (Glaser, 1992). Glaser verweigert sich zwar nicht dem Vorwissen generell, plädiert aber dafür, sich zunächst nur auf abstrakte Literatur zu beschränken und erst zu einem späteren Zeitpunkt, wenn überhaupt, fachspezifische Literatur einzusetzen (Truschkat, Kaiser-Belz, & Vera, 2007, S. 238). Strauss bzw. Strauss und Corbin pflegen einen von vorne herein offeneren Zugang zu theoretischem Vorwissen (Strauss, 1994, S. 35 ff.; Strauss & Corbin, 1996, S. 25 ff.). Das Vorwissen, welches sich bei Strauss aus dem „gebunden Kontextwissen", dem „Wissen aus der Fachliteratur" und dem oder der „Untersuchenden als Person" selbst ergibt, ist essentiell, um die Daten überhaupt entdecken und auswerten zu können und ist zu jedem Zeitpunkt der Forschung erlaubt (Strauss, 1994, S. 57). Dies wird von Strauss und Corbin nochmals verstärkt, indem die *theoretische Sensibilität* als eine „Fähigkeit der forschenden Person herausgestrichen wird, weil sie das Bewusstsein für die Feinheiten in der Bedeutung von Daten ist, deren Ausprägung vom vorausgehenden Literaturstudium oder der Erfahrung abhängt, die man in diesem Bereich gemacht hat" (vgl. Strauss & Corbin, 1996, S. 25). So kann theoretisches Vorwissen im Rahmen der Forschung möglicherweise auch erst der Ausschlag dafür sein, die Aufmerksamkeit auf die für die Forschung relevanten Phänomene zu richten (Schnepp, 2002a, S. 53). Gleichzeitig geben Strauss und Corbin auch eine Warnung vor allzu uneingeschränktem Nutzen von Vorwissen aus, da sie das primäre Ziel der qualitativen Forschung, nämlich das Entdecken von Neuem, auch einengen können (Meinefeld, 2004, S. 275).

In Hinblick auf die vorliegende Arbeit fließt vorhandenes Vorwissen hauptsächlich auf zwei Arten ein. Die erste ergab sich aus der persönlichen langjährigen Tätigkeit als Intensivpfleger. Es kann schwierig sein, ein für die eigene Profession relevantes Thema zu beforschen welches aus demjenigen Feld stammt in dem man beruflich tätig ist oder war (Heath, 2006). Daran knüpft sich nämlich die Frage, wie sehr man durch „Insiderwissen" geprägt ist und in welchem Ausmaß man dadurch die Sichtweise auf etwas Neues verstellt. Die Tätigkeit als Intensivpfleger liegt zwar schon viele Jahre zurück, trotzdem sind Erfahrungen unzweifelhaft noch vorhanden und fließen mehr oder weniger stark – bewusst oder unbewusst – in die Arbeit mit ein. Gerade in solchen Situationen muss der Forscher, der nahe am Feld und dadurch ohnedies schon *theoretisch sensibilisiert* ist, darauf Bedacht nehmen, seine Annahmen über das Feld zu reflektieren, damit dieses Wissen nicht die Sichtweise auf die Daten verstellt (McGhee, Marland, & Atkinson, 2007). Sehr hilfreich erwies sich hier im Rahmen der Ausarbeitung der Diskurs mit Kollegen und Kolleginnen, welche nicht aus der Pflege stammten und die dadurch imstande waren, aus einer anderen Perspektive kritische Fragen an die Daten und den Forscher heranzutragen.

Der zweite Punkt des Vorwissens floss durch die intensive Literaturrecherche im Vorfeld der Untersuchung, um den aktuellen Forschungsbestand darzulegen, mit ein. Diese kann, egal, ob qualitative oder quantitative Forschung, mittlerweile als „Standard" in der Wissenschaft verbucht werden. Sie dient sowohl dem Definieren als auch dem Eingrenzen des Forschungsthemas, an dessen Ende die eigene Forschungsfrage steht, welche sinnvoll in die Forschungslandschaft passen soll und auch den Kollegen und Kolleginnen gerecht wird, die bereits in diesem Feld forschten.

Heath (2006) weist darauf hin, dass, während sich die Theorie entwickelt, die existierende Literatur in Form von Daten verwendet werden kann. Während einer „Abstinenz" von Literatur während des Auswertungsprozesses (der Forscher war durch die vorangehende Literaturrecherche und -bearbeitung außerdem *sensibel* genug) wurde gegen Ende der Untersuchung wieder vermehrt auf Literatur zurückgegriffen, vor allem, um die ausgearbeiteten Kategorien mit der Literatur zu vergleichen. Besonders wenn es darum ging, bestimmte Phänomene, die in anderen Studien beschrieben waren, zu erhellen. So zeigte sich beispielsweise, dass auch das Konzept Hoffnung bei dieser Untersuchungsgruppe sich anders präsentierte als beispielsweise bei Schädel-Hirn-Traumatisierten. Es war aufgrund der guten Datenlage hierzu nicht notwendig, selbst Erhebungen bei Angehörigen dieser speziellen Gruppe durchzuführen.

Abseits des wissenschaftstheoretischen Diskurses gibt es noch andere Gründe, die die Argumentation von theoretischem Vorwissen im Rahmen einer systematischen Literaturrecherche im Vorfeld der eigenen Untersuchung stützen. So ist es im Zuge der ethischen Begutachtung eines Forschungsantrags obligat zu argumentieren, warum Forschung in dem geplanten Bereich angebracht ist, um mögliche Untersuchungsteilnehmer und -teilnehmerinnen nicht unnötig durch Forschung zu belasten (Schnell & Heinritz, 2006, S. 21). Dies kann nur durch die Aufarbeitung des bisherigen Forschungsbestandes erfolgen, um sicherzustellen, dass an vorhandenes Wissen angeknüpft wird.

Wie bereits erwähnt, kann allzu uneingeschränktes Vorwissen auch hinderlich sein. Ein Beispiel aus der vorliegenden Arbeit soll das verdeutlichen: Eine der sich entwickelnden Kategorien sollte zusammenfassend darstellen, was Familienmitglieder aufgrund der Lücke, die entsteht, wenn ein Familienmitglied auf der Intensivstation liegt, füreinander tun. Sensibilisiert durch die Literatur, dienen intergenerative Hilfen dazu, *„den Alltag zu stabilisieren"*, was sich auch in der Benennung eines Kodes wiederfand. In den Interviews wurde allerdings deutlich, dass nur der Interviewer öfters das Wort „Alltag" verwendete. Im Wortschatz der Interviewpersonen kam es nur vor, wenn sie vom Interviewer explizit darauf angesprochen wurden. Dabei machten sie deutlich, dass es in den meisten Fällen keinen Alltag gab, weil Alltag bedeutet, dass das Leben so vorangeht, wie es immer voranging. Auch mit der Intensivstation gibt es einen „Alltag", der allerdings Zeit braucht, bis er sich entwickelt. Dann ist es ein neuer Alltag, einer mit der Intensivstation.

2.4.2

DATENERHEBUNG

Der folgende Abschnitt zeigt die methodologischen Gedanken vor und konkreten Schritte während der Erhebung der Daten.

2.4.2.1

QUALITATIVES INTERVIEW ALS DATENQUELLE

Als Methode betont die Grounded Theory die Veränderung und Variabilität der Prozesse und die Komplexität des Lebens (Strauss & Corbin, 1996, S. 9). Deshalb ist es auch bezeichnend, dass Grounded Theory keine Präferenz für einen speziellen Datentyp hat (Strauss, 1994, S. 29). Das Kernstück der Datenerhebung und gleichzeitig der Zugang zu Informationen waren qualitative Interviews mit den Familienmitgliedern der Intensivpatienten und -patientinnen. Das qualitative Interview reflektiert auf einen der wesentlichen Grundgedanken der qualitativen Forschung – die subjektiven Erfahrungen des Betroffenen zu ergründen. Situationsdeutung, Handlungsmotive, Selbstinterpretationen werden offen erhoben und durch diskursive Verständigung über Interpretation erfolgt die empirische Umsetzung handlungstheoretischer Konzeptionen (Hopf, 2004). Die Art der Interviews waren auf Erzählung abzielende Interviews, welche durch Zurückhaltung des Forschers und durch starke Relevanzsetzung der Themen durch die Interviewpersonen gekennzeichnet waren (Mayer, 2007, S. 177 ff.). Sie weisen deshalb einen geringen Standardisierungsgrad auf. Offenheit war in den Interviews in zweierlei Hinsicht ein zentrales Kriterium.

Offenheit war erstens deshalb von zentraler Bedeutung, weil dadurch möglichst wenig aktiv in die Richtung der Relevanzsetzung des Interviewers gesteuert wurde. Nach Meinung von Helfferich (2005, S. 158) gehört nach der Entscheidung für die Interviewform die Klärung, was wie gefragt wird und somit die Erstellung eines „Instruments", in welchem Anweisungen für Fragen und Erzählaufforderungen festgehalten werden. Gerade, wenn es um die Rekonstruktion von subjektiven Theorien und Formen des Alltagswissens geht, was in dieser Forschung im weitesten Sinne vorliegt, wären Interviewleitfäden angebracht (ebd., S. 159). Der Forscher teilt jedoch die Ansicht, dass Leitfäden die Erzählpersonen leicht dazu veranlassen können, vorab festgelegte Kategorien nach dem Munde des Interviewers wiederzugeben, sodass die Relevanzsetzung vielmehr vom Interviewer als der interviewten Person selbst ausgeht (Berg & Milmeister, 2007, S. 198). Im Sinne der qualitativen Forschung und dem damit zusammenhängenden Forschungsverständnisses des Forschers ist das Interviewmaterial deshalb umso besser, je mehr eigenständige, d.h. thematisch nicht vom Interviewer fokussierte Beiträge, entstehen. Zum Zweck des Interviews wurde deshalb kein Leitfaden verwendet, vielmehr wurden einige Leitfragen vorbereitet, die dazu geeignet sind, das Interview zu „starten", aufrecht zu erhalten und ggf. zu steuern. Da der Forscher zum Zeitpunkt der Datenerhebung schon über recht umfangreiche Erfahrungen in der Durchführung von qualitativen Interviews verfügte, war es möglich, spontane Fragen zu Gedanken, Meinungen oder Beurteilung aus dem Gesprächszusammenhang heraus zu formulieren, ohne explizit auf einen Leitfaden zurückgreifen zu müssen, was vielleicht bei sehr unerfahrenen Forschern und Forscherinnen eine Hürde darstellen kann (Froschauer & Lueger, 2003, S. 77).

Offenheit war zweitens in der anderen Hinsicht zentral, als primär das Gespräch den Bedürfnissen der zu interviewenden Person angepasst wurde, das heißt, mit manchmal mehr und manchmal weniger Steuerung oder so wie es Froschauer und Lueger auch meinen, die Technik der Gesprächsführung flexibel den jeweiligen Gegebenheiten des Gesprächsverlauf angepasst wurde (Froschauer & Lueger, 2003, S. 63). Dies ist deshalb wichtig, weil gewisse Erzählerwartungen im Interview, wie dass „... die Auskunftsperson erzählkompetent und gesprächig ist, die Erzählungen in der von der spezifischen Interviewmethode erwünschten Form produziert werden, alle relevanten und keine irrelevanten Aspekte angesprochen und dies auch noch in der richtigen Reihenfolge" im Normalfall nicht erfüllt werden (Helfferich, 2005, S. 46). Im Zuge der Interviews gab es einige Interviewpartner und -partnerinnen, welche ein hohes Maß an Stützung benötigten. Viele waren nicht so auskunftsfreudig, wie man es sich in Interviews gerne wünschen würde. In diesem Fall musste ein eher engeres Korsett an Fragen und Nachfragen angelegt werden. In vielen Fällen reichte es aber einfach aus, die zu interviewende Person zum Erzählen anzuregen und darauf zu achten, dass das Gespräch am Laufen blieb.

Die Interviews begannen damit, dass die Erzählperson anhand einer möglichst griffigen aber nicht zu weit greifenden Einstiegsfrage gebeten wurde, zu erzählen, „... *was es für sie bedeutet, wenn ein nahestehendes Familienmitglied auf der Intensivstation liegt?"* Damit wurde versucht, einen möglichst offenen Gesprächsrahmen herzustellen. Je nach der Auskunftsbereitschaft der Erzählperson genügte diese Anregung für eine sehr ausführliche und weitreichende Erzählung oder es wurde mittels der Bitte nach Beispielen oder Konkretisierungen von erörterten Themen der Einstieg erleichtert und so der Gesprächsfluss am Laufen gehalten. Die Familienmitglieder wurden weiter danach *gefragt „... wie es sich auf sie und auf ihr tägliches Leben ausgewirkt hat wenn ein Familienmitglied auf der Intensivstation liegt?"* Sie wurden danach gefragt „*... was sie in schwierigen Situationen (Beispiele) gemacht haben?"* oder „*... was ihnen geholfen hat?"* oder, wenn der Aufenthalt schon längere Zeit zurücklag, „*... was sich seit der Zeit verändert hat?"* Interessant war, dass viele Angehörige von sich aus schon das Gespräch starteten, ohne dass eine Einstiegsfrage formuliert wurde.

Häufig wurden mit Hilfe gezielter Frageformen und Fragestile verbale Hilfestellungen gegeben, indem die Erzählpersonen beispielsweise gebeten wurden, zu erzählen, „*... welche Momente für sie besonders belastend waren?"* „*... an welche Situationen sie sich besonders ungern (oder auch gerne) zurückerinnern?"* oder sie gebeten wurden „*... einen typischen Tag zu beschreiben, was Sie gemacht haben als Ihr krankes Familienmitglied auf der Intensivstation gelegen ist?"* Diese Fragen dienen einerseits der Aufrechterhaltung des Gespräches, sie steuern es aber auch durch die Aufforderung zur Detaillierung oder bieten Deutungen an (Helfferich, 2005, S. 90 ff.)

Interviews waren, wie gesagt, die Hauptdatenquelle. Es wurden allerdings auch Beobachtungen, auch wenn sie nicht gezielt sondern beiläufig waren, beispielsweise während der Anwesenheit auf den Intensivstationen, zum Interpretationsprozess herangezogen. Beobachtungen in dieser Art können zum Denken anregen und wie Strauss und Corbin sagen würden, Lücken in den Kategorien füllen (Strauss & Corbin, 1996, S. 116). Hier ein Beispiel, das in einer theoretischen Kode-Notiz festgehalten wurde:

Eine über 90jährige und an den Rollstuhl fixierte Frau, welche im Pflegeheim lebte, nahm mit Hilfe eines Rettungsdienstes die offensichtlich mühsamen Reisestrapazen auf sich, um ihren schwerst erkrankten Sohn zumindest einmal in der Woche auf der Intensivstation zu besuchen.

Mit Hilfe der Rekonstruktion dieses Beispiels kann man die Grenzen des Phänomens „Da sein" ausleuchten und darüber nachdenken, mit welchem Aufwand es verbunden sein kann.

2.4.2.2

ORT UND ZEITPUNKT DER INTERVIEWS

Die das Interview umgebenden Rahmenbedingungen, wie die Wahl des Interviewortes, sind mit für das Gelingen eines guten Interviews verantwortlich. Durch die Wahl eines natürlichen und angstfreien Ortes kann es zu einem lockeren und ungezwungen Gespräch kommen (Mayer, 2007, S. 189). Bezeichnend für die Situationen von Angehörigen auf Intensivstationen ist, dass sie möglichst viel Zeit bei ihren kranken Familienmitgliedern verbringen wollen und ihren ganzen Tagesablauf darauf abstimmen. Dies hatte teilweise großen Einfluss auf die Wahl des Interviewortes. Für viele Interviewpartner und -partnerinnen fiel die Wahl des Ortes für das Interview deshalb auf das Krankenhaus bzw. einen dem Krankenhaus naheliegenden Ort. Es wurde trotzdem versucht, die Atmosphäre so angenehm und störungsfrei wie möglich zu halten – viele Interviews wurden in einem Besprechungsraum auf einer der Intensivstationen durchgeführt.

Wie sehr ein lückenloser Besuch aufrechterhalten wird, zeigte sich anhand eines „Extremfalls" (welcher in unterschiedlichen Ausprägungen aber häufiger vorkam), in welchem das Interview auf einer Normalstation durchgeführt wurde, während das kranke Familienmitglied gerade aufgrund einer länger dauernden Untersuchung nicht im Zimmer war und die Interviewpartnerin gleichzeitig noch ihre kleine Tochter beaufsichtigte.

Hinsichtlich des Zeitpunkts der Interviews wurden einige Überlegungen vorab angestellt, welche im Wesentlichen von zwei Aspekten beeinflusst waren:

Wie schon erwähnt, ist das Prinzip der Offenheit in der Qualitativen Forschung ein wesentliches Merkmal. Dieses wurde vor allem in einer Hinsicht gebrochen: Ein Grundprinzip der Datenerhebung in der vorliegenden Forschungsarbeit war, darauf zu achten, dass die Interviews nicht zu einem Zeitpunkt erhöhter Verletzlichkeit der Angehörigen durchgeführt wurden. So wurden bewusst in den ersten Tagen der Aufnahme auf die Intensivstation keine Interviews durchgeführt, da die erste Zeit für Angehörige einfach extrem schwierig ist. Man könnte meinen, dass die Erinnerungen und Eindrücke der Angehörigen im Laufe der Zeit schwinden und somit die für die Forschung relevanten Informationen ebenfalls ausbleichen. Das Gegenteil ist der Fall. Angehörige erleben die Situation auf der Intensivstation als Zäsur in ihrem Leben. Alles, was sie erlebt haben, drücken sie in einer derartigen Klarheit aus, als ob das Erlebte erst gestern passiert wäre (Johansson, et al., 2005). Zu welchem Zeitpunkt ein Angehöriger bereit ist, sich interviewen zu lassen, lässt sich auch im Lichte dieser Forschung und der damit gemachten Erfahrungen nicht klären. Es ist mehr ein Vorgehen von Fall zu

Fall als ein im Vorhinein definiertes Festlegen, wann Angehörige emotional für ein Interview bereit sind.

Angehörige benötigen Zeit und diese Zeit muss man ihnen gewähren. Einige Interviews fanden zwar einigermaßen knapp – 4 oder 5 Tage vom Zeitpunkt der Aufnahme auf der Intensivstation entfernt statt – allerdings mehr auf Wunsch der Angehörigen selber. Die Angehörigen artikulierten oder vermittelten sonst stets, dass ein Interview für sie zu diesem Zeitpunkt belastend sei oder sie aufgrund knapper zeitlicher Ressourcen eher lieber die ganze Zeit bei ihren kranken Familienmitgliedern verbringen wollten.

Der Zeitpunkt des Interviews ist neben der Vermeidung von für die Angehörigen belastenden Situationen und somit ethischen Aspekten eng mit der Auswahl der Untersuchungsteilnehmer und -teilnehmerinnen an sich gekoppelt. Im Rahmen der Grounded Theory kommt hier das theoretische Sampling zur Anwendung, welches in der Folge anhand der vorliegenden Forschung beschrieben wird.

2.4.2.3

METHODOLOGISCHE GEDANKEN ZU INTERVIEWS MIT FAMILIEN

Es war am Anfang dieser Forschung nicht geplant, die Familie als solches in den Mittelpunkt zu stellen, vielmehr war das Augenmerk auf Angehörige bzw. auf einzelne Familienmitglieder gerichtet. Erst im Laufe der Zeit wurde es aufgrund von theoretischen Überlegungen ersichtlich, dass – um Bewältigung zu verstehen – die ganze Familie einbezogen werden muss. So wurden nach und nach möglichst alle Familienmitglieder einer Familie interviewt. „Alle" bedeutet „jene", die von den anderen Familienmitgliedern im Zusammenhang mit der Bewältigung der Situation als wichtig bezeichnet wurden. Dies waren fast ausschließlich Mitglieder der Kernfamilien. Bei allen Familien konnte dies nicht erreicht werden, da sich viele nicht bereit erklärten, an einem Interview teilzunehmen.

Aus der Situation, die Familie interviewen zu wollen, ergaben sich einige methodologische Fragen: Genauso wie in der Debatte um Family-Nursing verschiedene Ebenen und Ansätze existieren, welche sich um die Frage drehen, wer im Mittelpunkt steht, mehr das Individuum im Kontext der Familie oder die Familie selbst, lassen sich auch in der familienbezogenen (Pflege-)Forschung zwei Perspektiven nachzeichnen (vgl. Kean, 2001, S. 135): die familienbezogene Forschung mit Blick auf deren Subsysteme (Familienmitglieder) und die Forschungen, bei denen die Familie als Einheit untersucht wird. Es gibt wenige Forschungen, in denen das methodologische Problem einer „Familienperspektive" angesprochen wird. Meistens werden einzelne Familienmitglieder interviewt, welche dann für die ganze Familie sprechen. In den Studien zu Familien auf Intensivstationen waren Eggenberger und Nelms (2007) die einzigen Autorinnen, welche die Perspektive der gesamten Familie einholten. Sie bewerkstelligten das durch *Whole family interviews*, in denen, abgesehen von einigen Ausnahmen, die ganze Familie gemeinsam interviewt wurde.

Eine Familie konstruiert ihr Leben von den Perspektiven seiner Mitglieder her (Handel, 1996, S. 346). Die Familie adäquat zu verstehen setzt voraus, dass diese Perspektiven eingeholt werden. Wie dies in den jeweiligen Forschungsprojekten umgesetzt wird, hängt von der Art des Projekts ab (ebd.). Es gibt daher auch unterschiedliche Auffassungen darüber, ob Einzel- oder Gruppeninterviews mit Familien reichere Informationen über das Forschungsthema liefern (Åstedt-Kurki & Hopia, 1996).[3] Obwohl die Auffassung besteht, dass die Sicht eines einzelnen Familienmitglieds nicht zwangsläufig die Sicht der Familie darstellt (ebd.) und dass das Gruppeninterview mit Familien der einzige Datentypus ist, welcher Daten über die Familie als System liefert (Åstedt-Kurki, Paavilainen, & Lehti, 2001), gibt es vom methodischen Standpunkt aus einige Argumente, die gegen Gruppeninterviews mit Familien sprechen: Es ist beispielsweise fraglich, ob alle Beiträge der Familienmitglieder in symmetrischer Art und Weise in das Interview einbezogen werden können. Dies ist nicht nur eine Frage der Kunst, ein Interview mit mehreren Personen zu führen, sondern vielmehr eine Frage von familieninternen Hierarchien und Machtstrukturen. Es besteht obendrein die Möglichkeit, dass sich bei einer derartigen Vorgehensweise einzelne Familienmitglieder durch andere Familienmitglieder genötigt fühlen, an der Studie teilzunehmen (Neill, 2007). Wenn sie das tun, halten sie oft implizite familiäre Rollen aufrecht, um ein familiäres Bild der Harmonie zu zeigen (Åstedt-Kurki & Hopia, 1996). Gerade bei Paaren, die interviewt werden, zeigt sich, dass sie ihren Partner oder ihre Partnerin nicht dadurch enttäuschen möchten, indem sie am Interview nicht teilnehmen wollen (Forbat & Henderson, 2003). Die Frage um ein Einzelinterview mit einem Familienmitglied oder ein Gruppeninterview mit allen Familienmitgliedern wirft deshalb nicht nur methodologische sondern in mehrerlei Hinsicht auch ethische Probleme auf, weil es der einzelnen Person häufig unmöglich gemacht wird, sich nicht im öffentlichen Lichte der ganzen Familie oder ihrer Partner und Partnerinnen zu exponieren.

In dieser Forschung wurde so verfahren, dass mit einer Ausnahme Einzelinterviews mit möglichst vielen Familienmitgliedern geführt wurden. Die Familie wurde als Fall, welcher aus den Einzelinterviews mit den Familienmitgliedern rekonstruiert wurde, dargestellt. Das Ziel der Arbeit war es zudem nicht, Krankheitsbewältigung vor dem Hintergrund unterschiedlicher familiärer Systeme zu betrachten. Vielmehr war das Ziel, die Familie in ihren Variationen als Bedingung für unterschiedliches Bewältigungshandeln sowie deren Beitrag dazu zu verstehen. Dass deren Ausprägungen bzw. Typen relevant sein könnten, zeigte sich erst im Rahmen der Datenauswertung.

---

[3] Anmerkung: Vom Begriff *Familieninterview* wird hier Abstand genommen, da dieser bei uns mehr durch den Gebrauch einer therapeutischen Anwendung bekannt ist.

2.4.2.4

FELDZUGANG UND ZUGANG ZU DEN UNTERSUCHUNGSPERSONEN

Eine nicht zu unterschätzende Aufgabe der qualitativen Forschung ist es, den Zugang zu jener Personengruppe zu erhalten, die zur Beantwortung der Forschungsfrage Auskunft geben kann. Es gibt laut Wolf (2004, S. 336) kein Patentrezept, wie der Weg ins Feld gesucht und gefunden werden soll, noch soll der Feldzugang nicht als „Vor-feld-Problem", nach dessen Erledigung die eigentliche Forschung erst beginnen kann, bagatellisiert werden. Vielmehr „ist es eine nie ganz abgeschlossene Arbeitsaufgabe, welche gleichzeitig allerdings Einblick in Strukturen und Abläufe der Forschung als eine soziale Veranstaltung und in das untersuchte Handlungsfeld gibt" (ebd.).

Der Zugang zu Informationen und somit zu den Untersuchungsteilnehmern und -teil-nehmerinnen erfolgte über die Krankenhäuser und direkt über die Intensivstationen. Die Entscheidung für die gewählt Zugangsform beruht auf folgender Überlegung: Der Forscher teilt die Ansicht, dass, je enger der Kontakt zum Feld, desto leichter ist es an Interviewpartner und -partnerinnen zu kommen (Truschkat, et al., 2007, S. 241-242) (Bei allen Gefahren der Voreingenommenheit über das Feld). Je weiter entfernt vom Feld, desto schwieriger wird es und desto mehr Aufwand muss betrieben werden, um Interviewpartner und -partnerinnen und etwaige Stakeholder im Feld von der Wichtig-keit der Teilnahme zu überzeugen. Die Nähe zum Feld bezieht sich hier auf die ehema-lige Tätigkeit als Intensivpfleger in einem Krankenhaus in Wien. Dies bedeutet nicht, dass der Forscher alle involvierten Stakeholder kennt, allerdings gibt die langjährige Erfahrung als Intensivpfleger sicherlich einen Trumpf in die Hand, wenn es um eine grundsätzliche Erlaubnis geht, sich im Krankenhaus zum Zweck der Datenerhebung aufhalten zu können.

Mit Ausnahme einer Familie, deren Auswahl auf privatem Kontakt beruhte und die den ohne theoretische Überlegungen geprägten Startpunkt der Interviews darstellte, wurden alle Interviewpartner und -partnerinnen über die Vermittlung der Stations-leitungen der jeweiligen Intensivstationen gewonnen. Der Zugang zu den Untersu-chungsteilnehmerinnen erfolgte folgendermaßen:

Nach dem Einholen der Forschungserlaubnis in der pflegerischen Direktion der Kran-kenhäuser wurden die stationsleitenden Personen in einem gemeinsamen Jour Fix über das Forschungsanliegen informiert. Anschließend erfolgte einzeln die Kontaktaufnah-me zu den stationsleitenden Personen in einzelnen Informationsgesprächen. Teilweise unter Einbindung der Pflegenden erfolgte die anschließende Auswahl einer möglichen Interviewperson.

Die Unterstützungsbereitschaft des Pflegepersonals generell und der stationsleitenden Mitarbeiter und Mitarbeiterinnen im Speziellen war zu beinahe allen Zeitpunkten der Untersuchung groß, wenngleich man als außenstehende Person immer auf eine Portion guten Willens angewiesen ist. Im Laufe der Zeit – das heißt über 1,5 Jahre hinweg – wurden verschiedene Stationen wiederholt kontaktiert und gezielt, nach Maßgabe des theoretischen Samplings, nach möglichen „Fällen" angefragt und Interviewpartner oder -partnerinnen ausgewählt. In einem Krankenhaus im Westen Österreichs erfolgte nach der Einholung der Erlaubnis die Auswahl der Untersuchungsteilnehmer und -teilnehmerinnen mit Hilfe eines Freundes, der als Intensivpfleger tätig ist.

2.4.2.5

ANGEHÖRIGEN AUF INTENSIVSTATIONEN UND IHR VERHÄLTNIS ZUR „ZEIT"

Jedes Feld und seine Untersuchungspersonen weisen Besonderheiten auf, die für die Durchführung der Studie und deren Ergebnisse von Bedeutung sein können. Dies kann am Zugang zu den Untersuchungspersonen liegen, an der Verschlossenheit des Feldes oder aufgrund besonderer sensibler Fragestellungen. Häufig sind deshalb auch *die* Fälle, welche aufgrund von theoretischen Überlegungen benötigt werden, gar nicht vorhanden oder die Betroffenen nicht bereit, sich interviewen zu lassen. All dies ist am Beginn einer Forschung nur schwer abzuschätzen und erfordert im Prozess der Forschung ein gewisses Maß an Flexibilität. Vor allem aber ist es ein Lernprozess. In diesem Untersuchungsfeld war das Lernen darauf bezogen zu erkennen, dass die Besonderheit von Angehörigen auf Intensivstationen als Untersuchungspersonen in ihrem Verhältnis zur „Zeit" liegt.

In allen Interviews mit Familienmitgliedern, die in jener Zeit entstanden, in der das kranke Familienmitglied auf der Intensivstation lag, war die „Zeit" bzw. die „nicht vorhandene Zeit" ein Thema. Viele potentielle Interviewpersonen lehnten das Interview aus Gründen der mangelnden Zeit ab. Auch kam öfters nach einer bereits getätigten Interviewzusage der Anruf, dass die Interviewperson doch keine Zeit mehr für das Interview hatte. Bei jeder Zusage zu einem Interview lautete auch eine Frage stets, wie lange das Interview dauern würde. Dann musste häufig bereits bei der Anbahnung zu einem Interview den Angehörigen zugesagt werden, dass das Interview nicht länger als eine Stunde dauern würde. Beim Interview selber sahen die Angehörigen häufig auf die Uhr, um nach einer Stunde zu sagen, dass diese jetzt vorüber sei. Einmal wurde sogar die Bitte vorgebracht, genau auf die Zeit zu achten, um nach eine Stunde das Interview für beendet erklären zu können. Aber auch zuhause war die Zeit ein Thema. Viele Interviews fanden in den eigenen vier Wänden der Interviewpersonen statt. Häufig wurde ich mit der Bitte um Nachsicht empfangen, weil die Wohnung aufgrund der fehlenden Zeit scheinbar unaufgeräumt war.

Die Zeit ist etwas, von der Angehörige von Intensivpatienten und -patientinnen in der Regel nicht viel haben. Zumindest nicht für Dinge, die nicht der Krankheitsbewältigung dienen. Jene Zeit, die Angehörige haben, wollen sie lieber aus den im Ergebnisteil beschriebenen Gründen bei ihrem kranken Familienmitglied verbringen als sich interviewen zu lassen.

Dieser Befund unterscheidet sich allerdings ganz grundlegend von den meisten anderen Forschungen. Auch nach nochmaligem Durchlesen der Literatur konnten keine weiteren Hinweise gefunden werden, dass Angehörige Vorbehalte aussprachen oder sich aufgrund der fehlenden Zeit nicht interviewen lassen wollten. In einigen Studien wurde ausdrücklich erwähnt, dass die für ein Interview angefragten Personen auch alle bereit waren sich interviewen zu lassen. Dies verwundert umso mehr, als dass in vielen Studien schon in den ersten Tagen nach der Aufnahme auf der Intensivstation Interviews mit Angehörigen geführt wurden. Dabei wird auch in all diesen Studien hervorgehoben, wie emotional belastet die Personen sind und dass Angehörige gerade in den ersten Tagen um das Leben ihrer Lieben bangen und nichts weiter wollen als am Bett zu wachen. Hupcey (1999) merkt es als „Einschränkung" ihrer Arbeit an, dass Angehörige, die gerade im Prozess des Leidens feststecken, nicht in der Studie inkludiert sind. Da sie gerade starke emotionale Gefühle durchleben oder tränenaufgelöst am Bett stehen, sind sie nicht in der Lage, ihre Geschichte zu erzählen. Und auch Plakas et al. (2009) sehen es als „Limitation" ihrer Arbeit, dass viele Personen ein Interview abgelehnt haben und Chan und Twinn (2007) zeigen auf, dass von 18 möglichen Interviewpersonen nur zehn einem Interview zustimmten und die restlichen 8 keine Informationen für die Gründe der Ablehnung gaben. All die Studien lassen sich hinsichtlich der Stichprobe mit der vorliegenden vergleichen.

In dieser Studie hier war es ungefähr die Hälfte der angefragten Personen, die einem Interview gar nicht zustimmten oder nach einer schon gemachten Zusage wieder absagten. Dieser Umstand ist aber weder Einschränkung noch Limitation sondern Spezifikum des Feldes und kontextuelle Bedingung einer Forschung, in welcher dem Leben des kranken Familienmitglieds die Priorität eingeräumt wird.

2.4.3

SAMPLING-STRATEGIE

Während in der quantitativen Forschung und auch in großen Teilen der qualitativen Forschung schon vor der Untersuchung bekannt ist, wer der *Fall* ist, wird der Fall in der Grounded Theory erst im Laufe der Untersuchung konstruiert (Merkens, 2004, S. 292). In der Grounded Theory wird die Auswahl der Untersuchungsteilnehmer und -teilnehmerinnen nach dem „Theoretischen Sampling" vorgenommen. Dies ist ein Verfahren, bei dem sich der Forscher auf der analytischen Basis entscheidet, welche Daten als nächstes zu erheben sind und wo er diese finden kann (Strauss, 1994, S. 70). Hierbei lautet die grundlegende Frage: Welcher Gruppen oder Untergruppen von Populationen, Ereignissen, Handlungen wendet man sich bei der Datenerhebung als nächstes zu und welche theoretische Absicht steckt dahinter? Demzufolge wird der sich entwickelnde Erhebungsprozess durch die entwickelnde Theorie *kontrolliert*. Das heißt, dass eigentlich weniger die Personen ausgewählt werden sondern mehr die Konzepte, welche für die Entstehung der Theorie relevant zu sein scheinen (Strübing, 2004, S. 78).

Die Besonderheit des Theoretischen Samplings liegt nicht in der durch die Auswahl erzielten Repräsentativität der Untersuchungsgruppe sondern in der Repräsentativität der untersuchten Konzepte in ihren variierenden Formen (Strauss & Corbin, 1996, S. 159 ff). Es wird dabei nicht versucht, das Ergebnis auf größere Populationen hin zu generalisieren sondern die auftretenden Phänomene in Hinblick auf deren Bedingungen, unter denen sie auftreten, die Handlungen bzw. Interaktionen, die sich auf sie beziehen und die damit verbundenen Ergebnisse und Konsequenzen zu spezifizieren.

In der vorliegenden Untersuchung steht das Phänomen der Krankheitsbewältigung unter einer speziellen Bedingung, nämlich der der akuten und häufig lebensbedrohlichen Erkrankung, von der die ganze Familie betroffen ist, im Vordergrund. Bei der Auswahl der Untersuchungspersonen geht es also um die umfassende Erarbeitung dieses Phänomens im Lichte seiner verschiedenen Bedingungen. Dies ist dann vollbracht, wenn ausreichend empirisch gesättigte Befunde in Hinblick auf die verschiedenen Ursachen, Bedingungen, Kontexte, Handlungsstrategien und deren Konsequenzen in Bezug auf das zu interessierende Phänomen entwickelt wurden. Dann ist der Endpunkt der Datenerhebung, die „theoretische Sättigung", erreicht (Strauss & Corbin, 1996, S. 159).

Häufig nicht ganz klar und elaboriert ist der Zeitpunkt, mit dem man mit dem theoretischen Sampling beginnt. Gerade am Beginn einer Untersuchung wird die Frage gestellt, wer die ersten *Fälle* sind und warum eben diese ausgewählt wurden. Strauss und Corbin (1996, S. 153) betonen, dass gerade am Anfang der Untersuchung die Auswahl der Untersuchungsteilnehmer und -teilnehmerinnen eher offen gehalten werden soll, da nicht sicher ist, welche Konzepte theoretisch relevant sind. Das heißt, zu Beginn können hinsichtlich der Auswahl der Ausgangsstichprobe Kriterien wie Zugangsmöglichkeiten zu den potentiellen Teilnehmern oder die persönliche theoretische Sensibilität im Vordergrund stehen. Am Anfang ist es legitim und auch notwendig, dass sich der Forscher dem Feld sehr offen nähert und die Auswahl der Teilnehmer und Teilnehmerinnen eine Mischung aus gezielt, systematisch oder auch zufällig sein kann (Strauss & Corbin, 1996, S. 155). Sampling ist dabei immer mit einem gewissen Maß an Flexibilität (ebd., S. 150) und dem Gleichgewicht zwischen dem systematischen Gewinnen von relevanten Daten über entwickelte Kategorien und dem Aufdecken von neuen Kategorien (ebd., S. 153) verbunden.

Diese hier beschriebene Flexibilität war im Rahmen des Forschungsprozesses auch manchmal eine „erzwungene". Die Erfahrungen im Feld zeigten nämlich, dass sich ein Sampling rein nach auf Daten gestützten theoretischen Überlegungen nicht entwickeln kann, wie im vorangegangen Kapitel über Angehörige und ihrem Verhältnis zur Zeit beschrieben wurde. Einige theoretische Überlegungen mussten schlichtweg aufgegeben werden, weil sich entweder keine entsprechenden Personen fanden, oder weil sie zu diesem Zeitpunkt nicht für ein Interview bereit waren. Häufig war, oft nach langem Warten und Recherchieren, der „Fall", also die Untersuchungsperson, da, aber nicht bereit an der Studie teilzunehmen. Dies war für das Voranschreiten der Untersuchung manchmal ein Problem.

Die hier gewählte Vorgangsweise der Auswahl der Untersuchungsteilnehmer und -teilnehmerinnen entspricht einer Mischung aus Theoretischem Sampling und der von Schatzmann und Strauss entwickelten Art des „Selektiven Samplings". Diese verweist auf die kalkulierte Entscheidung, „[...] einen bestimmten Schauplatz oder Typ von Interviewpartner im Hinblick auf vorab festgelegte und begründete Dimensionen, die schon vor Beginn der Studie ausgearbeitet werden, zu testen." (vgl. Strauss, 1994, S. 71). Sie beinhaltet auch typischerweise die Beschreibung der zu interessierenden Population, den Ort und die Rekrutierungsstrategie (Draucker, Martsolf, Ross, & Rusk, 2007).

Die Minimalbedingung war die Definition von Einschlusskriterien, welche sich allerdings auch im Laufe der Studie veränderten. Primär wurden Angehörige gewählt, welche zum Zeitpunkt des Interviews oder früher ein erwachsenes Familienmitglied auf der Intensivstation hatten. Außerdem mussten sie bereit sein, freiwillig an der Untersuchung teilzunehmen und der deutschen Sprache mächtig sein. Nach Auswertung des ersten Interviews wurde allerdings schon mit theoretischen Überlegungen hinsichtlich der Auswahl weiterer Untersuchungsteilnehmer und -teilnehmerinnen begonnen. Kinder als Erzählpersonen wurden vorerst aus ethischen Gründen ausgeschlossen, dann aber aufgrund theoretischer Überlegungen wieder einbezogen.

Selektiv wurde auch bei der Auswahl der Krankenhäuser bzw. Intensivstationen gesampelt. Die Überlegungen hierbei waren einerseits einen möglichst großen Kontrast des Feldes zu erhalten und andererseits keine organisationsspezifischen Besonderheiten einer einzelnen Intensivstation festzuhalten. Insgesamt waren Angehörige von vier Krankenhäusern und sieben Intensivstationen in Wien und Tirol Ausgangspunkt für die Untersuchung. Die Sampling-Strategie über den gesamten Forschungsprozess kann so beschrieben werden, dass, je länger die Untersuchung andauerte und je mehr axial kodiert wurde, das Theoretische Sampling zu Gunsten des Selektiven Samplings zunahm. In folgender Abbildung wird versucht, diese Vorgehensweise graphisch darzustellen. Dabei ist es wichtig, darauf hinzuweisen, dass das Sampling, die Interviews und die Datenerhebung nicht linear sondern iterativ und zyklisch erfolgten.

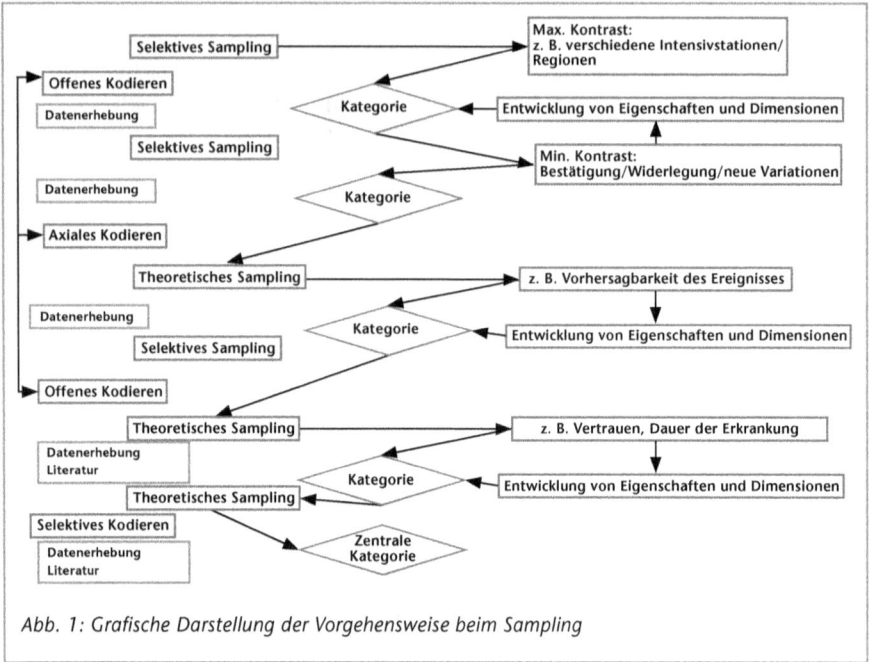

Abb. 1: Grafische Darstellung der Vorgehensweise beim Sampling

Anschließend sollen nun Beispiele genannt werden, wie dem Theoretischen Sampling in der Arbeit Rechnung getragen wurde. Man kann primär, auch in Einklang mit der Literatur davon ausgehen, dass die Einlieferung eines Familienmitglieds auf die Intensivstation für die Beteiligten eine große emotionale Katastrophe, eine plötzliche Krise, darstellte. Die Belastung durch Unsicherheit und die durch ein mögliches Versterben fortwährende Bedrohung war sehr stark präsent. Für einige Interviewpersonen war die Einlieferung aber alles andere als eine Krise. Deshalb wurde zuerst in den Daten gesucht und dann darüber nachgedacht, unter welchen Bedingungen die Einlieferungen auch Erleichterung oder Entspannung für die Familie bringt oder sie vielleicht gar keine Reaktion auslöst. Dies brachte den Forscher dazu, theoretisch über Krankheitsverläufe und chronische Krankheiten nachzudenken. Als Konsequenz wurde nach Angehörigen von Menschen mit einem chronischen und langandauernden Krankheitsverlauf gesucht, welche schon eine lange Krankheitskarriere hinter sich haben und bei denen der Intensivaufenthalt eine Stufe – oft im Zusammenhang mit Verschlechterung ihres Krankheitsverlaufes – darstellte (Corbin & Strauss, 1993). Die Untersuchung zeigte, dass diese Angehörigen die Situation häufig gelassener nehmen, haben sie doch schon viel im Zusammenhang mit der chronischen Erkrankung erlebt.

Ein anderer Punkt bezieht sich auf das *Da sein* am Krankenbett vor dem Hintergrund der Familie. Ziemlich bald fiel auf, dass das *Da sein* am Krankenbett beinahe grenzenlos ist. Um das Phänomen des dauernden *Da seins* am Krankenbett und die Aufgaben, die Familien dort übernehmen zu untersuchen, wurden Überlegungen hinsichtlich „Familientypen" gemacht. Daraus entstand die Idee, sich Familien zuzuwenden, von denen man glauben kann, dass deren dauerndes *Da sein* durch ein stark kollektivistisches Familienbild begründet ist. Hieraus entstand ein Interview mit drei Familienmitgliedern einer bosnischen Familie, bei der zu den Besuchszeiten immer die gesamte Großfamilie zugegen war. In diesem Interview zeigte sich, dass es für sie selbstverständlich ist, da zu sein, wenn ein Familienmitglied krank ist (selbst wenn es nur im Warteraum ist). Es wurde aber auch deutlich, dass es reine kollektivistische und individualistische Ansätze nicht gibt, vielmehr, dass die sich konkurrieren können. Das Wohl und der Schutz des kranken Familienmitglieds auf der einen Seite und das Bedürfnis bzw. die Verpflichtung der Familie nach Besuch auf der anderen Seite sind oft ein Widerspruch, der zu innerfamiliären Konflikten führen kann.

Im Laufe der Untersuchung wurde klar, dass niemand sein krankes Familienmitglied alleine lässt und dass sich Familien das *Da sein* teilen. Dabei wurde versucht, die Grenzen des *Da seins* auszuloten. Es wurde Ausschau nach „nicht idealtypischen" Familien gehalten, beispielsweise Familienmitglieder, die im Streit leben oder nach Scheidungsfamilien. Hierbei zeigte sich, dass die Gesamtsituation von den Personen schwerer zu bewältigen war, weil die Arbeiten am Bett und auch zu Hause nicht verteilt werden können, trotzdem waren sie immer da.

Was die Untersuchung weiters ergab war, dass Familienmitglieder alles dem Besuch ihrer Lieben unterordnen. Es ist ein andauerndes Jonglieren mit der Zeit. Alle Abteilungen hatten Besuchsregelungen, manchmal offener manchmal sehr restriktiv. Angehörige passen ihren Zeitplan immer an die Besuchszeiten an, wenn diese sehr begrenzt sind, fällt es ihnen naturgemäß schwerer. Die Frage war, ob sich hinsichtlich des *Da seins* etwas ändert, wenn die Besuchszeit maximal offen ist. Deshalb wurde eine Abteilung gesucht, die sehr offene Besuchszeiten hatte. Abgesehen davon, dass es schwierig war, eine entsprechende Abteilung zu identifizieren, zeigte sich, dass es Angehörigen bei flexiblen oder offenen Regelungen natürlich leichter fällt, alles andere damit zu vereinbaren. Gleichzeitig nutzen viele die Besuchszeit täglich im vollen Umfang aus, was im Einzelfall wiederum sehr belastend sein kann. Eine Familie, die ihr krankes Familienmitglied unter Einbeziehung aller engen Familienmitglieder täglich besuchte, tat dies, weil ihr krankes Familienmitglied es auch erwartete, dass immer jemand da ist. Maximal offene Besuchszeiten bilden einen idealen Rahmen dafür, dass sich Familien die Zeit besser einteilen können, können aber im Einzelfall für die Angehörigen gefährlich werden, besonders wenn der Druck, dauernd da zu sein, groß ist.

Ebenfalls durch die Literatur sensibilisiert, welche beschreibt, dass Angehörige auf Intensivstationen einen Prozess durchmachen, an dessen Ende sich die Situation unter den gegebenen Umständen normalisiert, wurde versucht, das Augenmerk auf Personen zu legen, deren krankes Familienmitglied schon lange Zeit auf der Intensivstation liegt.

Dabei konnten Angehörige von Patienten und Patientinnen interviewt werden, die schon einige Monate auf der Intensivstation lagen. Es zeigte sich nicht nur, dass auch über einen langen Zeitraum täglich jemand aus der Familie da war, sondern dass es eben auch zu der beschriebenen Normalisierung kam. Bemerkenswert war allerdings, dass diese Normalisierung alles andere als ein linearer Prozess war. Normalisierung ist immer nur scheinbar, weil sie andauernd im Widerstreit mit der ständigen Unsicherheit liegt. Diese ist weniger vom momentanen Gesundheitszustand abhängig sondern von der dauernden Angst vor Verschlechterung, die beim täglichen Besuch vorherrscht und auch den Angehörigen durch kleine Änderungen der entstandenen Routinen, die zur Normalisierung beitragen, vor Augen geführt werden.

Kinder waren in dieser Untersuchung primär nicht Zielgruppe des Interesses. Nachdem allerdings von Familien, in denen kleinere Kinder zugegen waren, Kinder immer Thema waren, wurde die Aufmerksamkeit auf Kinder gelenkt. Ausschlaggebend war nicht die Frage nach Belastungen, sondern die Frage, was Kinder tun, um die Familie in Zeiten der Krise zu stabilisieren. Das Ergebnis war interessant, weil Kinder ebenfalls dazu beitragen, in Richtung des kranken Familienmitglieds und in Richtung der restlichen Familie für die Familie etwas zu tun. Sie trösten, leisten emotionalen Beistand und fahren ihre eigenen Bedürfnisse zurück.

Hinsichtlich des Samplings muss noch ein wichtiger Punkt erwähnt werden. Da von akuter Erkrankung im Kontext der Intensivstation alle Familienmitglieder gleichermaßen betroffen sind, spielte primär die Überlegung über das Alter oder das Geschlecht der zu interviewenden Personen keine besondere Rolle. Traditionelle Kategorien wie Alter, Geschlecht, Bildung etc. haben keine Privilegien vorab, sondern müssen sich ihren Weg – genauso wie andere Kategorien – „erarbeiten" (Berg & Milmeister, 2007, S. 198). Im Laufe der Zeit schien es dann doch notwendig, bestimmte Lebenspassagen der Familien bzw. Lebensalter der Angehörigen anzusteuern, weil sich zeigte, dass jüngere Angehörige neben ihrem kranken Familienmitglied und eventuell kleinen Kindern meistens noch den Partner oder die Partnerin ihrer kranken Eltern betreuen mussten. Deshalb war die Frage relevant, was Kinder für ihre gesunden Eltern tun, die häufig mindestens gleich viel Anlass zur Sorge gaben. Dies reicht von schnell Essen vorbeibringen bis zur Organisation des täglichen Besuchs, bis dahin, dass Kinder vorübergehend zu ihren Eltern ziehen und ganz im Sinne der antizipativen Sorge, sich konkrete Gedanken darüber machen, was mit dem gesunden Elternteil passiert, wenn das andere auf der Intensivstation verstirbt.

2.4.4

BESCHREIBUNG DER UNTERSUCHUNGSTEILNEHMER
UND -TEILNEHMERINNEN

Insgesamt wurden über einen Zeitraum von über 1,5 Jahre 11 Familien interviewt, die durch 22 Einzelpersonen im Interview repräsentiert werden. 14 davon waren weiblichen und acht männlichen Geschlechts. Davon waren sieben Personen entweder Ehemann oder Ehefrau, 10 Töchter oder Söhne von älteren Patienten bzw. Patientinnen, jeweils 1 Mutter, 1 Schwester und ein Schwiegersohn, alle im Alter zwischen 18 und 81 Jahren sowie zwei Kinder unter zwölf Jahren. Die Daten einer 3-köpfigen Familie, deren Angehöriger nach einem schweren Arbeitsunfall lange Zeit auf der Intensivstation lag, wurden nicht in die Auswertung miteinbezogen, da es nicht zu einem Interview, sondern lediglich zu einem langen Gespräch vor Ort ohne Aufzeichnung kam. Die dabei gewonnen Eindrücke und Informationen dienten allerdings als sensibilisierende Konzepte. In Tabelle 2 werden die Familien, welche an der Untersuchung teilnahmen und sich als Interviewpersonen zur Verfügung stellten, dargestellt.

Die Interviews dauerten zwischen 35 und 140 Minuten. Die Tonbänder weisen zusammen eine Aufnahmezeit von über 22 Stunden auf, das heißt, das „durchschnittliche" Interview dauerte ziemlich genau eine Stunde.

2.4.5

DATENANALYSE

Im folgenden Abschnitt werden die Schritte und die Vorgehensweise im Rahmen der Datenanalyse dargestellt. Die Daten wurden offen, axial und selektiv kodiert sowie prozessbegleitend Memos angefertigt.

Familien	Krankes Familienmitglied und Ursache für Aufnahme auf ICU	Aus der Sicht der Familie an meisten an Krankheitsbewältigung beteiligt	Interview-personen
Familie 1	Ca. 75 jähriger Mann Akute innere Blutungen	Ehefrau, 2 erwachsene Töchter	Ehefrau, beide Töchter
Familie 2	Ca. 75 jähriger Mann Komplikation nach OP am Herzen	Ehefrau, je 1 erwachs. Tochter/Sohn	Ehefrau
Familie 3	Ca. 80 jährige Frau Multiorganversagen nach Herzstill-stand	Erwachs. Tochter/Sohn	Sohn
Familie 4	Ca. 70 jährige Frau Ungeklärte rapide Verschlechterung inkl. Atemlähmung	Ehemann, zwei erwachsene Töchter und ein Sohn	Ehemann, älteste Tochter
Familie 5	Ca. 55 jähriger Mann Herzinfarkt und Ateminsuffizienz	Tochter	Tochter
Familie 6	Ca. 60 jährige Frau Darmdurchbruch und septischer Schock chron. Niereninsuffizienz	Ehemann, erwachs. Tochter/Sohn	Ehemann, Tochter
Familie 7	Ca. 28 jährige Frau Lungenkomplikation bei einem chronischen Krankheitsbild	Ehemann, Mutter, Schwester	Ehemann, Mutter, Schwester
Familie 8	Ca. 50 jährige Frau Leukämie	Ehemann, 2 erwachs. Söhne (je nach Zeit)	Ehemann
Familie 9	Ca. 67 jährige Frau Infektiöse Pneumonie (Aufenthalt 1) Unklare Ateminsuffizienz (Aufenthalt 2)	Tochter, Schwiegersohn	Tochter (2mal) Schwiegersohn 2 Kinder
Familie 10	Ca. 68 jähriger Mann Unklare Ateminsuffizienz	Ehefrau, Sohn	Sohn
Familie 11	Ca. 45 jähriger Mann Kardiogener Schock nach Herzinfarkt	Ehefrau, Sohn, Tochter	Ehefrau Sohn, Tochter

Tab. 2: Darstellung der teilnehmenden Familien

2.4.5.1

Interviewtranskription

Alle Interviews wurden auf Tonband aufgezeichnet und anschließend vom Forscher selbst oder von einer Studentin wortwörtlich transkribiert. Die Wahl des Transkriptionssystems hängt im Wesentlich davon ab, was mit den Daten geschehen soll. Das Transkriptionssystem von Kallmeyer und Schütze (Mayring, 2002, S. 93) verband für die Datenanalyse zwei wichtige Aspekte: Zum Ersten ist es ein relativ einfaches Verfahren, ohne allerdings durch die Verwendung von sprachlichen Markierungen wie Pausen, Frageintonationen, Betonungen, Dehnungen etc. auf das sprachliche Gefühl verzichten zu müssen. Hier sind einige der verwendeten Transkriptionsregeln aufgezeigt:

Text und Transkriptionsregeln	Bedeutung
du Mutti ich komm <u>morgen</u>	Auffällige Betonung
dass fürs erst gar keine <u>so</u> entsetzliche Lücke da war	gedehnt
eine verständnisvolle Chefin und einen sehr angenehmen Chef & also sie haben mir wirklich alles ermöglicht.	Auffällig schneller Anschluss
das reicht ... wenn ich das sag das (Pause) also wie distanzlos manchen Menschen sind (,) und so überhaupt kein Gespür haben dass es dem Gegenüber eigentlich schlecht geht.	(,) Ganz kurze, .. kurze, ... mittlere und (Pause) lange Pause
Dass natürlich alle <u>mich</u> gefragt haben (,) wird das wieder (?)	Frageintonation

Tab. 3: Auszug aus dem Transkriptionssystem von Kallmeyer und Schütze (1976)

Zum Zweiten bietet es die Möglichkeit, das transkribierte Interview ohne Weiteres in ein QDA-Programm[4] zu überspielen und damit gut arbeiten zu können.

---

[4] Überbegriff für Programme zum Verwalten und Analyse qualitativ gewonnener Daten

2.4.5.2

KODIEREN UND KODIERPARADIGMA

Daten zu kodieren ist ein Herzstück der qualitativen Forschung und die Güte einer Arbeit beruht zum Großteil auf der Güte des Kodierverfahrens (Strauss, 1994, S. 56). Kodieren ist im Prinzip eine Zuordnung von Schlüsselwörtern zu einer Textstelle. In der Grounded Theory werden diese Schlüsselwörter Kodes oder Kategorien genannt (Berg & Milmeister, 2007). Kodes und Kategorien unterscheiden sich hinsichtlich ihrer Reichweite. Der Kode ist eine engere Kategorie, die Kategorie ein Oberbegriff, der mehrere Kodes zusammenfasst. Beispielsweise sind *Beruhigt sein, unter Kontrolle haben, alles kontrolliert werden, bei Bedarf was Beruhigendes geben*, verschiedene aus den Interview stammende textnahe Kodes, welche wiederum in einer Kategorie *sicher fühlen* zusammengefasst werden können.

Strauss und Corbin schlagen für den Analyseprozess drei Kodierschritte vor (Strauss & Corbin, 1996, S. 37 ff.): das offene, axiale und selektive Kodieren. Alle Schritte haben unterschiedliche Funktionen und werden zu unterschiedlichen Zeitpunkten der Analyse eingesetzt. Wenngleich sie hier hintereinander beschrieben werden, heißt das nicht, dass sie auch im Forschungsprozess streng hintereinander stattfinden. Vielmehr findet ein Hin- und Herwechseln zwischen den offenen und dem axialen Kodieren vor allem in den frühen Phasen der Forschung statt.

2.4.5.3

OFFENES KODIEREN

Das offene Kodieren ist der erste Analyseschritt, welcher sich besonders auf das Benennen und Kategorisieren der Phänomene mittels einer eingehenden Untersuchung der Daten bezieht. Dabei werden die Daten in einzelne Teile „aufgebrochen" und einer gründlichen Untersuchung unterzogen (Strauss & Corbin, 1996). Auf dieser Art und Weise erhält man in relativ kurzer Zeit eine sehr große Menge an verschiedenen Kodes. Strauss und Corbin (1996, S. 50) schlagen hierfür die Verwendung von natürlichen Kodes, sog. *Invivo Kodes* vor. Diese verfügen über eine starke Eigeninterpretation. So kann beispielsweise die Passage aus dem Munde einer Tochter: „*[...] und in dem Moment als wir das erkannt haben haben wir natürlich alles andere zurückgestellt nicht (?)"* mit dem Invivo Kode „*alles zurückstellen"* versehen werden.

Es kommen aber auch *konstruierte Kodes*, also erfundene bzw. abstrakte Kodes zum Einsatz. Indem man Interviewpassagen mit konstruierten Kodes benennt, impliziert diese Benennung bereits ein gewisses Maß an theoretischen Vorkenntnissen, was die Reichweite der Kodes vergrößert, da sie über lokale Sinndeutungen hinausgehen (Strauss, 1994, S. 64). So kann der Kode *alles zurückstellen* auch für folgende Passage aus einem ganz anderen Interview passend sein: „*Wir haben wirklich ein Jahr lang (,) ein Jahr lang fast nichts anderes gemacht [...].*" Folgendes Beispiel zeigt, wie in verschiedenen Interviewpassagen, die sich rund um das Thema Information von Angehörigen drehen, in der Kategorie *Wissen müssen* aufgegangen sind. Weit über 100 Kodes gingen insgesamt in dieser einen Kategorie auf.

Interviewpassage	Kodes
Also irgendwie (,) er hat dann eh nicht wirklich was gesagt (,) aber so an der Mimik hat man das eigentlich schon erkannt dass er sehr besorgt ist aber das waren dann schon diese Tage wo wir selbst auch gesehen haben [...]	Mimik interpretieren Besorgnis an der Mimik erkennen selber sehen
und ich hab halt immer wieder gefragt mittlerweile weiß ich halt was weiß ich das ist der Puls und und unten das ist was weiß ich der Sauerstoffgehalt im Blut und solche Dinge	immer wieder gefragt mit der Zeit selber wissen
Und natürlich meine Schwester die hat dann sofort Internet recherchiert was bedeutet das ja wie wahrscheinlich ist das (,) wie kann man das ausheilen [,,,]	im Internet recherchieren selber Erklärungen suchen
In der Zeit wo sie intubiert war im Tiefschlaf war (,) ich dann immer jeden Arzt (weinerliche Stimme) habe ich immer das Gleiche gefragt ich wollte einfach so viele Meinungen hören	immer wieder gefragt immer das Gleiche gefragt viele Meinungen hören wollen

Tab. 4: Offenes Kodieren am Beispiel der sich herausbildenden Kategorie Wissen müssen

Die entwickelten Kodes und Kategorien sind gerade am Anfang oft provisorisch oder vorläufig. Im Laufe des Prozesses des offenen Kodierens kam es immer wieder vor, dass Kodes geändert wurden. Dies ist aber auch im Sinne der qualitativen Forschung, da die Analyse immer interpretativ ist.

Der nächste und sehr wesentliche Schritt im Rahmen des offenen Kodierens ist die Untersuchung der Kategorien auf ihre Eigenschaften und Dimensionen (Strauss & Corbin, 1996, S. 51). Dies ist deshalb wichtig, weil sie die Grundlage für die Beziehungen der späteren Kategorien und Subkategorien bilden (ebd.). Eigenschaften sind Attribute oder Charakteristika, die zu einer Kategorie gehören und Dimensionen stellen die Frage, wie diese Eigenschaften entlang eines Kontinuums angeordnet sind. Dies lässt sich lt. Böhm auch mit „Fragen stellen" erreichen wie z. B. „Was ist das? Was repräsentiert das? Worum geht es hier? Wer ist daran beteiligt? Wie? Wann? Wie lange? Warum? Wozu?" (Böhm, 2004, S. 477-478)

Die Kategorie *wissen müssen* besitzt viele Eigenschaften (Kodes) wie Häufigkeit, Zeitpunkt, Genauigkeit, Inhalt etc. So lassen sich in Hinblick auf die Kategorie *wissen müssen* viele Fragen stellen, um diese zu konzeptualisieren: Was müssen Angehörige wissen? Zu welchem Zweck müssen sie wissen? Wann und wie oft? Auf welche Art müssen Informationen gegeben werden? Was, wenn die Art der Information nicht dem *wissen müssen* entspricht? Müssen Angehörige immer alles wissen? Wo sind die Grenzen des wissen müssen?

Durch das Fragenstellen entwickeln und verdichten sich nach und nach die entstehenden Kategorien wie zum Beispiel auf die Frage, was es bedeutet, wenn die Art der Information nicht dem *wissen müssen* entspricht, wenn die Informationen, die Angehörige erhalten, unverständlich oder unregelmäßig sind? Dann fragen Angehörige immer und immer wieder nach. Sie sind nicht nachgiebig und beharren auf Informationen. Dann werden Aspekte der unterschiedlichen Möglichkeiten einer für sie brauchbaren Informationsbeschaffung durchleuchtet. So wurde ziemlich schnell klar, dass Angehörige, um informiert zu sein, häufig *eigene Wege gehen (Kategorie),* weil sie nicht die Information erhalten, die sie benötigen. Sie tun dies, indem sie vor Ort das Gesagte oder das Gesehene *interpretieren* (Kode) oder andere Quellen wie *Internet* (Kode) oder für sie *Vertraute Experten* (Kode) heranziehen, sie *übersetzen* (Kode) sich das Gesagte gegenseitig oder lassen es sich *von Pflegenden übersetzen* (Kode). Häufig sind die brauchbaren Informationen jene, die ihnen von „nicht autorisierten" Personen gegeben werden. Tabelle 5 zeigt, wie sich die Kategorie *wissen müssen* durch

Durch das Fragenstellen ergibt sich ein in allen Lesarten der Grounded Theory sehr wichtiger Aspekt, nämlich der des permanenten Vergleichens (Glaser & Strauss, 1998, S. 107; Strauss & Corbin, 1996, S. 66). Dabei werden die entstehenden Kategorien auf Ähnlichkeiten und Unterschiede hin verglichen, wie sie sich in ihren verschiedenen Formen zeigen und auf welche Weise sie sich von anderen unterscheiden. Das Fragenstellen dient aber nicht nur der Weiterentwicklung von Kategorien, deren Eigenschaften und Dimensionen. Durch das Fragenstellen wird die Aufmerksamkeit auch darauf gelegt, was die zukünftige Datenerhebung und Analyse erschließen soll (Strauss & Corbin, 1996, S. 56), sie ist also auch mit dem Sampling eng verbunden.

Fragen	Entwicklung von Eigenschaften und Dimensionen
Was müssen Angehörige wissen? (Inhalt)	Zustand, Prognose, Umgebung, Verhalten am Bett, der entstellte Körper, Erklärungen von Beobachtungen
Warum müssen sie wissen? (Grund)	Hoffen können, Umgang mit Unsicherheit, ruhiger sein, anderen weiter sagen
Was wird hinsichtlich der zu gebenden Informationen erwartet?	ehrlich, relevant, zeitnah, regelmäßig, verständlich
Wie werden Informationen gegeben?	Regelmäßig ----------- unregelmäßig Verständlich ----------- unverständlich Formell ----------------- informell
Wie oft müssen sie wissen? (Häufigkeit)	Häufig ------------------ immer „Nie" gibt es nicht
Wer profitiert?	Selber andere Familienmitglieder
Was außer „formale Quellen" trägt noch zum wissen müssen bei?	HCP's , Internet, andere Angehörige „Vertraute Experten"
Was wenn keine (brauchbare/regelmäßigen/ verständliche) Informationen?	Auf Infos beharren und nicht nachgiebig sein eigene Wege gehen in Unsicherheit bleiben
Was hemmt beim Wissen müssen?	Jedes mal wer anderer, Gemieden werden, Infos suchen oder/erkämpfen müssen
Was hilft beim Wissen müssen?	Nicht nach Infos suchen müssen, Pflege als Übersetzerin, Familie als Übersetzerin
Grenzen von Wissen müssen?	„stabil", selber einschätzen können, geht so schlecht dass man es selber sieht

Tab. 5: Entwicklung von Eigenschaften und Dimensionen der Kategorie Wissen müssen

2.4.5.4

AXIALES KODIEREN

Das Offene Kodieren bricht die Daten auf und erlaubt es, Kategorien, deren Eigenschaften und Dimensionen zu identifizieren bzw. sie zu entwickeln. Axiales Kodieren fügt diese Daten auf neue Art wieder zusammen, indem Verbindungen zwischen den Kategorien und Subkategorien ermittelt werden (Strauss & Corbin, 1996, S. 73). Im Mittelpunkt des Axialen Kodierens (Analyse dreht sich um die „Achse" eine Kategorie) steht das Kodierparadigma, (paradigmatisches Modell) das untersucht, ob es sich bei den vorliegenden Daten um ein Phänomen, um eine kausale Bedingung für das Zustandekommen dieses Phänomens, um eine Eigenschaft des Handlungskontextes, eine intervenierende Bedingung, um eine Handlungs- und Interaktionsstrategie, um mit dem Phänomen umzugehen oder es auszuführen oder um eine Konsequenz, die aufgrund des auf das Phänomen gerichteten Handelns entsteht, handelt (Kelle, 1994, S. 328). Es geht folglich um die handlungstheoretische Erklärung des Zustandekommens und die Konsequenzen eines bestimmten Ereignisses (Strübing, 2004, S. 27-28). Exemplarisch soll das an zwei Beispielen gezeigt werden.

Hoffnung ist auf Intensivstationen ein zentrales Thema. Die Hoffnung von Familienmitgliedern beispielsweise kann durch fehlende oder unbrauchbare Information bedroht sein (Ursache). Dies ist dann gegeben, wenn Angehörige keine oder nicht brauchbare Informationen erhalten (Kontext), aus denen sie Hoffnung schöpfen können. Angehörige ergreifen Maßnahmen, um dieser Bedrohung entgegenzuwirken (Strategie), indem sie beispielsweise dauernd Fragen stellen. Im Kontext nicht brauchbarer oder nicht verstehbarer Informationen suchen sich Angehörige andere Informationsquellen (Strategie), aus denen sie wiederum Hoffnung schöpfen können (Konsequenz).

Bezogen auf die gesamte Familie wurde untersucht, welche Rolle diese im Bewältigungsprozess spielt. Dabei wurde deutlich, dass (unter der Bedingung) eine aus mehreren Köpfen bestehende Familie wesentlich dazu beiträgt, die Situation erfolgreich zu meistern, weil Verantwortungen aufgeteilt werden (Strategie) und die Familienmitglieder ungefragt füreinander da sind (Strategie). Dies führt dazu, dass einzelne Personen weniger belastet sind (Konsequenz) und unabhängig von der Dauer des Aufenthalts (Kontext), auch, wenn dieser auf der Intensivstation lange andauert (Kontext), immer jemand beim kranken Familienmitglied sein kann (Konsequenz).

Je nach Fokus können sich die Ergebnisse anders darstellen. So ist beispielsweise die *andauernde Unsicherheit* eine Konsequenz daraus, dass ein Familienmitglied auf der Intensivstation liegt und eine intervenierende Bedingung, die sich permanent auf die Handlungen der Angehörigen auswirkt. Dabei wurde auch deutlich, dass beispielweise die Kategorie *andauernde Unsicherheit* immer da ist und eine andauernde Bedingung ist, unter der Handlungen erleichtert oder vielmehr erschwert werden.

2.4.5.5

SELEKTIVES KODIEREN

Das axiale Kodieren wendet sich explizit den einzelnen empirischen Vorkommnissen und deren Abstraktionen zu und nicht der Beantwortung der Forschungsfrage. Dies ist Aufgabe des selektiven Kodierens. Als selektives Kodieren wird bei Strauss und Corbin (1996, S. 94) jener Prozess beschrieben, in dem die Kernkategorie ausgewählt wird und in der andere Kategorien mit der Kernkategorie systematisch in Beziehung gesetzt werden. Dabei wird die Geschichte, die sich um die Kernkategorie dreht, konzeptualisiert. Dies unterscheidet sich nicht wesentlich von der Tätigkeit des Kodierens auf der axialen Ebene, nur findet es auf einer abstrakteren und höheren Ebene statt. (ebd., S. 95). Es wird nach dem roten Faden der Geschichte gesucht und es kann die konkrete Frage gestellt werden, worum es denn in der Forschung eigentlich geht? Mit der zentralen Kategorie, „den eigenen Beitrag leisten" beschreiben Angehörige das, was sie tun, wenn ein Familienmitglied auf der Intensivstation liegt. Sie tun ihr Möglichstes, um ihren Beitrag (der vielfältig und verschieden sein kann) am Überleben und am gesamten Genesungsprozess des kranken Familienmitglieds zu leisten. Diese Hilfe unterscheidet sich von professioneller Hilfe sowohl inhaltlich als auch weil sie selbstverständlich und ungefragt erfolgt.

Die Entscheidung, diese Kategorie als Kernkategorie auszuwählen war, dass sie in allen Interviews vorkam und dass alle anderen Kategorien in ihr aufgingen. Die Entwicklung von Eigenschaften und Dimensionen der Kernkategorie zeigte, dass die Phänomene, welche beim Axialen Kodieren ausgearbeitet wurden, interaktionale Strategien waren, um mit „den eigenen Beitrag leisten" umzugehen bzw. auszuführen. Als zentrale Kategorie boten sich mehrere Kategorien an: *alles zurückstellen, Umgang mit permanenter Unsicherheit oder auch das Leben erhalten,* kamen in die engere Auswahl. Mit dem Zurückstellen ist aber weniger eine zentrale Handlung sondern eine Bedingung, unter deren Vorhandensein ein Ziel verfolgt wird, nämlich das permanente *Da sein,* gemeint. Auch das *Da sein* bot sich an, weil Angehörige immer da sind und dabei eigentlich alles passiert, was sie für ihre Lieben tun. Aber auch dieses wurde als zentrale Kategorie zurückgestellt, obwohl es zwar mit allen anderen Handlungen verbunden ist, aber nicht alle Handlungen damit erklärt werden konnten und es zugleich die wichtigste Strategie ist, damit „den eigenen Beitrag leisten" ausgeführt werden kann.

2.4.5.6

MEMOS UND DIAGRAMME

Das Erstellen von Memos ist ein zentraler Analyseschritt in der Grounded Theory. Memos sind die abstrakte und schriftliche Form dessen, was aus den Daten anhand der Konzepte und Kategorien entwickelt wird (Strauss & Corbin, 1996, S. 170). Zu jeder Zeit der Erhebung oder Analyse werden Memos verfasst. Sie variieren je nach Forschungsphase nach Inhalt und Länge. Memos verschaffen die notwendige analytische Distanz zu den Daten und tragen aber gleichzeitig dazu bei, dass die als abstrakt niedergeschriebenen Notizen im Datenmaterial verankert bleiben (Corbin, 2002). Es gibt unterschiedliche Typen von Memos, die auch von verschiedenen Autoren und Autorinnen unterschiedlich genannt werden. Während es bei Strauss (1994, S. 153 ff.) noch keine spezifischen Memotypen gibt, sondern diese durch deren Ziel definiert werden, werden Memos bei Strauss und Corbin (1996, S. 170) überbegrifflich verwendet, die in ihrer Darstellung die Form von Kode-Notizen, theoretische Notizen und Planungs-Notizen annehmen können. In dieser Arbeit wurde lediglich die Unterscheidung zwischen theoretischen Notizen und Planungs-Notizen getroffen, weil theoretische Notizen letztes Endes ein Weiterführen von Kode-Notizen auf einer abstrakteren Ebene darstellt. Letzten Endes sind Memos ein Überbegriff für alle möglichen Arten von Notizen zu verschiedenen Zeitpunkten der Untersuchung, die sich im Laufe der Arbeit entwickeln (!). Theoretische Notizen sind lt. Strauss und Corbin (1996, S. 170) „ [...] theoretisch sensibilisierende und zusammenfassende Memos, ...enthalten Produkte des Denkens über tatsächliche und möglicherweise relevante Kategorien, ihre Eigenschaften, Dimensionen, Beziehungen, Variationen, Prozesse, Bedingungsmatrix." Beispielsweise entstand für die Kategorie *Unsicherheit* und der *Verlust des Vertrauten* folgende theoretische Notiz:

Im Rahmen zur Beziehung zum Angehörigen: Angehörige können oft gar nicht damit umgehen, wenn sich ihr krankes Familienmitglied im kranken Zustand anders verhält also sie es gewohnt sind. Die Fürsorge und Anteilnahme, die sie ihrem Angehörigen entgegenbringen möchten stößt aufgrund vorübergehender geistiger Veränderungen auf wenig Gegenliebe. Bei reanimierten Patienten oder Patienten, die sehr lange im Künstlichen Tiefschlaf waren ist dies Besonders ausgeprägt. Eine Familie schildert, wie sie ihrem kranken Ehemann und Vater nahe sein wollten er aber die zur Beruhigung hingestreckte Hand von einzelnen Familienmitgliedern dauern wegstieß was für die Betroffenen sehr verunsichernd und abweisend war. Wenn sie Erklärungen erhalten scheint das diese Last zu mindern.

Bei der Entwicklung der Kategorie „alles zurückstellen" wurde folgende Theoretische Notiz angefertigt:

Sobald jemand auf der Intensivstation liegt wird alles andere zurückgestellt. Was wird zurückgestellt? Alles! sich selber (inkl. Gesundheit) Freizeit, Freunde und Bekannt Zeit (Urlaub) wie lange? > Das hängt davon ab. Eigentlich die ganze Zeit. Die Grenze ist häufig erst dann erreicht, wenn man körperlich nicht mehr kann. Was ist die Konsequenz daraus? Dass man an seine Grenzen kommt, man erkennt sie oder nicht? erkennt man sie nicht, läuft es Gefahr aus dem Ruder zu laufen (bis man zusammenbricht). Wie wird damit umgegangen? von vielen Angehörigen wird es als „Durchhalten auf Zeit" erlebt, in der sie sich total ausbeuten, es klingt teilweise wie „sich aufopfern".

Theoretische Notizen haben auch die Aufgabe, zu konzeptualisieren. Folgendes Memo hält Gedanken zur Ausleuchtung des Phänomens „Da sein" fest.

Titel: Grenzen von Besuch

Ich habe mittlerweile lange darüber nachgedacht, was es bedeutet, wenn man nicht da ist. Wilfried hat einmal gesagt, dass wer nicht da ist, auch nicht zur Familie gehört. Das stimmt sicher, aber es gibt verschiedene Qualitäten bzw. Ursachen des nicht da seins. In der Literatur wird immer wieder darauf hingewiesen, dass die Angehörigen, die nicht da sind auch nicht befragt werden können. In meiner Arbeit bin ich bisher auf 2 Arten von Nicht-Besuchern gestoßen: 1. Nicht da sein können aufgrund von Schwangerschaft: da liegt der Grund darin, das Kind im Bauch vor schädlichen Einflüssen der Intensivstation zu schützen. Aber es fällt ihr nicht leicht 2. Nicht da sein wollen: Ein Vater der seine Tochter nicht besucht. Laut Angaben der Schwester kann er nicht mit ansehen, wie Sie sich fertig macht. Und er äußert sich nicht dazu.

Planungs-Notizen sind Arten von Memos, welche Handlungsanweisungen enthalten (1996, S. 169); z. B. Auswahl der Fälle, Interviewfragen, weiter zu verfolgende Ideen, mögliche Vergleiche von Fällen, etc. Folgende Planungs-Notiz ist auf die oben stehende theoretische Notiz bezogen:

Beim nächsten Interview mit Familien mit Kindern besonders darauf achten, wie das Zurückstellen hier vollzogen wird.

In Planungs-Notizen wird auch festgehalten, welche Eindrücke bei den Interviews entstanden sind, ob die Interviewführung adäquat war usw. Es werden aber auch Feldeindrücke festgehalten wie beispielsweise bei jenem Fall, bei dem der Forscher in eine ethisch heikle Situation geriet.

Titel: Von wegen Offenheit und Ehrlichkeit

In Vorbereitung auf ein Interview informierte ich mich auf der Intensivstation über die Patientin, deren Sohn ich in Kürze interviewen sollte. Dabei wurde mir mitgeteilt, dass die Prognose der Patientin äußerst schlecht ist und sie vermutlich sterben wird, die Familie aber noch nicht darüber in Kenntnis gesetzt wurde. Auf die Frage, warum es der Familie noch nicht mitgeteilt wurde, erhielt ich die Antwort, weil es sich um eine „Chefpatientin" handelt. Als ehemaliger Krankenpfleger musste ich nicht nachfragen, was das bedeutet, warum sie noch nicht darüber Bescheid wissen. Das schärfte natürlich meine Aufmerksamkeit und ließ mich vorsichtig sein. Im Interview mit dem Sohn war ein zentrales Thema, dass sich die Mitarbeiter auf der Intensivstation dauernd um Auskünfte herumdrücken, die Verantwortung hin und her schieben und war verleitet, die „Wahrheit" zu sagen, konnte es aber natürlich nicht tun, nicht zuletzt deshalb, weil ich dadurch meine Rolle als Forscher verlassen hätte und weil ich dem Krankenhaus gegenüber in der Schuld der Verschwiegenheit stand. Die Konsequenz: Ich hab mich dumm gestellt.

Während der Untersuchung entstanden rund 110 Seiten an Memos, von denen viele, weil vorläufig, wieder verworfen wurden. Eine Bezeichnung der Memos erscheint auf den ersten Blick mehr akademisch, ist aber in der Praxis notwendig, damit man während der Arbeit seine Aufzeichnungen wiederfindet. Natürlich könnte man hier die schönsten Memos hervorholen, das soll aber nicht Sinn der Sache sein. Vielmehr soll hier aufgezeigt werden, dass Memos „Privatsache" des Forschers sind und damit auch vorläufig, weil sie sich im Laufe der Zeit ändern können.

Neben den Memos wurden im Verlauf des Forschungsprozesses viele Diagramme angefertigt, die der Visualisierung der Zusammenhänge der sich entwickelnden Kategorien dienen (Strauss & Corbin, 1996, S. 189 ff.) Nachfolgend ein Beispiel für eines der vielen Diagramme, die während eines Abschnitts der Forschung die Entwicklung der Kategorie „Da sein", die damals noch „hinein kommen" hieß, strukturiert hat:

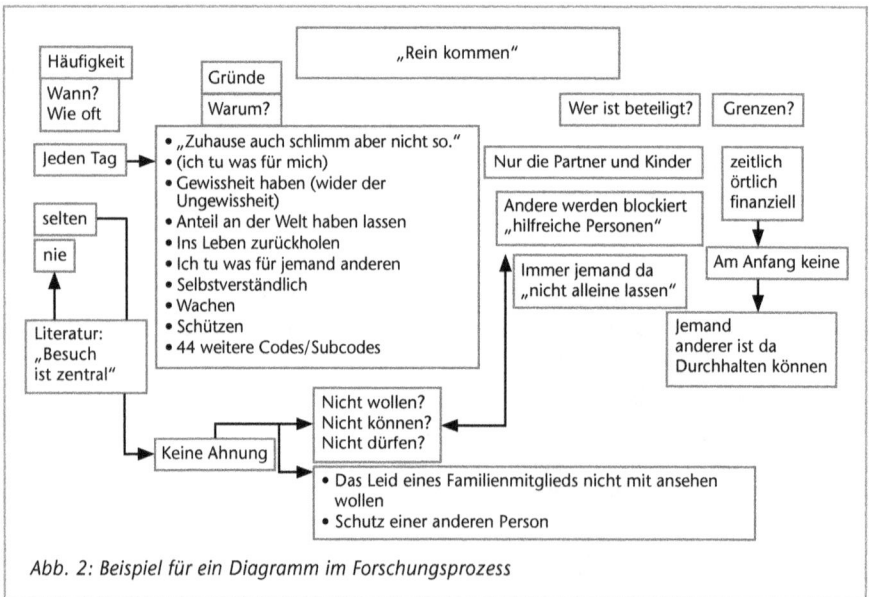

Abb. 2: Beispiel für ein Diagramm im Forschungsprozess

In der Arbeit wurden Diagramme in verschiedener Form verwendet, zum einen, um die interviewten einzelnen Familien und deren Mitglieder darzustellen und wie sich die Beziehung der Familienmitglieder zueinander gestaltet, zum anderen auf einer konzeptuellen Ebene. Es wurden Eigenschaften und Dimensionen von Phänomenen visualisiert und während des axialen Kodierens die Phänomene modellhaft in Beziehung zu ihren Ursachen, Kontexten, Bedingungen, Strategien und Konsequenzen dargestellt.

Verwendung von Computersoftware

Zur Verwaltung, Aufbereitung und zur Analyse der Daten wurde die Computersoftware MaxQda 2007 verwendet. Becker (1993) merkt hierbei an, dass die Anwendung einer Software den Umgang mit den Daten, speziell was deren Verwaltung und logische Visualisierung sowie das Auffinden von einzelnen Passagen betrifft, ungemein erleichtert. Die eigenen Erfahrungen unterstützt diese Anmerkung auf jeden Fall, ebenso wie folgende, die, wie auch Becker meint, das Programm nicht vorgaukeln soll, die Bedeutungen von Aussagen erkennen zu können. Man muss sich bewusst sein, wie auch Kuckartz (2007, S. 12) meint, dass das Entdecken von Konzepten und deren Zusammenhänge wesentlich von der Erfahrung und der Kreativität der forschenden Person abhängt.

2.5

GÜTEKRITERIEN

Gütekriterien sind Maßstäbe, an denen die wissenschaftliche Qualität einer Forschungsarbeit gemessen werden kann (Bartholomeyczik, Linhard, Mayer, & Mayer, 2008, S. 39). Welche, angesichts der Vielfalt der Methoden in der qualitativen Forschung die geeignetsten hierfür sind, soll hier nicht vertieft werden. Der Forscher teilt allerdings die Ansicht, dass es zur Bewertung der Qualität von qualitativen Forschungen eigener Kriterien bedarf, die nicht an den Prinzipien der quantitativen Forschung orientiert sind. Die Beurteilung der Qualität von qualitativen Arbeiten legt mehrere Fragen offen. Eine davon ist die Frage, ob die Kriterien mehr auf „lokale Kriterien" wie auf unterschiedliche epistemologische, methodische oder theoretische Positionen bezogen sein sollen, wie beispielsweise Strauss und Corbin, die Gütekriterien speziell für Grounded Theory Studien vorlegen (Strauss & Corbin, 1996, S. 214 ff.) oder ob die Formulierung von „Metakriterien" vorrangig sein soll, die ein breites Spektrum an Kriterien beinhalten (Stige, Malterud, & Midtgarden, 2009). Was die eigene Vorstellung von Güte betrifft, so teilt der Forscher die Auffassung von Steinke (2004, S. 323), dass weniger, im Sinne von „lokal" einzelne Kriterien formuliert werden, sondern ein System von Kriterien entworfen wird, das möglichst viele Aspekte der Bewertung qualitativer Forschung abdeckt. Dementsprechend wird hier auf die von Steinke vorgelegten Gütekriterien eingegangen, die einen Katalog an „zentraler, breit angelegter Kernkategorien darstellen und gleichzeitig bemüht sind, die Kriterien spezifisch der Untersuchung anzupassen, d.h. „je nach Fragestellung, Gegenstand und verwendeter Methode – konkretisiert, modifiziert und ggf. durch weitere Kriterien ergänzt." (Steinke, 2004, S. 324). In der vorliegenden Arbeit wurden einerseits deshalb nicht alle Punkte des vorgeschlagenen Katalogs einbezogen, andererseits aber diese um einen Punkt erweitert. Die Güte wird vor allem an drei Aspekten dargestellt: Intersubjektive Nachvollziehbarkeit, Empirische Verankerung und Limitation (Steinke, 2004, S. 324-331). Ergänzt werden die Kriterien durch zwei weitere Punkte, nämlich der Selbstkritik und der sozialen Kritik der Arbeit (Stige, et al., 2009). Nicht zuletzt ist in dieser Arbeit m. E. soziale Kritik der Entwicklung des Symbolischen Interaktionismus als Hintergrund der Grounded Theory schuldig, deren Fokus auch auf Veränderung von Gesellschaft liegt. Letzten Endes muss jedoch die Arbeit den kritischen Augen der FachkollegInnenschaft standhalten. Die Voraussetzung hierfür ist die intersubjektive Nachvollziehbarkeit der Arbeit, die eines der zentralen Gütekriterien bei Steinke darstellt. Hier soll speziell darauf eingegangen werden.

Intersubjektive Nachvollziehbarkeit

Intersubjektive Nachvollziehbarkeit erfolgt auf den Wegen der Dokumentation und Offenlegung des Forschungsprozesses, der Interpretation in Gruppen sowie der Anwendung kodifizierter Verfahren.

Durch die *Dokumentation und Offenlegung des Forschungsprozesses* wird es Personen, die nicht in die Forschung involviert waren, erlaubt, die Arbeit Schritt für Schritt nachzuvollziehen. In der vorliegenden Arbeit wurde sehr viel Platz dafür eingeräumt, den Forschungsprozess nachvollziehbar zu gestalten. Hinsichtlich der Dokumentation hält es Steinke für unerlässlich, dass das *Vorverständnis* des Forschers transparent gemacht wird (Steinke, 2004, S. 324). In der Arbeit wird dies im Kapitel „Umgang mit theoretischem Vorwissen" diskutiert, und zwar nicht nur, welches Verständnis die Grounded Theory diesbezüglich, sondern vor allem auch jenes, das der Forscher selbst hat. Es werden auch anhand eines Beispiels die impliziten Erwartungen des Forschers diskutiert und die damit verbundene Versuchung, nur „Ex-ante-Hypothesen" zu suchen bzw. am Material zu bestätigen (Steinke, 2004, S. 325). Weiters wurden die *verwendeten Erhebungsmethoden* dokumentiert und begründet und warum beispielsweise die Interviews einen niedrigen Standardisierungsgrad (kein Leitfaden) aufweisen und trotzdem, von Fall zu Fall, auf Besonderheiten im Interview reagiert werden konnte (musste), beispielsweise durch mehr Fragen und Nachfragen. Es wurde auch nachgezeichnet, in welchem *Kontext* (räumlich, zeitlich) die Erhebungen stattfanden. Dies soll die Glaubwürdigkeit der Interviewäußerungen erhöhen (ebd.). Die *Dokumentation der Transkriptionsregeln* sollen lt. Steinke deren Einheitlichkeit und Regelgeleitetheit darstellen. Mit der Wahl der Transkriptionsregeln nach Kallmeyer und Schütze wurde ein Verfahren verwendet, das in den Sozialwissenschaften einen breiten Konsens findet und das einen guten Mix in der Handhabbarkeit, d.h. einfaches Schreiben und Lesbarkeit, sowohl für Personen als auch für das verwendete Qda-Programm, bildet (Steinke, 2004, S. 327-328). Die Transkriptionsregeln wurden an einem Beispiel tabellarisch dargestellt. Auf die präzise *Dokumentation der Informationsquellen*, welche die konkrete Angabe der Information enthalten soll, wurde insofern Bezug genommen, als alle Interviews auf Datenträgern gespeichert und wortwörtlich transkribiert sind. Diese wären theoretisch für jede Person einsehbar. Dadurch wird gewährleistet, nachzuvollziehen, auf welchen Daten die Interpretationen beruhen (Steinke, 2004, S. 325). Die Dokumentation von *Entscheidungen und Problemen* wird sowohl an der Begründung der Methoden als auch an den Überlegungen zur Sampling-Strategie deutlich und zeigt auch auf, wie beispielsweise das Theoretische Sampling durchgeführt wurde.

Neben der Dokumentation des Forschungsprozesses ist die *Interpretation in Gruppen* der zweite Aspekt der intersubjektiven Nachvollziehbarkeit. Dem wurde in der Arbeit teilweise entsprochen, allerdings mit der großen Einschränkung des „Einzelkämpfertums" eines wie hier vorliegenden Dissertationsprojekts. Der Forscher versuchte schon bei Zeiten eine Interpretationsgruppe zusammenzubringen, deren Mitglieder sich selber mit Grounded Theory Arbeiten beschäftigten. Diese Gruppe setzte sich aus vier Personen zusammen. Die Stärke dieser Gruppe war, dass zwei Personen aus einem komplett anderen, nicht pflegerischen Zusammenhang stammten und somit andere Lesarten in die Analyse einflossen. Die Schwäche war, dass diese Treffen nur insgesamt dreimal und dann aus terminlichen Gründen nicht mehr stattfanden. Im Doktorandenkolleg der Universität Witten/Herdecke wurde dreimal aus der laufenden Arbeit präsentiert und davon zweimal Ergebnisse diskutiert. Zweimal wurden Aspekte der Arbeit auf Kongressen und mehrmals im Rahmen eigener Lehrveranstaltungen vor Studierenden präsentiert. Natürlich fand mit dem Betreuer dieser Arbeit, Wilfried Schnepp, während der ganzen Zeit ein reger Austausch statt.

An die Glaubwürdigkeit der Daten wird immer die Frage geknüpft, wie „wahr" die Daten sind. Die Wahrheitsfrage unterstellt, dass es nur eine einzige und objektive Wahrheit gibt (Helfferich, 2005, S. 64). Es ist aber davon auszugehen, dass aus der Sicht der Erzählperson eine Wahrheit erzählt wird, weil die Erzählung in einen spezifischen Kontext einbettet ist. Möglicherweise gibt es für die Erzählung auch andere Versionen, wenn diese beispielsweise vielleicht einer Freundin oder einem Freund oder einem anderen bekannten oder unbekannten, sympathischen oder weniger sympathischen Menschen erzählt wird (ebd.) Obwohl die Wahrheitsfrage im Interview und die damit verbundene Glaubwürdigkeit der Daten einen subjektiven Standpunkt hat, so wie es qualitative Forschung auch versteht, gibt es viele Hinweise in den Interviews, die die Daten sehr glaubwürdig machen. Allen voran stehen die emotionalen Reaktionen, die durch die Interviews in der Interviewsituation ausgelöst wurden.

„[...] (weint) Es ist immer das *Selbe*. Darum red ich nicht gern über das Ganze. Es ist immer *furchtbar*." [eine Ehefrau gleich zu Beginn des Interviews]

Viele Angehörige begannen das Interview damit, dass sie nicht über ihre, sondern über die Geschichte ihres kranken Familienmitglieds erzählten oder vollkommen davon überrascht waren, dass sie selbst und nicht das kranke Familienmitglied im Fokus des Interesses standen. Obwohl vorab bekannt war, worum es in dem Interview gehen sollte, „zwang" dies nicht nur viele, ihre bereits im Kopf ein wenig zurecht gelegt Geschichte zu verändern sondern auch intensiv über sich selber nachzudenken. Häufig stellte die Interviewsituation die erste Möglichkeit dar, um über die eigene Situation zu reflektieren. Während der Interviews entluden sich die unterdrückten Emotionen, was häufig in Tränen mündete. Dies passierte so gut wie in allen Interviews und sogar bei jenen Personen, die sich selber als eher „hart" charakterisierten. Auch in solchen Fällen, wo zum Zeitpunkt des Interviews der Intensivaufenthalt schon lange Zeit zurücklag, geschah dies. Die plötzlich auftretenden Emotionen in den Interviews können als Zeichen gedeutet werden, dass die Wahrheit gesagt wird und man erkennt daran, dass die Personen sich nicht verstellen.

Ein dritter Punkt der Intersubjektiven Nachvollziehbarkeit ist die Anwendung eines kodifizierten Verfahrens. Mit dem offenen, axialen und selektiven Kodieren und dem Schreiben von Memos wurde nach Strauss (1994) bzw. Strauss und Corbin (1996) ein Analyseverfahren gewählt, das sich sowohl in Büchern als auch in dieser Arbeit rekonstruieren und nachvollziehen lässt.

Empirische Verankerung

Neben der Intersubjektiven Nachvollziehbarkeit ist die *Empirische Verankerung* der Studie besonders bei Grounded Theory Studien von großer Bedeutung, worauf auch Strauss und Corbin (1996, S. 218) hinweisen. Neben der Verwendung von kodifizierten Verfahren und hinreichenden Textbelegen für die sich entwickelnde Theorie nennt Steinke für die empirische Verankerung die *Analytische Induktion* und meint damit die Überprüfung eines Falls an der Theorie (Steinke, 2004, S. 329). Wenn die Theorie, so Steinke, nicht zutreffen sollte, muss das Phänomen umdefiniert werden (ebd.). In der vorliegenden Arbeit wurde darauf im Prozess des selektiven Kodierens Bezug genommen. Bei der Auswahl bzw. Entwicklung einer „Kernkategorie" stellte sich heraus, dass nicht alle Interviews und alle entwickelten Kategorien darin aufgingen. Dies führte zur Umdefinition der Kernkategorie. Analytische Induktion heißt in diesem Fall, sich die Frage zu stellen, ob das bezeichnete Phänomen breit und abstrakt genug ist, die anderen Phänomene einzuschließen.

Als weiterer Aspekt der Empirischen Verankerung wird die *Kommunikative Validierung* in Form von Rückbindung der Ergebnisse an die Untersuchungsteilnehmer und -teilnehmerinnen verstanden. Dem wurde damit Rechnung getragen, dass zwei ehemaligen Interviewpersonen der Ergebnisteil zugesendet wurde mit der Bitte, darauf zu achten, ob die „Geschichte" aus ihrer Sicht und mit ihren Erfahrungen stimmig ist. Auch hier gab es seitens der beiden Personen große Zustimmung zu den Ergebnissen.

Limitation

Ein weiterer Punkt, der gut mit Grounded Theory zu vereinbaren ist, zeigt Steinke mit dem Punkt *Limitation* auf (Steinke, 2004, S. 329). Dabei sollen die Grenzen des Geltungsbereichs der Studie aufgezeigt und herausgearbeitet werden. Dem wurde im Forschungsprozess im Rahmen der Entwicklung von Eigenschaften und Dimensionen von Kategorien und den daran angeschlossenen Sampling-Überlegungen Rechnung getragen, nämlich der begründeten Wahl und Darstellung von selektiven als auch theoretisch geleiteten Sampling-Strategien. Dies führt zwangsläufig zu zwei Aspekten, wie der Limitation Geltung verschafft werden kann, nämlich der „Fallkontrastierungen" und der "expliziten Suche und Analyse abweichender, negativer und extremer Fälle" (ebd., S 330).

Ein noch nicht erwähntes Gütekriterium eher allgemeiner Natur, das durch den Fokus auf den Forschungsprozess nicht abgedeckt wird, sondern viel breiteren Charakter hat, ist der Punkt der Kritik. Eigene Arbeiten zu kritisieren und dabei deren Grenzen aufzuzeigen, ist wichtig und wird im Diskussionsteil erfolgen. Die hier gemeinte Kritik bezieht sich aber weniger auf Limitationen im Sinne des Forschungsprozesses sondern orientiert sich an der von Stige et al. (2009) bezeichneten Selbstkritik und sozialen Kritik der qualitativen Forschung. Selbstkritik ist in allen qualitativen Studien relevant, weil der Forscher als Forschungsinstrument zentral ist. Die Selbstkritik begann schon mit der Frage, ob es als „Insider" überhaupt möglich ist, das Besondere in den Daten zu erkennen und inwieweit der Forscher ev. die Wirklichkeit der Interviewpersonen verändert, weil sein *Da sein* als Subjekt einen Unterschied macht. Weiters geht es um die Frage, wie der Forscher damit umgeht, wenn er den Interviewpersonen eine „Sprache" für einen Zustand gibt, den sie vorher nicht benennen wollten oder konnten? Während des gesamten Forschungsprozesses wurden diese Punkte in Memos festgehalten.

Die soziale Kritik kommt nach dem Verständnis des Forschers der Kritik an Gesellschaft gleich und untersucht die Auswirkung von Macht und Privilegien, inspiriert durch Kritische Theorie, Feminismus und Postkolonialistische Theorie. Sie basiert laut Stige et al. (2009) auf der Annahme, dass jede Forschung in einen sozialen und politischen Kontext eingebunden ist. Gerade „Macht" ist im gesundheitlichen Kontext sehr bedeutend, da sowohl die professionellen Helfer und Helferinnen als auch die Forschenden mit beträchtlicher Macht ausgestattet sind (ebd.), wenn sie sich ihren Untersuchungsteilnehmern nähern. Ohne konkret die „kritische Theorie" oder „feministische" Brille aufzusetzen, wird auch in dieser Studie deutlich, wie Machtverhältnisse auf Intensivstationen verteilt und Angehörige darin involviert sind. Pflegende werden von Angehörigen als sehr mächtig eingeschätzt. Sie sind es, die darüber verfügen können, ob und wie lange Familien ihre kranken Familienmitglieder sehen können. Angehörige unterbreiten laufend Beziehungsangebote, um sich die Gunst der Pflegenden, weniger für sich selbst, sondern mehr für das kranke Familienmitglied, zu erhalten. Macht wird auch deutlich, wenn Angehörige berichten, dass sie keine Informationen erhalten. Ob diese Studie einen positiven Beitrag dazu leisten kann, Machtverhältnisse im positiven Sinne zu beeinflussen, ist zum gegenwärtigen Zeitpunkt noch nicht klar und wird sich erst herausstellen, wenn andere Personen auf die Studie Bezug nehmen.

2.6

ETHISCHE GESICHTSPUNKTE DER FORSCHUNG

Die vorliegende Untersuchung wurde bei der Ethikkommission der Universität Witten/ Herdecke eingereicht und nach deren Prüfung für die Forschung wurde das Ethische Clearing erteilt.

Forschungsethik befasst sich damit, wie ein Forscher die ethisch relevanten Einflüsse der Forschung antizipieren und evaluieren kann (Schnell & Heinritz, 2006, S. 43). Forschungsethische Grundsätze dienen dabei dem Schutz der Teilnehmer und Teilnehmerinnen vor Konsequenzen, die ihnen aufgrund der Forschung entstehen können. Im Laufe der näheren Vergangenheit sind viele nationale, internationale und professionsspezifische Ethik-Kodizes entstanden, die den Umgang mit Probandinnen und Probanden in Forschungen regeln – nicht zuletzt als Konsequenz grausamer und quälender Experimente im Nazi-Reich und aufgrund vieler hier nicht näher zu nennender anderer Studien auch der neueren Zeit. Kodizes sind ein Bekenntnis zum ethischen Handeln und drücken eine Grundhaltung des ethischen Verhaltens aus. Das ethische Verhalten in der Forschung ist aber immer an den Einzelfall gebunden und von daher kritisch zu reflektieren. Um die ethischen Gesichtspunkte in der vorliegenden Studie zu diskutieren, wurden die im Belmont-Report verbindlichen Richtlinien für die Forschung am Menschen gewählt (The National Commission for the Protection of Human Subjects of Biomedical and Behavioral Research, 1979). Dieser Report weist drei grundlegende ethische Prinzipen auf: Achtung vor der Person, Wohltätigkeit und Gerechtigkeit.

1. Achtung vor der Person

Jede Person muss als autonom wahrgenommen werden und auch deren Recht, selbstbestimmt und frei darüber zu entscheiden, ob sie an der Forschung teilnehmen möchte. Die Grundlage dafür stellt die Information der Teilnehmer und Teilnehmerinnen sowie die darauf folgende informierte Zustimmung dar. Jede Interviewperson wurde in einem schriftlich verfassten Schreiben über die geplante Forschung erstinformiert. Das Informationsschreiben wurde in einer einfach zu lesenden Form, inhaltlich klar formuliert, verfasst. Dabei wurden die potentiellen Teilnehmer und Teilnehmerinnen über Thema und Zweck der Untersuchung, das Vorgehen bei den Interviews, sowie darüber aufgeklärt, unter welchen Umständen sie selbst an der Untersuchung teilnehmen und über ihre damit im Zusammenhang stehenden Rechte. Besonders hervorgehoben wurde, dass die Untersuchung auf Freiwilligkeit basiert, und dass alle personenbezo-genen Daten, die auf die Identität der betroffenen Person hinweisen können, nur in anonymisierter Form ausschließlich zu wissenschaftlichen Zwecken gespeichert und weiter verwendet wurden. Weiters wurde ihnen die Sicherstellung der Aufbewahrung der Daten, so, dass die vor dem Zugriff Dritter geschützt sind, garantiert. Die Unter-suchungsteilnehmer und -teilnehmerinnen wurden auch darüber informiert, dass sie das Interview jederzeit und ohne Angabe von Gründen abbrechen können, ohne dass für sie dabei in irgendeiner Form ein Nachteil entstehen würde.

Wenn die Interviewperson sich für ein Interview bereit erklärt hatte, wurden vorher alle Punkte aus dem Informationsschreiben nochmals mündlich besprochen und auf even-tuelle Fragen seitens der Teilnehmer und Teilnehmerinnen eingegangen. In Anschluss daran wurde eine „Einwilligungserklärung in die Forschung", zur Unterschrift vorgelegt und unterschrieben. Die informierte Zustimmung ist die Voraussetzung dafür, dass mit dem Interview überhaupt erst begonnen werden kann.

Besonderen Schutz benötigen Personen mit eingeschränkter Autonomie. Da sich im Laufe der Forschung herausstellte, dass auch Kinder interviewt werden, wurde diesem Aspekt besonderes Augenmerk geschenkt und ein zweiter Antrag bei der Ethikkommis-sion eingereicht. Da es sich bei Kindern um eine besonders vulnerable Gruppe handelt, sind auch hinsichtlich der Vulnerabilität auf Besonderheiten im Interview zu achten. Petermann und Windmann (zitiert in Fuhs, 2000) sagen dazu, dass bei Kindern eine Befragung besonders sorgfältig geplant werden muss. Berücksichtigt werden müssen dabei der kindliche Entwicklungsstand, die Motivation der Befragung, die soziale Ein-bindung der Befragung, das Verhalten des Interviewenden, die Räumlichkeiten sowie der Ablauf des Interviews. Darauf wurde im Ethikantrag besonders Bedacht genom-men. Kinder wurden ebenfalls „kindgerecht" aufgeklärt sowie auch deren Eltern und die Einverständniserklärung in die Forschung von den Kindern mündlich und schriftlich – sowie von den Eltern schriftlich – eingeholt.

2. Wohltätigkeit/Nutzen

Mit *Wohltätigkeit/Nutzen* ist die Pflicht gemeint, Gutes zu tun, vor allem aber, Niemandem durch die Forschung zu schaden. Um dies zu gewährleisten, ist der Forschende verpflichtet, eine Nutzen-Risiko-Analyse der geplanten Forschung durchzuführen.

Informierte Zustimmung und der Umgang mit den Daten sind nicht nur ein Men-schenrecht, sondern sollen die Untersuchungspersonen auch vor möglichen Schäden schützen. Aber auch die Untersuchung selbst kann Schaden anrichten, den es vorher-zusehen und zu vermeiden gilt. Da es sich bei den Untersuchungsteilnehmern und -teilnehmerinnen um in der Regel gesunde und erwachsene Menschen handelt, die aus freiem Willen der Untersuchung zustimmen oder diese auch ablehnen können, sowie in keinem Abhängigkeitsverhältnis zum Forscher und seiner Umwelt stehen, ist die Untersuchungsgruppe unter dem Aspekt der „informierten Zustimmung" eher als wenig verletzlich einzustufen. Verletzlich ist sie aber trotzdem, wenn man davon ausgeht, dass alle Angehörigen von Intensivpatienten und -patientinnen belastet sind und sich das krisenhafte Ereignis, das im Fokus der Untersuchung steht, auf das Leben der Betroffenen auswirkt. Obwohl das Ereignis des Intensivaufenthalts zum Zeitpunkt des Interviews auch häufig schon längere Zeit vorbei war, kann das Reden darüber u.U. wieder Erinnerungen, die unangenehm sind, hervorrufen. So wurde den Angehörigen in schwierigen und belastenden Situationen im Interview immer wieder angeboten, das Interview zu unterbrechen oder zu verschieben. Vom Verschieben wurde nie Gebrauch gemacht. Dass Angehörige sehr belastet sein können und sich dies in die Forschung hineintragen kann, zeigt folgendes Beispiel, das in einem Memo festgehalten wurde:

Eine Familie sollte interviewt werden, deren Familienmitglied schon seit drei Monaten auf der Intensivstation lag. Nach einem mündlichen Gespräch, in dem die Familie (Mutter, Tochter, Sohn) vorerst ihre Zustimmung zum Interview gab, erhielt ich kurze Zeit später zu Hause einen Anruf von der Stationsleitung, dass eines der Familienmitglieder einen Nervenzusammenbruch erlitten hatte. Der Grund war sicherlich unser Gespräch, und dass dieses unbewusst den Angehörigen ihre Belastung aufgezeigt hatte, welche sie vorher drei Monate verdrängten. Zumindest hatte ich die Gewissheit, dass das betreffende Familienmitglied gut versorgt war und ich war sehr froh, dass dies nicht während eines Interviews, möglicherweise im zu Hause der Betroffenen, passiert war.

Bei potentiell besonders belasteten Personen, beispielsweise bei jenen, deren Partner oder Partnerin auf der Intensivstation verstorben ist, musste bis zum Zeitpunkt des Interviews eine angemessene Zeit vergangen sein. Deshalb wurde generell der Zeitpunkt für ein Interview so gewählt, dass es frühestens eine Woche nach dem Aufnahmedatum stattfand. Dass es sich dann in der Interviewsituation anders gestaltete als geplant, zeigte sich daran, dass bei jenen Interviews, wenn eine Person auf der Intensivstation verstorben war, der Gesprächsbedarf der Interviewpersonen scheinbar so groß war, dass sie von sich aus das Interview sofort durchführen wollten. Durch die Interviews können also für die Angehörigen auch positive Aspekte auftauchen: Durch das Ansprechen von schwierigen Ereignissen gegenüber einer außenstehenden Person erhalten die InterviewteilnehmerInnen oft ein Ventil nach außen. Hier gilt es, den Interviewpersonen den Raum und die Zeit zu geben, auch über Erfahrungen berichten zu können, die für die Forschung inhaltlich möglicherweise wenig gewinnbringend sind, die bisher allerdings noch keinen Kanal nach außen hatten.

Bei der Auswahl der Interviewpersonen kommt auch den Pflegenden eine besondere Rolle zu, da sie, „Gatekeepern" gleich, darauf achten müssen, dass die für ein Interview in Frage kommenden Personen nicht zu sehr belastet sind.

3. Gerechtigkeit

Bei diesem Prinzip geht es um das Recht der Teilnehmer und Teilnehmerinnen auf faire Behandlung und um das Recht auf Privatsphäre (Polit, Beck, & Hungler, 2004, S. 104). Das Recht auf Privatsphäre beinhaltet in dieser Forschung vor allem, den Untersuchungspersonen Anonymität zuzusichern. Alle Personen, die an einer Studie teilnehmen, haben ein Recht darauf, dass ihre Daten anonym und vertraulich behandelt werden. Je kleiner die Untersuchungsgruppe ist, desto schwieriger wird es, die Daten anonym zu handhaben, was besonders auf qualitative Forschung zutrifft. Die Anonymität der Interviewpersonen wurde folgendermaßen gewährleistet: In keinem der schriftlichen Produkte, weder in den Trankskripten, den Memos oder dem Forschungsbericht, kommt der Name der Interviewperson vor. Die hinter den Namen steckende Identität ist nur dem Forscher bekannt. Vertraulichkeit wurde dadurch gewährleistet, dass die Daten nur für den im Informationsschreiben definierten wissenschaftlichen Zwecke verwendet wurden und werden – sowie durch die Art der Aufbewahrung der Daten. Die auf Tonband aufgezeichneten Interviews wurden sicher im abschließbaren Schreibtisch des Forschers aufbewahrt. In allen elektronisch verwalteten Daten wurde, wie bereits beschrieben, die Identität der Personen unkenntlich gemacht, indem die Namen entfernt bzw. verfremdet wurden.

3

ERGEBNISDARSTELLUNG

Im folgenden Kapitel werden die Ergebnisse der Studie dargestellt. Eingeleitet werden sie durch drei Fallbeschreibungen oder vielmehr durch kurze Geschichten von drei Familien, deren Mitglieder an der Forschung teilnahmen.

3.1

FALLBESCHREIBUNGEN: DREI FAMILIEN

Am Beginn der Ergebnisdarstellung sollen drei „Geschichten" stellvertretend für alle Familien erzählt werden. Diese sind Beispiele für die unterschiedlichen Arten mit der Krankheit eines Familienmitglieds und dessen Aufenthalt auf der Intensivstation umzugehen. Ziel ist es auch, damit verschiedene Einflussfaktoren aufzuzeigen, die für die Bewältigung der Situation von Relevanz sind.

3.1.1

FAMILIE REITHER: „WIR HABEN GEWUSST AUF DER INTENSIVSTATION STIRBT SIE NICHT."

Frau Reither ist zum Zeitpunkt des Interviews schon seit mehreren Wochen im Krankenhaus. Ihr Gesundheitszustand verschlechterte sich bis zur Aufnahme auf die Intensivstation schleichend und sukzessive. Frau Reither lag mehrere Tage in einem peripheren Krankenhaus, so lange, bis sich die behandelnden Ärzte und Ärztinnen nicht mehr in der Lage sahen, der zunehmenden Verschlechterung etwas entgegenzuhalten. Aufgrund dessen und aufgrund des Drängens der Tochter wurde Frau Reither in ein Schwerpunktkrankenhaus überstellt. Aber auch dort konnte ihr gesundheitlich nach unten zeigender Zustand weder stabilisiert, geschweige denn die Ursache für die Verschlechterung identifiziert werden. Schon nach kurzer Zeit auf der Normalstation wurde deshalb die Transferierung auf die Intensivstation notwendig. Auf dieser wurde Frau Reither gleich in einen künstlichen Tiefschlaf versetzt. Erst hier konnte der Verdacht auf eine progrediente Autoimmunerkrankung bestätigt werden.

Herr Reither ist 74 Jahre alt. Er hat mit seiner Frau zwei erwachsene Söhne und eine Tochter. Für die ganze Familie war die Zeit der gesundheitlichen Verschlechterung der Ehefrau bzw. Mutter sehr schlimm. Sie konnten nur hilflos zusehen, wie es schlechter und schlechter wurde. Für alle war die Einlieferung auf die Intensivstation schließlich eine große Erleichterung und weil sich ihr Zustand dort stabilisierte, sahen sie mit Zuversicht einer Besserung entgegen. Obwohl sie dankbar dafür waren, dass die Abwärtsspirale gestoppt werden konnte und sie ihr Familienmitglied in guten Händen wussten, verstanden sie es als ihre selbstverständliche Aufgabe, dass immer jemand am Krankenbett zugegen war. Sie wechselten sich beim täglichen Besuch ab und stimmten sich dabei so gut es ging aufeinander ab, sodass, wenn möglich, immer jemand da war. So sahen sich zumindest auch die Geschwister wieder öfters. Die Zeit am Bett, die keineswegs immer schön war, weil sie auch von gesundheitlichen Auf- und Abwärtsbewegungen geprägt war, verbrachte die Familie damit, dass sie das tat, was sie nach ihren Möglichkeiten tun konnte – sie redeten, hielten die Hand, erzählten von zuhause, motivierten zum Durchhalten. Zeitweise beschränkte sich ihre Anwesenheit nur darauf, Frau Reither das Gefühl zu geben, dass jemand da ist, der sich um sie sorgt.

Die Kinder von Frau Reither, die im Gegensatz zu Herrn Reither alle noch im Berufsleben standen, mussten die Zeit auf der Intensivstation natürlich mit ihren zeitlichen Möglichkeiten vereinbaren. Dass dabei der gesamte Jahresurlaub verbraucht wurde, störte sie nicht weiter, es war selbstverständlich. Für Herrn Reither war die Zeit besonders schwer. Als älterer Mann, der es nicht gewohnt war alleine zu leben, war er zwar nicht der zweite „Sorgenfall" in der Familie, dennoch fühlten sich seine Kinder für sein Wohlbefinden verantwortlich. So sorgten sich die Kinder um die Verköstigung und andere haushaltsbezogenen Bedürfnisse.

Man kann nicht behaupten, dass Herr Reither unselbständig war und Hilfe notwendig hatte, schließlich machte er sehr viel selbst im Haushalt und im Garten, allerdings mehr mit dem Ziel, nicht dauernd daran denken zu müssen, wie es seiner Frau im Krankenhaus gerade ging. Die Ablenkung durch Arbeit kam ihm da sehr recht. Gegen diese dauernde Ungewissheit – darüber waren sich alle einig – konnte man nur eines machen, nämlich auf der Intensivstation sein und sich selber vergewissern, wie es dem kranken Familienmitglied ging. Auch wenn der kurze Moment vorher, bevor man die Intensivstation betrat, der schlimmste war, weil man nicht wusste, was sich seit dem letzten Besuch verändert haben konnte.

3.1.2

FAMILIE KLEISSNER: „ES WAR EINE SCHAURIG SCHÖNE ZEIT."

Begonnen hat bei Familie Kleissner alles damit, dass Herr Kleissner, der trotz seines fortgeschrittenen Alters noch nie vorher ernste gesundheitliche Probleme hatte, plötzlich zusammenklappte und mit inneren Blutungen ins Krankenhaus eingeliefert werden musste. Die sofortige Operation gestaltete sich schwierig, die Blutung konnte nur sehr schwer gestillt werden. In äußerst instabilem Zustand wurde er nach der OP auf die Intensivstation verlegt. Frau Kleissner sen., seine Ehefrau, die beim Kollaps zuhause dabei war, war zu Beginn sehr gefasst und konnte gar nicht verstehen, was eigentlich geschehen war. Sie informierte ihre beiden erwachsenen Töchter über die Vorkommnisse der vergangenen Nacht, beide kamen sofort ins Krankenhaus.

Die erste Information seitens der Ärzte und Ärztinnen, die die Familie erhielt, ließ nicht viel Gutes hoffen. Es war vollkommen unsicher, ob Herr Kleissner, der während der Operation massiv viel Blut verloren hatte, überhaupt überleben würde. Das Bangen und Hoffen begann. Andauernd wollte die Familie wissen, ob sich etwas am Gesundheitszustand verändert hat, aber die Ärzte gaben sich, weil sie es nicht genau sagen konnten sehr verschlossen, wodurch die Ungewissheit nur noch weiter zunahm. Mehr, als dass sich ein „Multi-Organversagen" entwickelte, was auch immer das bedeuten mochte, und dass die Situation sehr kritisch war, ließ sich nicht entlocken. Als sie ihr krankes Familienmitglied das erste Mal selber sahen, waren sie geschockt. Blass und „blutleer" einerseits und noch teilweise blutverschmiert andererseits erkannten sie Herrn Kleissner beinahe nicht. Die Kleissners konnten mit den Informationen, die sie erhielten, wenig anfangen. Sie waren mehrdeutig und bestenfalls für einen medizinischen Experten verständlich. Dauernd musste eine Tochter im Internet nachschauen, was denn die Ärzte da sagten. Ängstlich fragten sie dauernd nach und hatten das Gefühl dabei, dass sie – je mehr sie fragten – desto weniger klare Antworten erhielten. Sie merkten, dass sie dem Personal durch ihr dauerndes Fragen schon lästig waren. Sie sahen aber keine andere Möglichkeit, sie mussten einfach nachfragen, um zu wissen.

Dauernd war jemand von der Familie am Krankenbett. Das war relativ leicht zu bewerkstelligen, da die Besuchszeiten lediglich zwei Stunden dauerten und die Pflegepersonen diesbezüglich auch wenig mit sich verhandeln ließen. Sie standen Herrn Kleissner bei, hängten Fotos auf, erzählten dem schlafenden Familienmitglied von den Enkelkindern und vom Garten, massierten die Beine und wollten ihm durch die körperliche Zuwendung Nähe vermitteln.

Trotzdem war der Besuch mit einigen Schwierigkeiten verbunden. Für Frau Kleissner sen., die gesundheitlich nicht sehr gut beisammen war, war es eine Tortur. Die erste

Zeit sah sie sich mit vielen zusätzlichen Aufgaben konfrontiert, die ihrer Meinung nach nicht liegen bleiben konnten. Sie musste Termine absagen oder verschieben sowie finanz- und versicherungstechnische Dinge lösen, wobei sie Hilfe von ihrem Schwiegersohn erhielt. All dies fiel ihr schwer, waren diese Dinge doch normalerweise Aufgaben ihres Mannes.

Zwischen dem dauernden Arbeiten, das ihr schon wie ein Ablenkungsmanöver vorkam und dem täglichen Besuch im Krankenhaus, nahm sich Frau Kleissner sen. bald nicht mehr die Zeit, das Nötigste zum Essen einzukaufen. Es kam vor, dass der Kühlschrank leer war und sie deshalb über Tage hinweg kaum etwas aß. Dass sie dies alles belastete wurde ihr erst nach dem Aufenthalt ihres Mannes auf der Intensivstation bewusst. Vorher war alles auf „Funktionieren" eingestellt.

Ihre Töchter halfen ihr dabei so gut es ging. Eine ihrer Töchter zog sogar vorübergehend wieder bei ihr ein, um für sie da zu sein. Viel Energie war in dieser Zeit auf die Mutter gerichtet. Die Töchter machten sich schon darauf gefasst, dass eine der beiden die Mutter zu sich nehmen würde. Die Zeit, in der der Vater auf der Intensivstation lag, war nicht einfach und war kraftraubend. Der Tagesablauf der Töchter gestaltete sich über Wochen in etwa wie folgt: Haushalt, Kinder, Beruf, Mutter abholen, ins Krankenhaus fahren, für die Mutter ein paar Besorgungen machen, Mutter nach Hause bringen, nach Hause fahren, Haushalt, Kinder. Freizeitaktivitäten gab es nicht mehr. So war die eine Tochter von Hr. Kleissner sehr froh, dass sie ihre kleine Tochter hatte, die ihr Trost spendete und an der sie wieder Energie tanken konnte. Ansonsten ließ sie aber ihre Kleinste nicht viel am Leid vom Opa teilhaben, weil sie der Meinung war, dass der Anblick der Intensivstation ihr nicht gut tun würde.

Der Gesundheitszustand von Herrn Kleissner war über lange Zeit sehr instabil. Umso schöner war es zu erkennen, dass es irgendwann dann doch bergauf ging. Jetzt, da Herr Kleissner langsam munter wurde und zu sich fand, hatten alle das Gefühl, dass er die Familie noch mehr brauchte als vorher. Am Anfang war es zwar wirklich schwierig, weil er sie gar nicht erkannte. Das sei ein Durchgangssyndrom und normal, sagten die Ärzte, aber man konnte das schon persönlich nehmen, wenn man das Gefühl hat, dass einen der eigene Ehemann nicht wiedererkennt. Sie schöpften allerdings zusehends Hoffnung, weil sie Tag für Tag sahen, wie sich die Gesundheit von Hr. Kleissner wieder verbesserte.

Mit einigen Monaten Abstand ließ es sich in den Interviews leichter über die schwierige Zeit berichten. Trotzdem war jede durchlebte Minute der damaligen Zeit ganz klar vor Augen und auch der zeitliche Abstand von drei Monaten ließ bei aufkeimenden Erinnerungen immer wieder Emotionen aufkommen bis hin zur Erkenntnis, dass die Entspannung der Situation erst jetzt dazu führte, dass manche damaligen Belastungen jetzt erst ihren Weg nach außen fanden. Auf jeden Fall wussten alle, dass sie die Zeit nur überstanden hatten, weil sie als Familie zusammenhalfen. Die gemeinsame Erfahrung einer existenziellen Krise hat sie jedoch die Zeit nicht nur als schrecklich sondern auch als bereichernd für die Familie erleben lassen.

3.1.3

FRAU DIWALD: „AM LIEBSTEN HÄTT ICH MIR EINE FLASCHE WEIN GENOMMEN UND MICH EINMAL UMGEHACKT ABER ICH KONNTE NICHT."

Für Frau Diwald war es die schlimmste Zeit, die sie sich vorstellen konnte, wenn sie sich daran erinnerte, wie ihr Vater auf der Intensivstation lag. Der Infarkt war schlimmer als zuerst angenommen und sie hatte genau gewusst, was das bedeutet, wenn man nach einem überstandenen Infarkt wieder auf die Intensivstation transferiert wird. Schließlich ist sie Krankenschwester und mit solchen Fällen vertraut. Es war ein „klassisches" Herz- und Lungenversagen aufgrund eines kardiogenen Schocks. Eine Zeitlang ging es ja noch mit der Spontanatmung aber schließlich musste Herr Diwald doch intubiert und beatmet werden.

Zu dem Zeitpunkt, an dem Herr Diwald auf die Intensivstation kam, hatte Frau Diwald gerade Nachtdienst. Als sie davon erfuhr, ging sie sofort auf die Intensivstation. Kaum zu glauben, man wollte sie zuerst gar nicht hineinlassen trotz der Beteuerung, sie sei Krankenschwester und im selben Haus tätig. Ihrem Vater ging es natürlich nicht gut. Sie verbrachte die restliche Nacht am Bett, hoffend, dass er die Nacht überstehen würde. Da sie einen kleinen Sohn hatte, musste sie in der Früh gleich nach Hause, weil sie als Alleinerzieherin niemanden gleich bei der Hand hatte, der ihn in die Schule brachte.

Auf der Intensivstation fühlte sie sich vom ersten Tag an unwohl. Nicht nur, dass sie als „Insiderin" zu viel wusste, sie hatte auch das Gefühl, dass sie vom Personal komplett gemieden wurde. Sie beobachtete laufend Dinge, die ihr missfielen wie beispielsweise die Handfesseln am Gitter des Bettes ihres Vaters, die sie bemerkte, wenn sie am Morgen nach der Nachtschicht zu Besuch kam. Sie hätte sich ja gerne aufgeregt, wenn sie nicht aus eigener Erfahrung gewusst hätte, dass Angehörige, die sich aufregen, nicht sehr beliebt sind. So wollte sie nicht noch „zusätzlich Öl ins Feuer gießen" – man weiß ja nicht, wie die Personen reagieren und ob das dem Vater überhaupt etwas bringen würde. Zum ersten Mal bereute sie es, Krankenschwester zu sein. Als „normale Angehörige" hätte sie viel weniger nachgedacht und viel mehr gesagt. Um ihren Vater zu schützen, verbrachte sie jede freie Minute am Bett, wissend, dass er selber keine einfache Person war und gleichzeitig darauf achtend, dass zumindest in der Zeit, in der sie da war, nichts Schlimmes passierte. Ein bis zweimal brachte sie auch ihren kleinen Sohn, der seinen Großvater über alles liebt, mit auf die Intensivstation. Damit begegnete sie auch dem dauernden Nachfragen seinerseits und sorgte dafür, dass ihr Sohn wissen konnte, was mit seinem Opa geschehen war.

Dies ging über Wochen so. Irgendwann merkte sie, dass ihr die Verantwortung der mehrfachen Belastungen zeitweise zu viel war. Arbeiten, jeden Tag am Krankenbett ihres Vaters sein, sich alleine um den kleinen Sohn sorgen und niemand, der da war, ihr zu helfen. Auf ihre eigene Familie, Geschwister, Mutter war sie nicht gut zu sprechen, mit denen hatte sie sich vor längerer Zeit komplett zerstritten. Weder mit ihrer Mutter noch mit dem Bruder wechselte sie mehr Worte, als unbedingt sein musste. Vor allem aber ihr Bruder, dem sie immer geholfen hatte, wenn es ihm schlecht ging und der sich jetzt gar nicht am Bett des Vaters blicken ließ, ließ sie jetzt hängen. So musste sie die Sorge um ihren Vater ganz alleine tragen und sie hatte niemanden, mit dem sie sich abwechseln konnte. Jetzt, wo sie Hilfe brauchte, war niemand da für sie, sie war alleine und das belastete sie ganz enorm. Da war ihr Ex-Mann noch viel mehr „Familie" als alle anderen. Als sie ihm sagte, dass ihr Vater auf der Intensivstation lag und dass sie kaum mehr imstande war, ihren Alltag zu organisieren, war er plötzlich und selbstverständlich da. Das half.

3.2

DEN EIGENEN BEITRAG LEISTEN

Auf die Frage antwortend, wie Familien damit umgehen, wenn eines ihrer Mitglieder auf der Intensivstation liegt, lässt sich das zentrale Phänomen damit beschreiben, dass, sobald jemand auf der Intensivstation liegt, die Familie aus ihrer Sicht das Möglichste tut, um ihren eigenen Beitrag am Überleben und am gesamten Genesungsprozess zu leisten. Auf die konkrete Frage, was es denn bedeutet, wenn ein Familienmitglied schwer krank auf der Intensivstation liegt, antwortet ein Ehemann Folgendes.

> *„Das Möglichste zu tun was in unserem Bereich liegt (,) einfach zu helfen. Man tastet sich da voran nicht und was kann man alles machen und wo kann helfen (,) wie geht man um mit dem und (,) ja das ist die oberste Prämisse."*

Viele Angehörige tun intuitiv das, was ihnen richtig und wichtig erscheint. Das kranke Familienmitglied kann sich sicher sein, dass ihm die Familie zur Seite steht, auch wenn diese am Beginn häufig gar nicht genau weiß, was sie am Krankenbett tun kann. Es ist allen aber wichtig,

> *„[...] dass man sieht, dass wir da unseren Beitrag auch also dazu leisten können."*
> *(ein Ehemann)*

Das *Möglichste zu tun was in unserem Bereich liegt* bezieht sich einerseits auf die Bereitschaft, wirklich *alles zu tun* und auch dabei in Kauf zu nehmen, dass persönliche Grenzen überschritten werden. Ihr Familienmitglied steht im Zentrum, eigene Bedürfnisse werden für eine nicht absehbare Zeit zurückgestellt. Und es bezieht sich dieses Möglichste auf die *spezielle Art* der Hilfen, die nur Familienmitglieder leisten können, weil es eben familiäre Hilfen sind. Familienmitglieder sorgen sich, sie halten am Vertrauten fest und schützen ihr krankes Familienmitglied vor schädigenden Einflüssen und leisten somit ihren eigenen Beitrag. Diesen leisten nur sie und tun damit etwas, was andere, im Speziellen berufliche Helfer und Helferinnen nicht tun können.

In der Hilfe, die „einfach" gegeben wird, liegt auch das dem Helfen zugrunde liegende Selbstverständnis. Es wird deshalb getan, weil es selbstverständlich ist, einem Familienmitglied in Krisenzeiten zu helfen und diese Hilfen entstehen dort, wo sie gebraucht werden, ohne dass nach ihnen gefragt werden muss. In erster Linie beziehen sich diese Hilfen auf das kranke Familienmitglied aber auch auf die Auswirkungen, die durch die Aufnahme auf die Intensivstation für andere Familienmitglieder entstehen.

Um zu helfen, werden alle Möglichkeiten ausgeschöpft. Das Möglichste zu tun ist deshalb weiter ein Resultat aus der familiären Gesamtanstrengung, am Genesungsprozess mitzuarbeiten, mit dem Ziel, das Leben des kranken Familienmitglieds zu erhalten und diese schwierige Situation als Familie durchzustehen. Familien tun dies, ohne dass groß darüber geredet wird aus einem familiären Selbstverständnis heraus, sobald Hilfe notwendig ist.

„Wir sind da bei dir und wir helfen dir und viel mehr haben wir nicht gesprochen."
(eine Tochter)

Wenn ein Familienmitglied auf die Intensivstation eingeliefert wird, ist das immer für alle Beteiligten mit Veränderung verbunden. Immer bedeutet es *Unsicherheit*, begleitet von teilweise *massiven Emotionen*, verbunden mit der Angst um das Leben des kranken Familienmitglieds und häufig mit *abrupt auftretenden neuen Verantwortlichkeiten*, die entstehen, wenn ein Familienmitglied plötzlich ausfällt.

Ausgehend von diesen Auswirkungen und ausgehend von den *Ursachen* der Aufnahme eines Familienmitglieds auf eine Intensivstation und der daraus resultierenden *Gefahr für das Leben* des Betroffenen, verfolgen Angehörige eine Reihe von Strategien, um den *eigenen Beitrag* auszuführen und auf die spezielle Situation zu reagieren. Helfen ist nur dann möglich, wenn Angehörige immer da sind. Wenn eine Ehefrau davon erzählt, dass sie dauernd bei ihm Mann auf der Intensivstation gesessen ist, *um ihm am Leben zu erhalten*, wird die Bedeutung des *Da seins* als eine existenzielle Handlung deutlich. Durch das dauernde *Da sein* verrichten sie viele sorgende und schützende Tätigkeiten und zeigen dem kranken Familienmitglied, dass sie es nicht alleine lassen. Um dies gewährleisten zu können, müssen sie vorübergehend und häufig für eine unabsehbare Zeit alles andere *zurückstellen*, was eigene Bedürfnisse betrifft und sie müssen es schaffen, mit den durch den Intensivaufenthalt verbundenen unendlich starken Emotionen umzugehen bzw. sie zu unterdrücken. Dies sind Voraussetzungen, um überhaupt handlungsfähig zu sein.

Die Familie tut das Möglichste, damit sie *Hoffnung* auf Besserung haben kann und nicht zuletzt müssen Angehörige *wissen*, wie es um ihr krankes Familienmitglied gesundheitlich steht, um *Hoffen* zu können. Helfen können sie dabei nur, wenn sie wissen, wie es ihrem Familienmitglied geht und was sie selber tun können. Manche Dinge, die sie tun können, wissen sie intuitiv, bei manchen Sachen brauchen sie Unterstützung und Information. Hoffnung ist auch ebenfalls zentral, weil Hoffnung sie am Tun hält und die Hoffnung auf Besserung ein Motivator ist, die Situation durchzustehen.

Den eigenen Beitrag leisten ist dann möglich, wenn Verantwortungen innerhalb der Familie verteilt werden und die einzelnen Familienmitglieder füreinander da sind, wenn eines von ihnen Hilfe benötigt. Dies gilt vor allem für die Zeit, die Familienmitglieder am Krankenbett verbringen. Wenn es der einzelnen Person zu viel wird so springt jemand ein. In Abhängigkeit von verschiedenen familiären Konstellationen erleichtert das *Familie sein* den gesamt auf die Krankheitsbewältigung hin bezogenen Prozess, weil *Familie sein* ein Konzept darstellt, das die Belastung der einzelnen Person abfedert und es erlaubt, sich uneingeschränkt um das kranke Familienmitglied zu kümmern, ohne dass die einzelne Person dabei überlastet wird. Das füreinander da sein ist allerdings ein Aushandlungsprozess der, wenn er nicht erfolgreich ist dazu führt, dass die Sorgeverantwortung für das kranke Familienmitglied auf den Schultern einzelner Angehöriger ruht, die mit dieser Last, die sie nicht teilen, leicht aus dem Tritt geraten können. Das heißt auch, dass Familien Grenzen und Lücken haben und mit diesen umgegangen werden muss.

Die Handlungen, die auf das zentrale Phänomen gerichtet sind, führen zu verschiedenen *Konsequenzen*, die oft negativ aber häufiger positiv ausfallen. Die Zeit auf der Intensivstation kann gesundheitliche Spuren oder Brüche in Beziehungen hinterlassen und Angehörige erkennen für sich selbst durch gegebene oder unterlassene Hilfen der Familienmitglieder füreinander, was für sie Familie eigentlich bedeutet. Sie erkennen aber auch, dass die belastende Situation häufig nur deshalb bewältigt wird, weil man sie unter Einbeziehung und Anstrengung der gesamten Familie schafft und dass im Angesicht der existenziellen Erfahrung im Nachhinein nur mehr das Leben selbst von Bedeutung ist. Im Zuge dessen werden häufig auch persönliche Prioritäten neu verhandelt und geordnet.

Unter der Bedingung, dass die Krankheit lange andauert, entsteht unter den gegebenen Umständen eine gewisse *Normalität* auf der Intensivstation, wenngleich diese äußerst fragil ist, weil sie dauernd von Unsicherheit begleitet ist. Die Entwicklung einer gewissen Normalität ist eine Bedingung dafür, dass die Zeit auf der Intensivstation einigermaßen erträglich ist. Diese Normalität kann allerdings schnell und jederzeit ins Wanken geraten, weil Angehörige lernen, dass nichts, besonders aber der Gesundheitszustand des Familienmitglieds nicht sicher ist und sich dieser von Tag zu Tag verändern kann. Die Normalität ist somit von dauernder Unsicherheit bedroht.

Das kranke Familienmitglied kann sich sicher sein, dass es jene Hilfe erhält, die es benötigt. Wie diese Hilfen erfolgen und unter welchen Voraussetzungen Angehörige bestimmte Handlungen setzen, hängt von mehreren beeinflussenden Faktoren ab wie das *Vertrauen* in das System der Intensivstation und in die dahinterstehenden handelnden Personen, die *Erfahrung*, über die Angehörige verfügen und natürlich auch die *Besuchsregelung* auf der Abteilung, die eine zentrale Bedingung für das *Da sein* ist. Hier spielt auch der *Anlassfall* für die Aufnahme auf die Intensivstation eine große Rolle. Wenn das Ereignis plötzlich und unerwartet über die Familie hereinbricht, wie es bei akuten Krankheitsgeschehen, etwa einer akuten inneren Blutung der Fall ist, wird die Aufnahme viel eher als Krise und Bedrohung wahrgenommen als wenn die Einlieferung aufgrund einer sich allmählich verschlechternden oder chronischen Krankheit erfolgt. Dann schafft die Aufnahme häufig Erleichterung. Diese Handlungen werden durch verschiedene strukturelle Bedingungen noch zusätzlich beeinflusst wie die *Dauer der Erkrankung*, der *gesellschaftliche und kulturelle Umgang mit Krankheit*, aber auch verdeckte Bedingungen wie der Versicherungsstatus. Folgende Graphik veranschaulicht das Gesamtkonzept auf die Frage, was Familien tun, wenn eines ihrer Mitglieder auf der Intensivstation liegt.

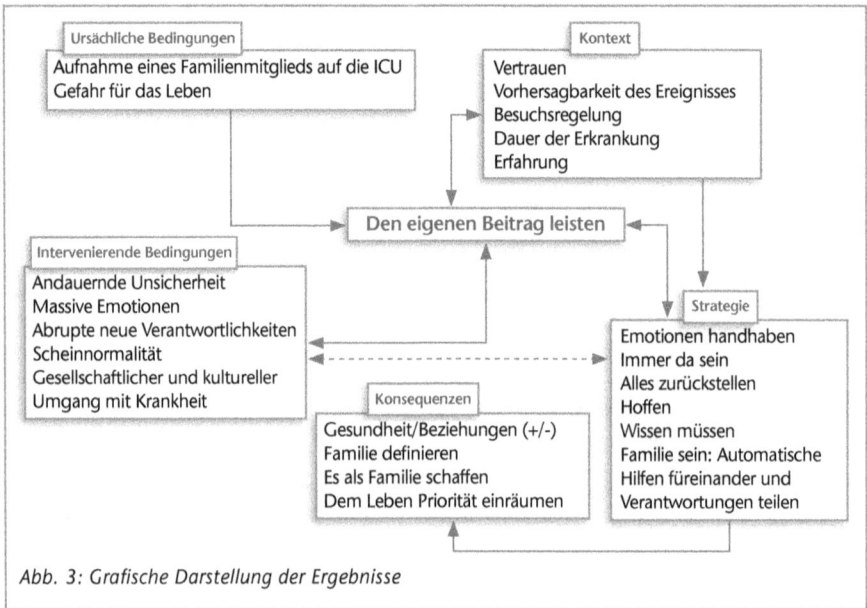

Abb. 3: Grafische Darstellung der Ergebnisse

Im folgenden Abschnitt wird nun dargestellt, was Familien tun und wie sie es bewältigen, wenn eines ihrer Mitglieder auf der Intensivstation liegt. Beginnend mit den Auswirkungen, die das Ereignis auf die Familie hat, den Strategien, mit der Situation umzugehen, gefolgt von kontextuellen und intervenierenden Bedingungen, welche die Strategien beeinflussen, sowie den Konsequenzen, die aus den Strategien, mit dem Phänomen umzugehen resultieren, werden die Ergebnisse anhand des Kodierparadigmas dargestellt.

3.3

AUSWIRKUNGEN AUF DIE FAMILIE

Das erste Kapitel widmet sich der Frage, die aufzeigen soll, welche Auswirkungen es auf die Familie hat, wenn ein Familienmitglied auf der Intensivstation liegt. Die Auswirkungen sind gekennzeichnet durch eine andauernde und stets begleitende *Unsicherheit*, durch massive *Emotionen* und abrupt auftretende neue Verantwortlichkeiten. Auf die Handlungen der Familienmitglieder bezogen, werden diese Auswirkungen zu einem Teil der intervenierenden Bedingungen, die das Handeln in großem Ausmaße beeinflussen.

3.3.1

MASSIVE EMOTIONEN: ANGST UM DAS LEBEN

Die Aufnahme eines Menschen auf die Intensivstation erfolgt in vielen Fällen ganz plötzlich und ohne Vorwarnung. Viele werden davon regelrecht überrollt. Für die Familie stellt dies eine überwältigende Bedrohung für das Leben des kranken Familienmitglieds und die Existenz der ganzen Familie dar. Das Vorhandensein von starken Emotionen widerspiegelt die Angst um das Leben des Familienmitglieds. Diese Emotionen, die auf ganz verschiedene Art und Weise wie Angst, Verzweiflung, Zorn, Panik oder Schock ausgedrückt werden, sind verständlicherweise in der ersten Zeit nach der Einlieferung auf die Intensivstation am stärksten, obwohl die Gefühle am Anfang oft noch gar nicht benannt werden können. Die Familienmitglieder können das, was passiert ist, gar nicht verstehen und bis sie einen klaren Gedanken fassen können, dauert es oft eine ganze Weile. Eine Tochter beschreibt, wie sie die erste Zeit nach der Übermittlung der Nachricht, dass ihr Vater auf der Intensivstation liegt, gar nicht imstande war, einen klaren Gedanken fassen zu können. Erst nach einer Weile war sie fähig, überhaupt etwas zu tun.

„Und nach einer halben Stunde hab ich mich dann beruhigt. Ist dann die Freundin gekommen und hat mich dann auch beruhigt und somit ist es dann wieder gegangen und dann sind wir gemeinsam reingefahren sie ist draußen geblieben ich bin reingegangen und war o.k. (,) also es war ziemlich heftig."

In dieser Zeit lief eine ganze Zahl von verwirrenden Informationen durch ihren Kopf: angefangen von der Ungewissheit, was überhaupt passiert ist bis hin zur Vorstellung, dass das schwer erkrankte Familienmitglied bereits verstorben ist. Nachfolgende Darstellung zeigt die Antworten der Interviewpersonen auf die Frage, wie es denn am Anfang für sie war, als ihr Familienmitglied schwer krank auf der Intensivstation lag?

... am Anfang war es halt heftig	... eine totale Bedrohung
... das hat mich dann komplett aus der Bahn geworfen	... also eigentlich fast nicht lebensfähig
... vor allen Dingen für uns ein sehr großer Schock	... echt wild ich habe noch nie so einen Alptraum gehabt.
... eine Katastrophe war das	... furchtbar (,) furchtbar ist das. Das kann ich gar niemandem sagen
... total wild	... ein Fiasko (,) natürlich. Es ist keine angenehme Erfahrung
... wie ein Keulenschlag	... alles sehr sehr neu und man hat ständig Angst
... den Boden unter den Füßen verlieren	

Tab. 6: Ausdruck emotionaler Reaktionen in den Interviews

Die Emotionen sind am Anfang am stärksten ausgeprägt, am Beginn oft geleitet von der Unfähigkeit, die Situation überhaupt zu erfassen und zu erkennen, was eigentlich passiert ist. Die ganze Zeit auf der Intensivstation ist und bleibt emotionsgeladen und Angehörige verwenden viel Energie, um mit diesen Emotionen umzugehen. Der Umgang mit Emotionen – meist indem sie verdrängt werden – ist aber die Voraussetzung dafür, dass Angehörige handlungsfähig werden und es während der Zeit auf der Intensivstation auch bleiben.

3.3.2

ABRUPTE NEUE VERANTWORTLICHKEITEN

Durch die Einlieferung eines Familienmitglieds auf die Intensivstation kommt es plötzlich zu unerwartet neuen Verantwortlichkeiten, die deshalb entstehen, weil eine Person im Alltag fehlt. Aber nicht nur im Alltag tun sich Verantwortlichkeiten auf, besonders dramatisch werden diese dort erlebt, wo es um lebensbeeinflussende Entscheidungen, das kranke Familienmitglied betreffend, geht.

Lücken aufgrund einer Person, die fehlt

Ein lebensbedrohlich erkranktes Familienmitglied auf der Intensivstation zu haben und gleichzeitig mit großen Veränderungen im Alltag konfrontiert zu sein, rüttelt häufig an den Belastbarkeitsgrenzen einer Familie und stellt sie vor große Herausforderungen. So kommt es gezwungenermaßen zu Veränderungen von Verantwortlichkeiten. Diese Verantwortlichkeiten beziehen sich auf den Haushalt, die Kinder und auf solche finanzieller Natur, was eine Frau veranlasst, dies resümierend in einem Satz zusammenzufassen.

„Da waren eine Menge Sachen zu erledigen."

Die Abwesenheit eines Familienmitglieds reißt Lücken auf, die von anderen Familienmitgliedern gefüllt werden müssen. Dies fällt häufig älteren Personen, deren Partner oder Partnerin auf der Intensivstation liegt, schwer. So sehen sich viele männliche Ehepartner zum ersten Mal damit konfrontiert, kochen zu müssen oder Teile des Haushalts zu übernehmen, was vorher Aufgabe der Ehefrau war.

„Ich habe kochen gelernt oder sagen wir so weil früher wollte ich es eigentlich nicht und jetzt bin ich gezwungen dass ich es mache."

Viele Tätigkeiten fallen an und viele Tätigkeiten bleiben aber auch liegen, vor allem jene, die nicht wirklich wichtig sind.

Klinische Entscheidungen treffen müssen

Klinische Entscheidungen treffen zu müssen bedeutet, stellvertretend für das kranke Familienmitglied Entscheidungen treffen zu müssen. Diese Entscheidungen haben oft weitreichende Konsequenzen für das Weiterleben des kranken Familienmitglieds. Häufig müssen sie Verantwortungen übernehmen, die sie nach eigenem Ermessen gar nicht übernehmen können und wollen, da ihnen die Wissensgrundlage dafür fehlt. Es gibt viele Arten der klinischen Entscheidung: ein Medikament nicht mehr zu geben, bestimmte Maßnahmen, wie die künstliche Beatmung oder Blutwäsche nicht mehr durchzuführen, ein bestimmtes Maß an Invasivität der Behandlung nicht mehr zu überschreiten bis hin, die Beatmungsmaschine abzudrehen. All dies beruht auf der sehr schlechten medizinischen Prognose des kranken Familienmitglieds, aufgrund derer letzten Endes von den Angehörigen erwartet wird, dass sie über Leben und Tod des kranken Familienmitglieds entscheiden. Ein Ehemann beschreibt dies folgendermaßen:

„Und dann haben sie eben angerufen und gesagt dass das Medikament eben nicht angeschlagen hat und jetzt ist es einmal so (,) jetzt muss ich halt entscheiden was wir tun ... Maschine abschalten oder nicht."

Wenn das medizinische Personal an die Angehörigen mit der Forderung herantritt, eine Entscheidung zu treffen, wird dies oft als Schock erlebt. Nicht nur die Angst, ein Familienmitglied verlieren zu können, sondern selbst die Entscheidung über Leben und Tod treffen zu müssen, trifft die Angehörigen hart. Was durch die Entscheidung mit entfacht wird, ist eine weitere Angst, nämlich jene, die falsche Entscheidung treffen zu können. Diese Erfahrung wird besonders dann als prägend erlebt, wenn Entscheidungen suggeriert oder empfohlen werden und die Entscheidung, die man letztlich getroffen hat, nicht mit der Empfehlung der Ärzte und Ärztinnen übereinstimmt.

„[...] und am Montag war a andere Ärztin da, wie gesagt i möchte gern mit einem zuständigen Arzt da reden, wie's jetzt ausschaut und so. Sie kommt hinaus, sagt sie wollt mir nur sagen die Mama is stabil. Und i „aha" und wenn i auf ihren Kollegen gehört hätte, da wäre sie heut tot. [...] no einmal, weil des glaubt ma keiner, es glaubt mir, also wie gesagt die eine Psychologin, hat gesagt „Wie bitte?" Da kann doch nid der Arzt hergehen und sagen i soll mi da jetzt entscheiden binnen zehn Minuten, oder? Also, des is ja verrückt, kannst ja ned in zehn Minuten über das Leben deiner Mutter entscheiden."

Selten ist die Familie in der Lage, den mutmaßlichen Wunsch des kranken Familienmitglieds einzubeziehen, da selten über die Möglichkeit des plötzlichen Todes gesprochen wird. Die Entscheidung, ob eine lebenserhaltende Maßnahme eingestellt werden soll oder nicht, ist immer eine enorme Belastung für die Angehörigen. Im Kontext einer unheilbaren Krankheit wie Krebs, bei der der Tod zu erwarten ist, wird das Abdrehen der Maschinen nicht gänzlich unerwartet, wenngleich nicht weniger belastend erlebt, da durch die Aufnahme auf die Intensivstation die Hoffnung auf Besserung und nicht die Erwartung des Todes initiiert wird, wie das Beispiel eines Ehemannes zeigt, dessen Frau mit einem rezidivierenden und metastasierenden Tumor wieder auf der Intensivstation liegt und der Gedanke an das Sterben das Leben der Angehörigen über einen sehr langen Zeitraum begleitet. Es wird ausgesprochen, was schon lange vorher Thema war.

„Ja das war momentan (,) sagen wir so sie haben mich schon ein bisschen vorbereitet gehabt die Woche vorher haben sie gesagt dass es so sein wird. Aber das war momentan schon ziemlich ein Schock nicht (?) Es waren da drei Ärzte da und zwei Schwestern und ich muss sagen sie haben es eigentlich ziemlich (Pause) es war eigentlich so dass sie

nicht dauernd herumgeredet haben so wie sie oft einmal tun (,) so und so ist das (,) und jetzt ist eben die Entscheidung(,) abschalten oder nicht abschalten. Das war für mich halt schwer nicht (?)"

Für Angehörige ist diese Forderung schwer zu bewältigen, weil sie im Vorfeld nicht wirklich darauf eingestellt, geschweige denn vorbereitet worden sind. Sie werden dadurch nicht in eine Entscheidung mit einbezogen, sondern werden von den Ärzten und Ärztinnen in eine Entscheidung mit schwerwiegenden Konsequenzen hineingedrängt, aufgefordert, sie selber zu treffen und sie fühlen sich damit unendlich überfordert.

3.3.3

ANDAUERNDE UNSICHERHEIT

Eine zentrale Auswirkung, wenn ein Familienmitglied auf der Intensivstation liegt, ist das Leben mit andauernder Unsicherheit. Diese begleitet die Angehörigen vom ersten Moment an die ganze Zeit über bis hin zur Entlassung. Angehörige machen die Erfahrung, dass auf der Intensivstation so gut wie alles unsicher ist und es keine Sicherheiten und Verbindlichkeiten gibt. Unsicherheit ist ein Dauerzustand.

„[...] also immer die Unsicherheit natürlich. Das bewegt einen am meisten." (ein Sohn)

Die größten Unsicherheiten sind auf das krankheitsbedingte Überleben und die Angst vor Verschlechterung des Gesundheitszustandes, aber auch auf den Verlust an Vertrautheit dem kranken Familienmitglied gegenüber, bezogen. Unsicherheit ist aber auch bedingt durch den Mangel an brauchbaren und verstehbaren Informationen, die viel Platz für Mehrdeutigkeiten zulassen. Viele Handlungen sind auf den Umgang mit Unsicherheit gerichtet oder sind von Unsicherheit beeinflusst, wie im Laufe der Ergebnisdarstellung ausführlich gezeigt werden wird. Das Besondere an der Unsicherheit auf der Intensivstation ist, dass sie trotz aller Bemühungen und Bewältigungsversuche stets vorhanden ist, manchmal im kleineren, manchmal im größeren Ausmaß. Angehörige müssen deshalb lernen, Unsicherheit auszuhalten beziehungsweise mit der Unsicherheit zu leben. Auch wenn die Intensivstation für Angehörige bei lang andauernder Erkrankung unter den gegebenen Umständen zur Normalität wird, konkurriert diese Normalität dauernd mit Unsicherheit.

Den verschiedenen Unsicherheiten als eine zentrale Auswirkung wird hier deshalb nicht viel Raum eingeräumt, weil sie im Zusammenhang mit den Bewältigungshandlungen der Angehörigen viel besser verstanden werden können und aus diesem Grund dort ihren Platz finden.

Angst vor Verschlechterung

Was eine der größten Unsicherheiten darstellt, ist das Erleben, dass sich der Gesundheitszustand unangekündigt von einer Minute auf die andere verschlechtern kann.

> *„Und das ist halt für uns die ... die ... <u>unklare</u> Situation halt auch nicht (,) weil man nicht weiß ob es so oder so verläuft."*

Die Unsicherheit, bezogen auf die Erkrankung und einen möglichen tödlichen Ausgang, der stets gedanklich vorhanden ist, ist zentral aber nur ein Teil dessen, was Unsicherheit auf der Intensivstation ausmacht. Angehörige leben in dauernder Unsicherheit davor, dass sich der Gesundheitszustand von einem Tag auf den anderen verschlechtern kann. Häufig sind es Widersprüche und Mehrdeutigkeiten, welche Unsicherheit verursachen. Das können widersprüchliche Informationen der Mitarbeiter und Mitarbeiterinnen, Widersprüche zwischen dem, was gesagt wird und dem, wie in einer Situation gehandelt wird, sein, auch, wenn beispielsweise ein Arzt verspricht, die Angehörigen zu Hause zu benachrichtigen, sobald sich der Gesundheitszustand verschlechtert und dies dann nicht geschieht. Selbst wenn sich Angehörige im Laufe der Zeit an die Intensivstation gewöhnen, ist Unsicherheit dauernd präsent. Wenn zum Beispiel Bettnachbarn versterben, oder wenn Angehörige zum Zweck der Körperpflege ihres Angehörigen aus dem Zimmer gebeten werden und anschließend auf sie vergessen wird und sich Angehörige ausmalen, was wohl der Grund dafür sein könnte – dauernd spielt die Angst vor Verschlechterung mit.

Verlust des Vertrauten

Durch die Intensivbehandlung tritt oft ein Aspekt zutage, der primär wenig offensichtlich ist, die Angehörigen häufig allerdings sehr belastet, nämlich der Verlaust der Vertrautheit mit ihrem Angehörigen. Dieser Verlust kann einerseits durch den entstellten Körper aufgrund der intensivmedizinischen Therapie und andererseits durch die veränderte Psyche aufgrund eines Durchgangssyndroms[5] infolge eines lange andauernden künstlichen Tiefschlafs, entstehen.

Wenn ein Körper intensivmedizinisch therapiert wird, so hinterlässt dies häufig kräftige Spuren. Aufgeschwemmt sein durch Flüssigkeits-Ersatztherapie, veränderte Hautfarbe von leichenblass bis dunkelviolett oder blutig hinterlassen Spuren bei den Angehörigen, die häufig zu den allerschlimmsten Erlebnissen noch lange im Nachhinein gezählt werden. Die Angehörigen sehen ihr krankes Familienmitglied, erkennen aber häufig nur einen Körper, der wenig mit dem Menschen zu tun hat, der ihnen vertraut ist. Sie sind schockiert darüber, wie sich der Körper verändert hat. Durch das entstellte Äußere ist der Angehörige für sie nicht mehr er selbst, wie folgendes Zitat zeigt.

---

[5] Als Durchgangssyndrom wird in der Medizin eine zeitlich begrenzte und reversible organische Psychose bezeichnet, was auf Intensivstationen häufig auftritt.

„[...] es war echt der Anblick von ihr war ein ziemlicher Schock (,) mit den Schläuchen überall also ich mein das ist eher weniger das Problem weil ich bin Pflegehelfer selber (,) ich kenne das Ganze. Aber dass da auf einmal die Person die du kennst da drinnen liegt und so komplett anders ausschaut wie normal also das war puh das war schon heftig. "

Für viele Familienmitglieder ist es deshalb ein sehr schlimmer Moment, wenn Sie ihren kranken Angehörigen zum ersten Mal sehen. Ohne Information, was sie erwartet, treten sie ihm gegenüber und finden einen Menschen vor, der ihrem Angehörigen oft nur mehr im Ansatz ähnlich sieht. Viele Familienmitglieder wissen zu Beginn gar nicht, wie sie reagieren sollen. Sie sind sehr verunsichert und es dauert oft eine längere Zeit bis sie die Hemmung überwinden können, ihr krankes Familienmitglied überhaupt zu berühren oder mit ihm zu sprechen. Viele stehen nur stumm da. Dazu sagt ein Sohn, als er, seine Schwester und ihre Mutter das erste Mal den Vater auf der Intensivstation sahen, Folgendes:

Wir konnten nicht einmal reden. [...] Wir sind nur da gestanden, haben ihn angeschaut. [...] Mit der Zeit haben wir ihn dann langsam angefasst und er hat dann nach äh zwei, drei Tagen haben wir mit ihm angefangen zu reden. "

Ein anderes Problem, mit dem Angehörige häufig umgehen müssen, ist die vorübergehend veränderte Persönlichkeit des kranken Familienmitglieds aufgrund eines Durchgangssyndroms. Angehörige können oft gar nicht damit umgehen, wenn sich ihr krankes Familienmitglied nach einer langen Tiefschlafphase komplett anders verhält als gewohnt. Die Fürsorge und Anteilnahme, die sie ihrem Angehörigen geben möchten, stößt auf wenig Gegenliebe oder sogar auf verletzende Ablehnung. Eine Familie schildert, wie sie ihrem kranken Ehemann und Vater nahe sein wollten, er aber die zur Beruhigung hingestreckte Hand dauernd weggestoßen hat.

„Ja, am Anfang war er auch äh bei mir die Hand geben oder so, er hat nicht bei allen reagiert, und bei manchen hat er die Hand weggenommen. Dann haben wir uns gleich, ähm (,) wir haben gleich das Negative gedacht. "

Wenn sie Erklärungen dafür erhalten, dass dieser Zustand vergänglich ist und dass sie die Handlungen und Äußerungen nicht persönlich nehmen sollen, wissen die meisten Angehörigen rationell betrachtet, dass das Gesagte bzw. die Handlungen im Durchgangssyndrom nicht ernst zu nehmen sind. Trotzdem gräbt sich der Verlust der Vertrautheit häufig tiefer ein als an der Oberfläche sichtbar ist, wie im Folgenden eine Ehefrau schildert, die von ihrem Mann in dieser Phase dauernd zurückgewiesen wurde:

„Da hab ich mir gedacht, vielleicht im Innersten fühlt er so schon seit Jahren und jetzt hat er keine soziale Kontrolle mehr und jetzt lebt er es aus. So war es bei seiner Mutter mit den Enkelkindern. Und da hab ich mir gedacht (,) vielleicht ist das bei uns das Selbe. Vielleicht mag er das gar nicht. Ich bin der zärtliche Typ (,) ich bin die (,) die streichelt und Hautkontakt hat. Hab ich mir gedacht (,) vielleicht duldet er das sonst nur [...] Er sagt immer (,) ‚geh weg. Lass mich in Ruh.' Da hab ich wirklich bis Heim geweint. "

Für eine Tochter ist die Vorstellung, dass ihr Vater, der „ein so herzensguter Mensch" ist, eine durch das Durchgangssyndrom massive Persönlichkeitsveränderung durchmacht so erschreckend, dass sie sich sogar dabei ertappt hat, zu hoffen, dass es besser wäre, er würde sterben. Das nicht, weil die Familie mit der Krankheit nicht zurecht-kommt, sondern weil aus der Sicht des kranken Familienmitglieds eine Wesensver-änderung nicht mehr mit dem zu vereinbaren ist, was einen wesentlichen Teil seiner Person vorher ausmachte.

Verlust des Vertrauten: Kinder

„Die Oma bleibt die Oma."

Wenn es schon Erwachsene schwer verkraften, ihr krankes Familienmitglied körperlich entstellt zu sehen, so prägt sich das Bild des entstellten Körpers bei Kindern oft nach-haltig ins Gedächtnis ein. Das äußerlich entstellte Erscheinungsbild des Familienmit-glieds kann fremd und furchteinflößend wirken. Auf die Frage, was sie einem Freund raten würden, wenn der seine Oma auf der Intensivstation besucht, antwortet ein Geschwisterpaar, dass man sich nicht fürchten solle.

Kind 1: Das sie positiv denken sollen und das hoffentlich alles gut gehen wird und dass sie

Kind 2: beten

Kind 1: Ja und das sie keine Angst haben sollen

Kind 2: nicht vor der Oma

Kind 1: der eigenen Oma oder Verwandte, also fürchten, weil sie jetzt ein bisschen an-ders ausschauen, weil eigentlich bleibt ja die Oma die Oma und auch egal wie sie jetzt ausschaut.

Dem Verlust des Vertrauten wird das Vertraute entgegengesetzt, weil damit die Iden-tität des kranken Familienmitglieds gewahrt bleibt. Allerdings bedarf es dazu häufig Unterstützung und Erklärungen von Seiten erwachsener Familienmitglieder.

3.4

DEN EIGENEN BEITRAG LEISTEN: STRATEGIEN

Nachfolgend wird darstellt, welcher Strategien sich Angehörige bedienen, um das zentrale Phänomen auszuführen.

3.4.1

EMOTIONEN UNTERDRÜCKEN – SICH SELBER SCHÜTZEN

Wie bereits dargestellt, begleiten starke Emotionen die Angehörigen gerade am Anfang der Zeit auf der Intensivstation. Sie sind aber auch während der ganzen Zeit und sehr häufig noch eine lange Zeit über den stationären Aufenthalt hinaus da. Emotionen gären häufig unter der Oberfläche, häufig von Außenstehenden unbemerkt, aber sie sind stets vorhanden. Die Intensivstation ist neben der Bedrohung durch den möglichen Tod noch in vielerlei Hinsicht ein stark emotionsgeladener Raum. Starke Emotionen spielen im Zusammentreffen mit dem Personal, aber auch im Rahmen von innerfamiliären Interkationen eine große Rolle. Die Handhabung von Emotionen ist die Voraussetzung dafür, dass Angehörige während der Zeit auf der Intensivstation überhaupt handlungsfähig sind. Gelingt es den Angehörigen nicht, mit ihren Emotionen umzugehen, verharren sie meistens in einem passiven Zustand. Wie mit Emotionen umgegangen wird, ist sehr individuell und nur schwer vorhersagbar. Was sich aber zeigt ist, dass der Umgang mit Emotionen auf deren Unterdrücken gerichtet ist. Das Zulassen der Gefühle behindert die Angehörigen dabei, ihre auf die Bewältigung der Situation ausgerichteten Handlungen zu vollbringen. Angehörige schützen sich dadurch selbst, weil sie die Kraft für die Bewältigung der Situation benötigen. Zum Teil werden auch positive Emotionen unterdrückt, um sich selber vor möglichen Enttäuschungen zu schützen.

Nicht darüber nachdenken oder reden

Das nicht darüber Nachdenken oder Reden wollen ist eine sehr häufig angewendete Strategie, um mit den Emotionen umzugehen bzw. sie zu unterdrücken. Gerade (Ehe)partner und -partnerinnen, die mit dem Ereignis eines erkrankten Partners sehr plötzlich konfrontiert sind, hüllen sich in Schweigen, um in dem wie ein Ehmann sagt „Misch-Masch der Gefühle" nicht zermürbt zu werden. Dadurch wird eine schier unerträgliche Situation erträglicher, wie im folgenden Fall eine Tochter über ihren Vater erzählt, und wie er damit umgegangen ist als ihre Mutter auf der Intensivstation lag.

> *„Und der Papa zum Beispiel der Papa der hat fast mit niemanden über das geredet ja über das Problem. Und von seinem besten Freund weiß ich dass man ihn gerade ah ihn irgendwie durchlöchern hat müssen um irgendwie was so herauszukriegen wie es ihm geht (,) wie es ihm geht."*

Folgende Aussage einer älteren Ehefrau repräsentiert die Haltung vieler Ehepartner und Ehepartnerinnen, die die Situation nur dadurch meistern können, indem sie nur von einem Tag auf den nächsten denken und sich nicht damit belasten, was eventuell in der Zukunft alles sein könnte.

„Ich hab das zur Kenntnis genommen und ich nehm es auch heute zur Kenntnis das er dort liegt und (,) ich denk nicht darüber nach. Meine Kinder sagen immer (,) ich soll vordenken. Aber ich denke nicht vor sondern ich (,) ich leb von heute (,) oder morgen (,) aus. Ich denk auch nicht weiter was dann sein kann. Wenn was ist ist irgendwas (,) kann man nichts machen."

Die Emotionen werden häufig noch durch die Anteilnahme des sozialen Umfelds weiter aufgeladen. Gerade in ländlichen Strukturen spricht es sich schnell herum, wenn jemand auf der Intensivstation liegt. Viele Menschen, auch solche, die der Familie nicht so nahe stehen, nehmen Anteil, was oft ambivalent aufgenommen wird, weil Familienmitglieder nicht gerne daran erinnert werden, dass es ihrem Angehörigen schlecht geht. Daher wehren viele die Anteilnahmen ab.

„Wenn es ein paar Mal am Tag ist, ist es schon anstrengend jemand, jedem zu erklären und dann manchmal wirst du wütend und sagst „lasst mich einfach in Ruh!"

Viele Hilfsangebote, die von allen Seiten – von Verwandten und Bekannten – stammen, werden in der Situation des „Verdrängenwollens" nicht hilfreich erlebt. Häufig sind Anrufe unerträglich und Angehörige reagieren darauf, indem sie sich abschotten.

„Weil ich bin dann zum Teil nicht mehr ans Telefon gegangen. Ich konnte nicht mehr. Weil ich gewusst habe (,) sonst verlier ich meine Beherrschung. ..."

Eine weitere Möglichkeit, Gefühle zu unterdrücken ist, sich mit Arbeit abzulenken, um die um das kranke Familienmitglied kreisenden Gedanken – zumindest für eine Zeit lang – loszuwerden. Egal ob Kochen, vermehrte Gartenarbeit oder sich plötzlich wahnsinnig intensiv um die Ordnung im Haus zu kümmern, das alles verfolgt den Zweck, sich abzulenken. So schildert ein Ehegatte, dessen Frau auf der Intensivstation liegt und der schon lange in Pension ist, seinen gegenwärtigen Alltag:

„Ich will(,) ich will nirgends hingehen (..) ich will mich beschäftigen. Ich tu gerne im Garten irgendwas machen (,) ich tu die Wohnung sauber halten (,) obwohl ich nicht kochen kann frag ich ein bisschen was zusammen nicht (?) ... Ich hab mich beschäftigt. Hab das was ich nicht kann ein bisschen versucht zum Lernen (,) ein bisschen was zum Kochen (,) die Waschmaschine bedienen (,) [...] Ich hab halt wollen selbständig mich ablenken."

Angehörige, die berufstätig sind, finden die effektivste Ablenkung häufig in der Arbeit. Um gedanklich nicht wahnsinnig zu werden, vertiefen sie sich in ihre Arbeit, was ihnen allerdings häufig sehr schwer fällt, da die Gedanken immer wieder auf das kranke Familienmitglied zurückkommen. Auf die Frage, was denn in dieser schwierigen Situation geholfen hat, antwortet die Schwester einer Intensivpatientin Folgendes.

„Die Arbeit ganz leicht es war einfach die Arbeit die hat mich abgelenkt. Bin dann auch ziemlich spät immer heimgekommen nur gerade schlafen gelegt und wiederum in der Früh gleich auf (,) wieder hergekommen die hat mich abgelenkt [...] und ja das hat mir eigentlich am meisten geholfen die Arbeit."

Sobald allerdings die Arbeit als eine notwendige und gezwungene Ablenkung vorbei ist, klinken sich die Gedanken wieder ein, wie im Folgenden dieselbe Interviewpartnerin weiter ausführt:

„In der Nacht ist halt dann alles wieder hochgekommen da habe ich Ruhe gehabt da hab ich dann nachdenken können wie es mit der Schwester weitergeht (,) unter tags eigentlich eher weniger."

Da Angehörige, wenn sie berufstätig sind, gezwungenermaßen abgelenkt sind, werden die Gedanken an das kranke Familienmitglied auf einen anderen Zeitpunkt verlagert. Eine Reaktion auf das Ereignis ist, dass Angehörige wenig oder keinen Schlaf finden können, weil sich gedanklich alles um das kranke Familienmitglied dreht, wie ein Ehemann im nachfolgenden Zitat zum Ausdruck bringt:

„Ich hab nichts geschlafen ich bin seit halb zwei munter wieder. Aber ich hab nicht immer Schlafstörung das ist halt jetzt ein bisschen halt."

Die Emotionen zu unterdrücken heißt nicht, dass Angehörige nicht den Wunsch haben, mit anderen darüber zu reden. Dabei geht es mehr darum, besondere Ereignisse gemeinsam zu verarbeiten und weniger darüber zu berichten, wie es einem persönlich geht. Ob es sich hierbei um andere Familienmitglieder handelt, um Freunde, um Nachbaren, um Arbeitskollegen und -kolleginnen oder um eine mehr oder weniger außenstehende Person ist individuell und hängt mehr damit zusammen, ob man der Vertrauensperson zutraut, mit dem Gesagten einfühlsam umzugehen.

Emotionen underdrücken: Den anderen schützen

Während der Zeit auf der Intensivstation sprechen Angehörige in Anwesenheit ihres kranken Familienmitglieds nie über ihre Gefühle. Es ist kein Thema, wie belastet sie im Moment sind, oder welche Lücken durch die Krankheit entstanden sind. Indem sie in Richtung krankes Familienmitglied hin Stärke zeigen, schützen sie seine Identität.

„Und da hat sie geschaut dass nicht vor ihm geweint wird (,) auf keinen Fall weinen und auch nicht über seinen Zustand reden. Außer es ist sehr positiv. Aber nichts Negatives."

Gerade während sich das kranke Familienmitglied erholt, ist es absolut tabu, über negative Gefühle zu reden. Angehörige wollen Zuversicht ausstrahlen und das emotionale Rückgrat für ihre Lieben sein und dabei alle negativen Emotionen fernhalten, die ihre Lieben vielleicht auf ihrem Wege der Genesung in unerwünschter Form beeinflussen könnten.

Emotionale Reaktionen nicht mehr unterdrücken können

Meistens kommt der Zeitpunkt, wo sich die angestauten Emotionen ein Ventil nach außen suchen und die Angehörigen dann beispielsweise *„weinen wie ein Schlosshund"*, wie ein Ehemann über sich sagt, der, so findet er, normalerweise eher *„ein harter Kerl"* ist. Dies passiert dann auch meistens ganz plötzlich und ohne Vorwarnung. Ein Ehemann berichtet, dass dessen Frau plötzlich anfing, heftig zu weinen, als sie von Bekannten über den gesundheitlichen Zustand der Mutter ausgefragt wurde – was aber im Nachhinein als sehr heilsam wahrgenommen wurde. Ebenso erging es der Mutter einer Tochter, die, nachdem sie sich den ganzen Schmerz von der Seele geheult hatte, wieder für alle Familienmitglieder da sein konnte.

> *„Ich hab also so ungefähr zwei drei Stunden durchgeheult wirklich geheult und dann hab ich mir eigentlich (,) ja dann hab ich mir eigentlich den Schmerz von der Seele geheult sozusagen und ich war dann für alle wiederum da weil ich bin an und für sich die Stütze bei uns in der Familie."*

Das plötzliche Hervorbrechen von Emotionen zeigt, dass Emotionen ein Dauerzustand auf Intensivstationen sind und welchen Aufwand es letztlich bedeutet, sie zu unterdrücken. Sich zu sehr mit den eigenen Gefühlen zu beschäftigen, würde die Aufmerksamkeit zu sehr ablenken und Angehörige wären weniger gut imstande, ihren Beitrag zu leisten, der vor allem im andauernden Da sein und den damit verbundenen Aufgaben liegt.

3.4.2

Immer Da sein

> *„Ich bin jetzt fast (,) fünf Monate (,) viereinhalb Monate immer im Spital. Und die ersten Wochen oder Monate jeden Tag dagewesen."[eine Ehefrau]*

Sobald jemand auf der Intensivstation liegt, ist die Familie da. Es gibt keine gesunde Familie, die nicht daran festhält, ihr krankes Familienmitglied regelmäßig zu besuchen. Es gibt viele Angehörige, die jeden Tag, oft über mehrere Stunden und manchmal auch mehrmals täglich bei ihrem kranken Familienmitglied weilten. Dem Da sein auf der Intensivstation entspringen Verantwortung und das Selbstverständnis, das man als Familie hat und aus dieser Verantwortung heraus der Umstand, in Krisenzeiten dem kranken Familienmitglied beizustehen. Das permanente Da sein hat viele Gründe und verfolgt ebensoviele Absichten. Das zentrale Anliegen zielt darauf ab, dass Angehörige durch ihr Da sein für ihr krankes Familienmitglied auf verschiedene Arten Sorge tragen. Ein anderer Grund geht in eine ganz andere Richtung. Durch das Da sein tun Angehörige etwas für sich selbst – indem sie ihre Lieben sehen, tun sie etwas gegen die eigene Unsicherheit. Um Da sein zu können, ordnen Angehörige ihr momentanes Leben unter.

3.4.2.1

SORGE TRAGEN

Angehörige tragen Sorge, indem sie am Krankenbett verschiedene Arten von Hilfen geben. Dabei reagieren sie entweder auf tatsächlich beobachtete Bedürfnisse oder sie tun es, weil sie die Bedürfnisse voraussehen. Die meisten Angehörigen erkennen sich selber im Prozess der Genesung als wichtigen Bestandteil, der sowohl zusätzlich zu den Tätigkeiten der beruflichen Pflege als auch als eigener – und für das kranke Familienmitglied selbständige und unerlässliche Hilfe – wirkt. So ist die Hilfe, die sie ihren Lieben angedeihen lassen, sowohl direktes „Hand anlegen", also Handlungen, die mit Pflege im klassischen Sinne verbunden werden, als auch und noch viel mehr sind es verschiedene Formen von Beistand, die darauf ausgerichtet sind, das Familienmitglied emotional bei der Krankheitsbewältigung zu unterstützen. Die meisten verstehen das *Da sein* als eine *„ganz eigene Qualität"*. Für sie ist es die *„menschliche Dimension des Beistehens"*, was vom Pflegepersonal nicht so wahrgenommen wird oder werden kann weil es mit *„[...] Liebe zeigen und eben vielleicht auch mal eine Hand nehmen und streicheln oder auch(,) was weiß ich Umarmen oder Bussi geben [...]"* verbunden ist. Auf die Frage, warum Angehörige bei ihrem kranken Familienmitglied sind, wird meistens geantwortet, *„damit er nicht alleine ist"* oder *„dass jemand da ist"*. Das bedeutet, es geht beim *Da sein* auch nicht darum, dass irgendjemand da ist, sondern um das *Da sein* einer vertrauten Person. Dadurch wird dem kranken Familienmitglied das Gefühl gegeben, dass eine Person da ist, die sich um sie sorgt. Diese *Da sein* ist nicht austauschbar und kann nicht durch andere Personen ersetzt werden.

3.4.2.2

AM UND IM LEBEN HALTEN

Sorgetragen hat aus der Sicht der Angehörigen einen stark existenziellen Charakter. Sehr häufig verbinden sie damit, dass das kranke Familienmitglied durch ihre Anwesenheit am Leben erhalten wird. Eine interviewte Tochter ist sich sicher, dass durch den Besuch der Enkelkinder der Lebenswille der Oma angekurbelt wird. Genauso sieht es eine andere Tochter, die auf die Frage, warum es so wichtig ist, dass Angehörige bei ihren Lieben am Bett weilen, Folgendes antwortet:

„Na gut dass Sie mich so fragen [...] ich glaube überhaupt dass die Medizin die normale Medizin durchaus wichtig ist. Aber mindestens so wichtig ist die Seele oder nicht (,) mindestens ich glaub sogar dass es stärker ist (,) als die technische Ebene. "

Wie existenziell das *Da sein* für ihre kranken Familienmitglieder aus der Sicht der Angehörigen häufig ist, lässt sich im folgenden Zitat ermessen, in dem eine ältere Ehefrau begründet, warum sie immer da ist, obwohl es ihr aufgrund eigener körperlicher Gebrechen oft schwer fällt:

„Und ich hab schon einmal gehört von einer Bekannten, die lag auf der Intensivstation in Innsbruck und eine junge Bäuerin hat einen Unfall gehabt und kein Mensch hat sich um sie gekümmert. Aber ihr Vater mit 79 ist vom hinteren Pitztal jeden Tag in die Stadt gefahren und hat sie am Leben erhalten. Hat so lang mit der Tochter gesprochen. Da hab ich mir gedacht, wenn der Mann mit 79 das kann, kann ich es auch. Ich bin tagtäglich den ganzen Tag bei meinem Mann gesessen. "

An dieser Aussage wird deutlich, dass das *Da sein* als wesentliche Strategie verstanden wird, das Leben des kranken Familienmitglieds zu erhalten. *Da sein* ist existenziell, es ist lebenswichtig!

Am Vertrauten festhalten

Das Sorgetragen ist in dem Sinn auch insoweit existenziell, als das kranke Familienmitglied von seiner Familie ins Leben zurückgeholt wird, indem sie es Anteil am „normalen" Leben nehmen lassen. Sie tun dies, indem sie durch sich selbst die Verbindung zu einer vertrauten Welt herstellen. Hier steht weniger das Leben im biologischen sondern mehr im sozialen Sinne im Vordergrund. Das heißt, das Leben, das das kranke Familienmitglied vor dem Aufenthalt auf der Intensivstation gekannt hat, wird rekonstruiert, indem Lücken gefüllt und daran angeschlossen wird. Ob das kranke Familienmitglied bei Bewusstsein ist, ist dabei weniger bedeutend. Das Versäumte zu rekonstruieren ist besonders dann wichtig, wenn die Einlieferung ganz plötzlich erfolgt und die Angehörigen davon ausgehen, dass das kranke Familienmitglied nicht weiß, was eigentlich passiert ist. Die Verbindung zur Alltagswelt erfolgt über Fotos, Musik, Parfums, Rasierwasser, *„einfach etwas gewohntes"* oder, wie es eine Ehefrau sagt, jeden Tag etwas vorlesen und aus den schönsten Momenten der gemeinsamen Ehe erzählt. Was dadurch auch vermittelt werden soll, ist Gewissheit auf baldige Genesung für das kranke Familienmitglied.

„[...] ,bald gehen wir zu Hause, bald trinken wir zu Hause einen Kaffee' und so. Oder ,deine Schwester heiratet', weil (,) er weiß ja, dass die Schwester in fünf Monaten heiraten wird. Und dann haben wir so geredet, ,ja du musst bald raus kommen, damit wir die Hochzeit planen können' "

Obwohl es den Angehörigen oft aufgrund des Verlustes an Vertrautheit schwer fällt, sind sie auch da, wenn das kranke Familienmitglied verwirrt ist, um ihm beizustehen und wieder ins Leben und in die Gegenwart zurückzuhelfen. Viele für die Angehörigen sehr einprägsame Erlebnisse wären hier zu schildern. Eine Tochter erzählt, welche Todesangst ihre Mutter im Durchgangssyndrom auf der Intensivstation durchlebte. Diese Todesangst entstand durch folgende für die kranke Mutter real wirkende Situation:

> *„Sie hat Angst gehabt weil da sind Männer im schwarzen Anzug gekommen und zu dem Patienten vis a vis da haben sie einen großen toten Fisch aufs Nachtkastl gelegt (lacht). Und gleich wie sie das gesagt hat (,) ist uns irgendwie gedämmert dass das eigentlich nicht stimmen kann. Aber sie hat das so empfunden. [...] Und das war jetzt wirklich das schlimmste das <u>schlimmste</u> Erlebnis auf dieser Intensivstation (,) dass der Moment in dem mein Bruder sagt ,ich komm morgen' und sie eigentlich vorher gesagt hat ,sie bringen mich heute Nacht um' (,) und er sagt ,ich komm morgen wieder' und sie schaut ihn an und ihre Augen sind so mit Tränen gefüllt und sie schaut ihn aber so liebevoll an hat eigentlich wirklich gedacht (,) es gibt ja kein Morgen mehr (,) ich seh dich heute das letzte Mal."*

Dieses durch das Durchgangssyndrom verursachte totale „außerhalb des Lebens" Stehen zeigt den beiden Kindern, dass gegenwärtig nichts wichtiger ist, als um jeden Preis bei ihrer Mutter zu sein. Obwohl sie zu diesem Zeitpunkt schon längere Zeit vom intensivmedizinischen Standpunkt außer Lebensgefahr war, wachten die Tochter und der Bruder abwechselnd am Bett der Mutter, um ihr die Todesangst zu nehmen, die sie gegenwärtig durchlebte.

Durch ihre Anwesenheit versuchen sie auch beruhigend einzuwirken und dem Familienmitglied den Stress der ungewohnten Umgebung zu nehmen. Die Angehörigen erleben sich und die ganze Familie als etwas Gewohntes, das dem kranken Familienmitglied in einer fremden und bedrohlichen Umgebung Sicherheit und Zuversicht gibt. Die Verbindung zur Welt ergibt sich auch, weil sie für ihre Angehörigen häufig der Kommunikator sind. Eine Tochter erzählt, dass ihre bereits ältere Mutter seit der Kindheit aufgrund einer anatomischen Deformation einen leichten Sprachfehler hat. Deshalb muss sie da sein sobald sie aufwacht, um für sie als Übersetzerin und Sprachrohr zu fungieren.

Viele Angehörige wissen intuitiv oder aus Erfahrung, was sie am Bett tun sollen. Manche brauchen allerdings die Information, was der Rahmen für das Sorgetragen sein kann, was sie beispielsweise von zuhause mitbringen können und was nicht. Für manche Angehörige ist diese Art von Information die wichtigste Aufgabe der Pflegenden überhaupt.

> *„Das ist sicher ein Hauptanliegen (,) des pflegenden Personals wenn man hin kommt und (,) und der Patient ist entweder im Halbschlaf oder im Tiefschlaf dass sie einfach sagen man soll mit ihnen reden man soll das machen soll sie auch [...] haben wir überall die Erfahrung gemacht das sie uns das empfohlen haben (,) und ah (,) dass sie gesagt haben die Patienten werden das mithören usw. werden aber keine Reaktion zeigen und es wäre von großem Vorteil wenn man eben das macht man soll auch ganz normal und laut reden also (,) da kriegt man diese Einweisungen nicht (?)"*

Angehörigen sorgen sich auf vielfältige Weise um ihre Lieben. Folgende Tabelle ist eine Zusammenstellung an verschiedenen Tätigkeiten, was Angehörige tun.

Daran wird deutlich, wie vielfältig die Tätigkeiten sind und dass es sich dabei um spezielle Aufgaben handelt, die nur Angehörige leisten können.

ablenken	berühren	massieren	streicheln
beruhigen	vorlesen	motivieren	trösten
mit anderen kommunizieren	beistehen	abschirmen	beobachten und vergleichen
bei der Pflege helfen	übersetzen	vergewissern, dass alles getan wird	einfach nur da sein
nicht alleine lassen	irgendwas Gewohntes (Fotos, Musik, Hansi Hinterseer, Rasierwasser, Parfum, Bücher, Bilder, ...)		„nur im Falle" da sein

Tab. 7: Dinge, die Angehörige am Bett ihrer kranken Familienmitglieder tun

3.4.2.3

SCHÜTZEN

Dieser Aspekt bezieht sich darauf, dass Angehörige durch ihr *Da sein* ihr krankes Familienmitglied vor bedrohlichen und potentiell bedrohlichen Einflüssen und Gefahren schützen. Der Handlungskontext, in dem das Schützen stattfindet, ist die Hilflosigkeit des kranken Familienmitglieds, da durch unerwünschtes Verhalten seitens des Personals oder auch anderer Besucher die körperliche Integrität oder die Würde des Angehörigen bedroht ist. Angehörige schützen ihre Familienmitglieder auf zwei Arten: indem sie etwas Konkretes für sie tun oder aber auch bewusst nichts tun. Die Entscheidung darüber beruht auf einer sorgsamen Abwägung der Für und Wider dessen, was dem Wohl des kranken Familienmitglieds am meisten dient.

Etwas sagen

Etwas zu sagen bedeutet, die Bedürfnisse oder Rechte des kranken Familienmitglieds durchzusetzen, dann, wenn sie vom Personal nicht erfüllt oder wahrgenommen werden. Dabei sind Konflikte oft vorprogrammiert.

> *„Also ich frag mich ja sehr oft was passiert mit den Angehörigen die sich nicht aufregen. Da frag ich mich wirklich."* [eine Tochter]

Angehörige wägen ab, ob sie etwas sagen sollen und sie zeigen dabei auch Verständnis, wenn man ihnen sagt, dass Personalknappheit herrscht oder wenn sie wissen, dass ihr Familienmitglied *„sicher kein Einfacher ist."* Wenn sie allerdings den Eindruck haben, dass ihr Familienmitglied in Gefahr ist, sprechen sie das Personal darauf an wie folgender Ehemann, der beobachtete, dass das Heraussetzen seiner Frau in einen Lehnstuhl zum Zweck der Mobilisation für sie sehr belastend ist:

> *„Und dann hab ich mal gesagt (,) also das ah (,) find ich also rein vom Gefühl her nicht gut. Es wär doch besser wenn sie sie zweimal am Tag am Vormittag und am Nachmittag für eineinhalb Stunden hinaussetzen und nicht einmal gleich drei oder vier Stunden nicht (?) [...] Eindeutig (,) dass sie da keine Zeit haben für solche Sachen (,) ist da die Antwort gewesen und ich hab das aber auch nicht sitzen lassen. [...] ja auf mein Drängen dass wir das also irgendwie anders machen hat er sich [der Professor] ständig gewehrt und zum Schluss [...] hat er gesagt er ist gar nicht zuständig dafür das sei die Stationsschwester zuständig für diesen Part. Ah ich hab da meinen Unmut geäußert das kann ich natürlich überhaupt nicht akzeptieren dass ein Vorstand oder der Chef von dieser Station sagt es geht ihn nichts an. [...] Ein Fisch fängt am Kopf zum stinken an."*

In diesem Fall war der Ehemann dann zufrieden, als es zu einer Aussprache mit allen Berufsgruppen kam und das Problem schließlich gelöst wurde. Aus der Sicht der Angehörigen wird so eine „Überprüfung" von Seiten des Personals oft als anmaßend, unkundig und aus dem Zusammenhang gerissen wahrgenommen. Da den Angehörigen in den seltensten Fällen die Kompetenz zugeschrieben wird, beurteilen zu können, was wirklich für den Patienten bzw. die Patientin gut ist, fördert *das Sagen* mögliche Konflikte oft noch zusätzlich, weil sich das Personal kritisiert fühlt. Eine Frau, die aufgrund der künstlichen Beatmung, allerdings bei vollem Bewusstsein, nicht in der Lage war zu sprechen, teilte ihrem Ehemann per handgeschriebenen Zettel mit, dass sie die *„Schwestern nicht mögen."* Der Ehemann reagierte zwar nicht unmittelbar darauf, nahm es aber zum Anlass, mit der Stationsschwester darüber zu reden. Es stellte sich heraus, dass der Grund dafür war, dass eine Pflegeperson der Patientin die Glocke weggenommen hatte, worauf der Ehemann einfach reagieren musste und was letzten Endes zu einem Streit führte.

> *„Wir haben dann gestritten mit der Stationsschwester und mit dieser Schwester und die hat sich also auch hat sich entschuldigt und hat gesagt das ist nur ja war halt nur (,) Zufall usw. dass die Glocke nicht dort war und so weiter. Wir haben dann auch das so stehen gelassen. Aber allein dass ah (,) der Patient den Eindruck kriegt und schreibt einfach die Schwestern mögen mich <u>nicht</u> und da war sie sicher hilflos nicht (?)"*

Nichts sagen

Sehr häufig kommt es allerdings auch vor, dass Angehörige ihre Lieben dadurch versuchen zu schützen, indem sie nicht darüber reden, wenn ihnen etwas missfällt, weil sie glauben, dass sich ein Streit mit dem Personal negativ auf die Betreuung ihrer Lieben auswirken könnte.

> *„Da traut man sich nichts sagen [...] weil man hat immer das Gefühl (,) ah das bringt ja eh nichts nicht (?) also zumindest für deinen Angehörigen bringt das sowieso nichts."*

Auch wenn es ihnen durch ihren geäußerten Unmut selbst besser gehen würde, verzichten sie zum Schutze ihres kranken Familienmitglieds darauf, etwas zu sagen. Eine Tochter, die, weil sie selber als Pflegende arbeitet, glaubt einschätzen zu können, was es unter Umständen bedeutet, wenn sich Angehörige zu sehr in die Betreuung einmischen, erzählt:

> *„Was hätt ich denn tun sollen (?) Erstens will man dem Vater ja nichts Schlechtes tun ja (?) der sicher auch kein Einfacher ist (,) der gerade vielleicht im Durchgang[ssyndrom] ist (,) wir wissen ja wie das ist nicht (?) Wenn man dann hinkommt und man sieht die Schutzfixierungen für die Hände hängen (,) weiß man ja was g'rennt ist in der Nacht ja. Also man will dann ja nicht noch Öl ins Feuer gießen ja .. oder sich wichtig machen nicht (?) Es wird einem dann ja (,) anders ausgelegt als man es meint ja."*

Die Tochter enthält sich ihrer Äußerungen, obwohl sie das Gefühl hat, dass auf der Abteilung Sachen passieren, wie beispielsweise das nächtliche Fixieren, das die Würde ihres kranken Familienmitglieds verletzt. Dabei wägt sie ab, was für ihren Angehörigen besser ist, etwas zu sagen oder nichts zu sagen. Um den Angehörigen zu schützen, auch weil sie selber Krankenschwester ist und sich nicht dem Vorwurf aussetzen möchte, sie spiele sich auf, verzichtet sie darauf, etwas zu sagen.

Das schützende *Da sein* gegenüber den Mitarbeitern und Mitarbeiterinnen, indem man etwas sagt oder es bewusst unterlässt, etwas zu sagen, ist nicht immer vorhanden und es kann in seinen Ausprägungen sehr verschieden stark sein. Das kranke Familienmitglied schützen zu müssen, ist sehr stark davon abhängig, wie sicher und beschützt Angehörige ihre kranken Familienmitglieder auf der Intensivstation wahrnehmen und wie sehr sie darauf vertrauen, dass das Personal dort seine Sache gut macht.

Freundlich zum Personal sein

Die Position des Pflegepersonals wird von den Angehörigen in Bezug auf die Betreuung als eine sehr zentrale und gleichzeitig auch als eine sehr mächtige eingestuft. Sie wissen genau, dass Pflegepersonen darüber befinden können, in welchem Ausmaß man beim kranken Familienmitglied sein kann. Viele Angehörige wollen es sich deshalb mit dem Pflegepersonal nicht verscherzen. Damit das kranke Familienmitglied gut behandelt wird, werden seitens der Angehörigen häufig mehr oder weniger eindeutige Beziehungsangebote in Richtung der Pflegenden gemacht. Häufig bringen sie dabei dem Team auf der Intensivstation auch noch etwas mit (Kaffee, Kuchen etc.). Diese Geste der Anerkennung honoriert die tatsächlichen Leistungen der Pflegenden, verfolgt aber auch die Strategie, sie bei Laune zu halten und die Aufmerksamkeit zu ihrem krankes Familienmitglied nicht abreißen zu lassen.

> A: *Und dann haben wir versucht den Schwestern eben jedes Mal was mitzubringen (,) ja (,) macht ja jeder.*
>
> I: *Und warum (,) warum macht man das (?)*
>
> A: *Naja das ist eben um die bei Laune zu halten (,) natürlich ja (lacht) das ist eh klar.*

Die Befindlichkeiten der Personen mitzudenken und sie gedanklich vorwegzunehmen, um richtig darauf reagieren zu können, ist eine Dauerarbeit und kann deshalb sehr anstrengend sein. Sie sind auch dann freundlich, wenn einzelne Pflegepersonen sich dadurch hervortun, dass sie in den Augen der Angehörigen negativ auffallen.

„Die Auswahl vom Personal ist ein ganz sensibles Thema noch dazu wo es nicht sehr viele gibt (,) nicht (?) (lacht) Aber durchaus ... sind da schon einige dabei wo wir gedacht haben hm .. mag sein dass der vielleicht alles kann aber so wirklich .. wohlgefühlt hat man sich da nicht dabei."

Die Angehörigen unternehmen nichts, weil es nicht wirklich einen konkreten Anlass dafür gibt. Auf jeden Fall versetzt sie das Schützenmüssen in einen Zustand erhöhter Aufmerksamkeit und Wachsamkeit, gleichsam wie ein Wachhund, dem man den Schutz seiner größten Kostbarkeit überträgt.

Vor *„Besuchern"* schützen

Aber nicht nur vor Mitarbeiten und Mitarbeiterinnen muss das kranke Familienmitglied geschützt werden, auch gegenüber Bekannten und sogar Verwandten besteht diese Notwendigkeit von Zeit zu Zeit. Die engsten Familienmitglieder schirmen ihre kranken Angehörigen vor anderen Personen in der Form ab, dass sie strikt darüber wachen, wer zu Besuch kommen darf und wer nicht. In der Regel sind es nur die allerengsten Familienmitglieder oder manchmal enge Freunde. Dadurch wahren sie die Würde und verhindern, dass das kranke Familienmitglied in seiner ganzen Verletzlichkeit – häufig bewusstlos und maschinenabhängig – in diesem Zustand von anderen gesehen wird.

„Sobald sie wach war also wie sie also ansprechbar war ist meine Mutter dann auch noch gekommen und dann halt Freundinnen jetzt aber in der Intensivstation waren eigentlich nur wir Vier sonst keiner."

Wie lange Angehörige Schild sein können hängt davon ab, wie verletzlich das kranke Familienmitglied von der Familie eingestuft wird. Zumindest sind sie es in der Anfangsphase, aber in den meisten Fällen die ganze Zeit über auf der Intensivstation.

Die Einschränkung bei Bekannten durchzusetzen ist relativ einfach, besonders wenn Angehörige das Gefühl haben, dass sie ohnedies aus Neugier *„nur schauen wollen"* ohne dass eine echte Anteilnahme dahinter steht. Eine Ehefrau erzählt, dass der ganze Fußballverein ihres Mannes abgeschirmt werden musste, was zwar mühsam, aber nicht besonders schwierig war. Das kranke Familienmitglied wird aber auch vor Besuchern der eigenen Familie abgeschirmt, was häufig ein viel größeres Problem darstellt, weil dadurch Konflikte vorprogrammiert sind. Ein Ehemann erzählt, dass er seine krebskranke Frau auf der Intensivstation von ihren eigenen Eltern abgeschirmt hat, weil er das Gefühl hatte, dass ihr dieser Besuch nicht gut tun würde. Er erzählt, dass der Besuch *„nicht echt ist"* und eigentlich nur aufgrund schlechten Gewissens stattfindet. Dass vornehmlich Erbschaftsthemen im Vordergrund standen und dass die Eltern hauptsächlich negativ denken, brachte den Ehmann dazu, seine Schwiegereltern nicht mehr zu seiner Frau zu lassen.

*„Aber sie war meistens z'müd. Und dann hab i gsagt zu der Schwester (,) jetzt schrän-
ken wir die Bsuchszeit ein dass sie ihre Ruh hat (,) weil i bin eh immer da. Und da ist
eigentlich das ganze Chaos rauskommen. I hab eigentlich meine Frau gschützt und das
haben sie nit kapiert (Anm: die Eltern der Patientin). Weil es isch die ganze Zeit nur um
Krebs und Sterben gangen. Das ist schon für einen gsunden Menschen anstrengend.
Und da bin i halt ein bissl eini gfahren dann."*

Das Abschirmen vor der eigenen Familie fällt den Angehörigen in manchen Situationen besonders schwer. In vielen Familienkonzepten ist es ganz normal, dass die
Großfamilie da ist, sobald jemand ernsthaft erkrankt. Mit den Augen der Mitarbeiter
und Mitarbeiterinnen im Krankenhaus betrachtet sind es oft jene Familien, die mit
einer großen Anzahl von Mitgliedern die Warteräume füllen. Dies stößt oft nicht nur
seitens des Krankenhauses und dessen Personal auf wenig Gegenliebe, auch innerhalb
der Kernfamilie des erkrankten Familienmitglieds gibt es Momente, in denen die Anteilnahme der Großfamilie als wenig hilfreich empfunden wird. Die Anwesenheit der
Großfamilie wird besonders dann als störend empfunden, wenn deren Besuch als ein
Akt des Pflichtbewusstseins, in dessen Rahmen den anderen Familienmitgliedern die
Anteilnahme gezeigt wird, verstanden wird. Gegen diese familiären Bande aufzube-
gehren fällt nicht leicht, da man Familieninteressen gegen individuelle Interessen des
kranken Familienmitglieds aufwiegen muss. Wissend um diesen Umgang bei Krankheit
wird häufig Konflikten aus dem Weg gegangen, indem man die Familie gewähren lässt.
Der noch recht junge Sohn einer bosnischen Familie erzählt, dass die ganze Familie da
war und den kranken Vater auf der Intensivstation sehen wollte:

*„Und das waren viele Tanten und Onkel und so die Kinder (,) und auch so Paten, so (,)
ja und äh, auch Bekannte [...] Zum Beispiel die denken (,) ja, er wird sterben oder so,
noch einmal dass sie ihn sehen oder so .. und das haben sicher ein paar gedacht (,) dass
er sterben wird und damit wir dann nicht später sagen können (,) ja die haben sich gar
nicht blicken lassen."*

Vielen Familienmitgliedern ist es schwer zu erklären, dass sie ihre Besuche einschränken
oder auf einen späteren Zeitpunkt verschieben sollen. Eine Wegweisung wird oft als
Beleidigung aufgefasst. Um die Konflikte gering zu halten ist es manchmal ganz recht,
wenn man nicht selbst diejenige Person ist, die ein Verbot aussprechen muss, sondern
wenn die Besuchszeit von anderen verordnet wird. Dies ist eine der wenigen Situation,
wo Besuchsregelungen zum Wohle des kranken Familienmitglieds ausgelegt und von
den nahen Angehörigen als hilfreich empfunden werden, aber nur, weil sie dem Schutz
des kranken Familienmitglieds dienen.

*„Aber wir wollten es halt keinem verbieten. Dann haben wir das so gelassen, aber dann
wurde immer mehr und mehr, jeder ist alleine hingegangen, ohne anzurufen (,) und
dann haben wir den Ärzten gesagt, ‚na lasst keinen mehr rein, nur uns [...] Und wenn
wir jemandem erlauben dann halt in unserer Begleitung, aber so wenn jemand alleine
(,) und zur Tür kommt, dann nicht herein lassen'."*

3.4.2.4

DAUERNDE ANGST VOR VERSCHLECHTERUNG BEIM „HINEINFAHREN"

Die dauernde Angst vor Verschlechterung ist, wie schon beschrieben, eine der größten Unsicherheiten überhaupt. Obwohl das *Da sein* das beste Mittel gegen Unsicherheit darstellt, wird der Gang auf die Intensivstation aufgrund des *„nicht Wissens was einen erwartet wenn man rein kommt"* von vielen Angehörigen als die schlimmste Erfahrung während der ganzen Zeit wahrgenommen.

> *„Ich muss ehrlich sagen ich hab jedes Mal Angst gehabt bevor ich rein gegangen bin weil mich hat jedes Mal was anderes erwartet."*

Es besteht die häufig gerechtfertigte Angst davor, dass sich der Gesundheitszustand seit dem letztem Besuch oder dem letzten telefonischen Kontakt verschlechtert hat. Für viele Angehörige wird der Weg auf die Station und die Vorstellung, wie es dem kranken Familienmitglied heute geht, zur wahrsten Qual, wie durch folgendes Zitat einer Tochter zum Ausdruck gebracht wird:

> *„Aber (,) das hat mein Vater dann auch als die größte Belastung empfunden in dem Moment wo wir hineingehen diesen langen Gang im Krankenhaus (,) dass man eigentlich Bauchweh gehabt hat. [...]"*

Die Angst vor Verschlechterung und vor bösen Überraschungen kann auch zusätzlich durch das Personal geschürt werden. Eine Tochter erzählt, dass sie vor dem Besuch nicht darüber informiert wurde, dass ihr Vater in ein anderes Zimmer verlegt wurde. Sie fand dann einen fremden Patienten vor, dessen Gesundheitszustand sehr schlecht war und den sie irrtümlich für ihren Vater hielt. Sie dachte im ersten Moment an eine plötzliche und dramatische Verschlechterung und war sehr geschockt bis sich der Irrtum aufklärte.

Die Angst und Unsicherheit, ob sich der Zustand verschlechtert hat, nagt permanent an den Nerven der Angehörigen und begleitet sie die ganze Zeit über. Diese Hürde muss von allen Angehörigen genommen werden, erst dann schafft der Besuch die Erleichterung. So gut wie alle Angehörigen antworteten auf die Frage, was denn der schwierigste Moment für sie auf der Intensivstation war, so oder so ähnlich:

> *„Jedes Mal wenn ich ins Spital reinfahre ist mir <u>schlecht</u> muss ich sagen ... bin ich froh wenn ich drinn bin und da denk ich eher an nichts ..."*

Die ganze Zeit über sind Angehörige damit beschäftigt, ihre Emotionen zu unterdrücken. In dem Moment, bevor sie zu Besuch kommen und die Abteilung betreten, lassen sie sich kaum mehr kontrollieren. Dies macht deutlich, wie belastend und emotionsgeladen die gesamte Zeit ist. Diese Emotionen, denen sie während des Hineinfahrens ausgeliefert sind, bleiben im Verborgenen. Weder ihr krankes Familienmitglied noch Pflegende merken etwas davon.

3.4.2.5

Aufwand von immer Da sein: Zeitlich, finanziell und organisatorisch

Der zeitliche Aufwand von Besuch ist teilweise sehr groß. Es wird ein früherer Bus genommen, um einen Besuch noch vor der Arbeit bewerkstelligen zu können und zwei bis drei Stunden täglich im Auto zu verbringen, ist keine Seltenheit. Der Besuch wird dabei zur Routine, an den der Tagesablauf nach Möglichkeit angepasst wird und der schon Teil des Alltags ist. Nachfolgend schildert eine Tochter, wie sie den Aufwand des Besuchs ihres Vaters über Wochen hinweg bewerkstelligte und gleichzeitig dafür Sorge trug, dass ihre mobilitätseingeschränkte Mutter ebenfalls zu Besuch kommen konnte.

„Ja es war ziemlich aufwendig. Ich bin normal in der Früh in die Arbeit gefahren (,) zumeist. Hab mich dann am Nachmittag so um vier halb fünf in die Schnellbahn geworfen bin zu meiner Mutter gefahren ... hab sie ins Auto gepackt (,) bin ins Krankenhaus gefahren. [...] und ähm (,) ja und nachdem wir dort waren hab ich sie wieder zusammengepackt ins Auto gesetzt (,) sie heimgebracht dann hab ich vielleicht noch was eingekauft (,) eine Kleinigkeit gekocht und dann bin ich heimgefahren. Also vor acht war ich dann auch nicht zuhause. Und das wars eigentlich. Die meisten Tage waren so."

Während der Zeit auf der Intensivstation denken Angehörige kaum über den Aufwand nach, weil er selbstverständlich ist und sie dem *Da sein* alles unterordnen. Erst nachher können sie sich eingestehen, dass es mit Belastungen verbunden war.

Der tägliche Besuch ist, besonders wenn er über einen langen Zeitraum stattfindet und die Entfernung zum Krankenhaus entsprechend groß ist, auch mit finanziellen Aufwendungen verbunden – was Angehörige aber natürlich in Kauf nehmen und nicht darüber reden.

„[...] gut Gott sei Dank können wir uns das alles leisten aber das ist natürlich ein Aufwand."

Die Ehefrau eines Mannes, der mehrere Monate auf der Intensivstation verbrachte, berichtet, dass sie innerhalb von Wien über mehrere Wochen hinweg täglich 40 Euro für Taxifahrten ausgab, weil sie aufgrund körperlicher Einschränkungen nicht mit öffentlichen Verkehrsmitteln fahren konnte. Trotz dieser relativ hohen Kosten hielt sie wochenlang am Besuch fest. Erst nach längerer Zeit gelang es ihr, mit Hilfe der Familie einen Taxiservice zu organisieren, über welchen sie aufgrund ihrer körperlichen Einschränkung einen vergünstigen Tarif geltend machen konnte. Dieselbe Ehefrau berichtete auch davon, dass sie sich nicht die Zeit nahm Einkaufen zu gehen, woraus resultierte, dass der Kühlschrank häufig leer blieb.

Welchen Aufwand das *Da sein* bedeuten kann, zeigt auf folgendes Beispiel: Eine ältere Frau, die im Pflegeheim wohnte und aufgrund ihrer eingeschränkten Mobilität auf einen Rollstuhl angewiesen war, besuchte ihren schwer kranken Sohn mindestens einmal in der Woche. Obwohl er beatmet war und sie nicht mit ihm reden konnte, hielt sie an dem Besuch fest. Das war umso bemerkenswerter, weil sie dafür einen Krankentransport benötigte, der sie hinbrachte und auch wieder abholte.

3.4.2.6

IMMER DA SEIN: GRENZEN

Da Familienmitglieder das *Da Sein* für das kranke Familienmitglied und auch für sich selbst als enorm wichtig erkennen, ist das *Da sein* beinahe grenzenlos. Die Grenzen von *Da sein* markieren jene Punkte, an denen das tägliche *Da sein* aus der Sicht der einzelnen Angehörigen nicht mehr möglich ist. Nicht mehr möglich bedeutet, dass der Druck entweder aufgrund der zeitlichen und emotionalen Belastung derart groß wird, dass man eine Pause einlegen muss. Angehörige berichten davon, dass sie einfach nicht mehr gekonnt haben und dass es ihnen zu viel geworden war. Dies ist hauptsächlich dann erreicht, wenn die Länge des Aufenthaltes auf der Intensivstation nicht absehbar ist.

„ *[...] und irgendwann ist der Punkt dann gekommen bei mir irgendwann dann im Kopf wo ich mir gedacht hab (,) so aus jetzt. Es ist wie es ist (,) du kannst du Situation eh nicht ändern. Er schafft es oder er schafft es nicht aber du kannst dich da jetzt nicht auffressen lassen emotional. Und das ist dann auch gegangen. [...] Und am nächsten Tag ist es mir schlagartig besser gegangen ... "*

Der Grund liegt meistens darin, dass zu viele gleichzeitige Verpflichtungen auch bei allen Bemühungen es kaum mehr zulassen, alles unter einen Hut zu kriegen. Sehr häufig sind es die eigenen kleinen Kinder, die die Töchter und Söhne veranlassen, den Besuch zu ihren auf der Intensivstation liegenden Eltern einzuschränken. Angehörige erleben dies häufig als Entlastung und dass sie durch die Pausen wieder mit neuer Kraft für ihr krankes Familienmitglied *Da sein* können, allerdings nicht gänzlich ohne schlechtes Gewissen den Verpflichtungen ihm gegenüber.

„ *... dass man das Gefühl hat am Anfang (,) wie ich dann wieder Arbeiten gegangen bin (,) ich hab fast ein schlechtes Gewissen gehabt wenn es mir einmal gut gegangen ist an einem Tag ja (?)*

3.4.2.7

NICHT DA SEIN

Im Rahmen der Studie wurde zweimal versucht, mit einem Familienmitglied zu reden, welches nie zu Besuch auf der Intensivstation war. Im einen Fall handelte es sich um die Enkeltochter einer Patientin. Die Enkeltochter konnte sie nicht besuchen, da sie schwanger war und Angst hatte, dadurch ihr eigenes Kind zu gefährden. Nach Auskunft ihres Vaters fiel ihr das Wegbleiben aber sehr schwer, da eine sehr enge Bindung zur Großmutter bestand. Das heißt, ein Grund nicht da zu sein, ergibt sich in dieser Situation für die Enkelin daraus nicht, weil der Schutz einer anderen Person Priorität hatte.

Häufig sind auch die Besuchszeiten nicht mit den Besuchsmöglichkeiten der Angehörigen zu vereinbaren, beispielsweise wenn kleine Kinder vorhanden sind, meist noch gepaart mit erschwerenden Arbeitszeiten oder langen Anfahrtswegen oder der familiären Konstellation alleinerziehend und keine Aufsichtsperson vorhanden. Wenn es nicht möglich ist, eine entsprechende Betreuung für die Kinder zu organisieren, ist ein Besuch nicht möglich, wie im Folgenden eine Mutter erklärt:

> *„Es gibt a zum Beispiel dass sie sagen elf bis zwölf und dann zwanzig bis zweiundzwanzig Uhr und so. Alles Ding der Unmöglichkeit also. […] Also wer kommt um zwanzig Uhr wenn die Familien und die Kinder zu Hause sind da kannst du nicht einfach weggehen und bis Mitternacht dort bleiben."*

Wichtig zu erwähnen ist, dass diese Grenzen zwar für einzelne Personen aber nicht für die Familie gelten. Aber egal, was die Beweggründe des nicht *Da seins* sind – sofern die Familie als Familie existiert, wird immer danach getrachtet, dass jemand beim kranken Familienmitglied ist. Die Einzelperson, die nicht zu Besuch kommt, verschwindet hinter der Familie, die zu Besuch kommt.

3.4.3

ALLES ZURÜCKSTELLEN

Wenn ein Familienmitglied auf der Intensivstation liegt, wird alles andere hintangestellt. Der Alltag und die damit verbundenen Aktivitäten laufen auf Sparflamme. Die eigene Person und eigene Bedürfnisse werden zu Nebenschauplätzen des Ereignisses. Die Aufmerksamkeit richtet sich ausschließlich auf das kranke Familienmitglied und das Zurückstellen ist die Voraussetzung dafür, möglichst oft beim kranken Familienmitglied sein zu können und die Zeit auf der Intensivstation zu überstehen.

3.4.3.1

ANPASSEN DES TAGESABLAUFS

Der gesamte Tagesablauf wird dem *Da sein* untergeordnet. Damit ist meist ein gehöriges Maß an Anpassungsleistung notwendig. Der Sohn einer aufgrund einer Herzklappenoperation auf der Intensivstation liegenden Mutter plant seine Arbeit, bei der er oft mehrere hundert Kilometer am Tag im Auto verbringt so ein, dass er trotzdem täglich zu Besuch kommen kann.

„[...] *der Gedanke wie plan ich (,) wie plan ich dann halt den Weg daher (,) wann geht es sich zeitlich aus.*"

Angehörige jonglieren mit der Zeit und bauen ihre Aktivitäten des Alltags so um, dass sie mit dem Besuch und den Besuchszeiten vereinbar sind. Häufig beginnt der Arbeitstag früher und endet später als gewöhnlich, sodass sich der Besuch ausgeht, wie auch eine Tochter im folgenden Fall schildert.

„[...] *und ich fahre extra mit einem Bus früher dann bin ich um kurz vor halb acht unten und dann bleibe ich halt fünf Minuten zehn Minuten und dann gehe ich wieder (,) ja meistens sind es zehn Minuten aber dann bin ich dann wieder beruhigt und dann sage ich ich komme Mittag wieder halb nach um zwei [...]*".

3.4.3.2

„KEINE FREIZEIT"

Alles Zurückstellen, um beim kranken Familienmitglied sein zu können bedeutet auch Verzicht auf viele Dinge, die im Alltag normalerweise wichtig sind. „*Schlimm, halt so immer nur zur Arbeit, nach der Arbeit ins Krankenhaus, nach Hause schlafen, dann immer so weiter. Wir sind nicht einmal fort gegangen, ich und sie.*" Diese Aussage stammt von einem jungen Mann, der aufgrund eines Herzinfarktes seines Vaters das „*ganz normale Programm*" total einstellte. Im Alltag bedeutet für ihn und auch für seine in etwa gleich alte Schwester das Weggehen am Abend sehr viel. „Nicht einmal fortgehen können" ist in diesem Zusammenhang eine der wohl größten Anpassungen an die Situation. Dies führt auch dazu, dass, abgesehen von den engsten Familienmitgliedern, die meisten sozialen Kontakte eingestellt werden. Alles, was außer Plan und nicht im Zusammenhang mit dem Besuch des kranken Familienmitglieds steht, wird vorübergehend ausgesetzt, wie auch aus folgendem Zitat einer jungen Frau hervorgeht:

„Mit Wochenendausflügen das war halt dann nicht mehr und der Freitag ist mein freier Tag den ich eigentlich heilig halte (,) und der wurde gänzlich investiert in die Familie. Ich hab über Wochen meine Freunde nicht mehr gesehen zum Beispiel (,) weil einfach keine Zeit war."

Der Verzicht auf Freizeit zu Gunsten des Besuchs geht häufig so weit, dass der gesamte Jahresurlaub dafür aufgebraucht wird. *„Also ich hab meinen ganzen Jahresurlaub und so (,) hab ich aber natürlich gerne dafür verwendet aber das ist alles dafür draufgegangen."* Aber niemand würde sich je darüber beklagen, weil es für alle selbstverständlich ist.

3.4.3.3

KÖRPERLICHE BEDÜRFNISSE ZURÜCKSTELLEN

Um mit der Situation umzugehen und möglichst oft beim kranken Familienmitglied sein zu können, werden während der Zeit des Intensivaufenthalts häufig elementare körperliche Bedürfnisse zurückgestellt. Von allen möglichen in diesem Zusammenhang stehenden Anpassungen wird berichtet. Häufig stehen diese im Zeichen von zeitlich eng bemessenen Besuchsregelungen, welche Angehörige nicht verpassen wollen.

„Weißt du durch das ganze nicht Schlafen und nix und die ganze Nacht außen und dann wieder arbeiten, das ist schon ziemlich anstrengend ziemlich anstrengend. Aber ich hab es geschafft."

Wie im oben erwähnten Beispiel einer Tochter ist es meistens der Schlaf, der während der Zeit zu kurz kommt, wie auch im folgenden Beispiel deutlich wird:

„In der ersten Woche hab ich sicherlich nicht mehr als insgesamt vier Stunden geschlafen. Dann hat mich einmal ein Psychologe zu sich geholt und mich gefragt, ob ich schon weiß was ich da mach und was ich leist (,) weil wenn meine Frau gesund wird braucht sie mich ja auch wieder. Da hab ich gesagt ,dann hat sie mich auch dann!' Weil ich weiß was ich meinem Körper zutrauen kann und was nicht."

Angehörige nehmen bewusst in Kauf, dass sie sich ungesund verhalten, um möglichst viel Zeit bei ihrem kranken Familienmitglied verbringen zu können. Wie in dem gerade zitierten Beispiels ein Ehemannes es tat, der es durchsetzen konnte, bei Bedarf auch die Nacht bei seiner Frau, in einem Lehnstuhl dösend, auf der Intensivstation verbringen zu können. Über lange Zeit hinweg verbrachte er so die Nächte auf der Intensivstation, während sein Arbeitstag normal weiterging. Häufig fehlt sogar die Zeit zum Einkaufen und der Kühlschrank bleibt leer. Im folgenden Beispiel berichtet eine andere Tochter, wie ihr Tagesablauf vonstattenging:

> *„Hab mir dann unterwegs irgendwo entweder eine Wurstsemmel oder irgendein (,) ich bin fast Coca-Cola abhängig geworden weil das hat mir am meisten geholfen weil das war gezuckert und war gut gegen den Hunger (,) war schön kalt [...]."*

Dies ist eine Notwendigkeit, wenn man die Besuchszeit nutzen und mit anderen Anforderungen, meist beruflicher Natur, unter einen Hut bringen muss. Angehörige können dabei allerdings enorme Kräfte mobilisieren, weil alles auf „Funktionieren" ausgerichtet ist. Sie nehmen eine mögliche gesundheitliche Verschlechterung in Kauf mit dem Ziel, immer beim kranken Familienmitglied sein zu können und überschreiten dabei häufig ihre Grenzen ganz bewusst.

3.4.3.4

BEZIEHUNGEN ZURÜCKSTELLEN

Der Aufenthalt eines Familienmitglieds auf der Intensivstation ist für Beziehungen oft eine Bewährungsprobe, weil eben dauernd ein Partner nicht zu Hause ist und weil kaum Zeit füreinander bleibt. Weil sich beispielsweise Paare wenig sehen, läuft alles auf Sparflamme.

> „Im Moment denke ich mir haben wir einfach wirklich wenig Zeit für uns oder so ge dass wir irgendwie gemeinsam die Zeit verbringen können geht nicht (,) also weder mit den Kindern oder dass mein Mann und ich irgend etwas tun ich weiß nicht ob du jetzt auf das Sexuelle oder so aus bist ich denke mir da läuft jetzt auch nicht viel muss ich ganz ehrlich sagen weil du einfach auch keine Muse hast oder so."

Krisen sind immer eine Belastungsprobe für eine Beziehung – dass sie dabei in die Brüche geht, ist aber selten der Fall. Meist wir die schwierige Zeit gemeinsam übertaucht und häufig gehen Beziehungen nachher gestärkt daraus hervor.

3.4.3.5

BEZIEHUNGEN ZURÜCKSTELLEN: KINDER

Alles dem *Da sein* auf der Intensivstation unterzuordnen betrifft die ganze Familie gleichermaßen. Dies wird besonders von minderjährigen Kindern als sehr einprägsam erlebt, wenn sie diejenigen sind, die zurückgestellt werden. Sie bringen allerdings Verständnis dafür auf und nehmen diese Opfer in Kauf genauso wie es die Erwachsenen tun, weil sie wissen, dass sie notwendig sind.

„Ja und dann, hat die Mama, also wir haben eigentlich die ganze Zeit am Anfang nix tun können weil wir immer daheim sein müssen für die Notfälle oder so." (Zlatan, 9 Jahre)

Wenn gemeinsam mit der Familie etwas unternommen wird, dann kreisen die Gedanken auch bei den Kindern um das kranke Familienmitglied, was keine richtige Freude an den Freizeitbeschäftigungen aufkommen lässt. *„[...] Wir haben halt nit so viel Spaß gehabt wenn wir zum Beispiel etwas gemacht haben,"* da sie die ganze Zeit an das kranke Familienmitglied denken mussten und deshalb *„[...] nit die ganze Zeit super aufgelegt waren."* Durch die Tatsache, dass Eltern alles zurückstellen, sind auch Kinder mit einem Mangel an Zeit ihrer Eltern für sich selbst konfrontiert. Wenn es den Eltern nicht möglich ist, kommt es schon einmal vor, dass sie – wie hier zum ersten Mal – eine Zeit alleine, d.h. ohne Erwachsene zurechtkommen müssen.

Kind 1: Ja die Mama hat wenig Zeit für uns gehabt (,) Ja is jeden Tag halt hinunter gefahren ins Krankenhaus und das war auch für uns nicht so fein.

Kind 2: Wir waren allein wenn wir heim gekommen sind.

Kind 1: Immer die ganze Zeit, so eine Stunde allein, nach der Schule.

Kinder wissen aber, dass die Anwesenheit der Eltern am Bett ihres kranken Familienmitglieds wichtig ist und dass dem viel untergereiht werden muss – dass die Eltern weniger Zeit haben für sie und dass sie selbst ihnen sonst wichtige Dinge zurückstellen müssen. Dies macht sie selbst zu Betroffenen, sie nehmen aber auch aktiv daran teil, indem sie diesen Umstand aushalten und ihn als ihren Beitrag sehen, die Situation zu bewältigen.

3.4.4

WISSEN MÜSSEN

Wissen müssen bedeutet aus der Sicht der Angehörigen, Informationen zu erhalten, die sie brauchen, um mit der nie enden wollenden Unsicherheit der Intensivstation umzugehen und um die Hoffnung auf das Überleben oder die Genesung des kranken Familienmitglieds wahren zu können. Die Quellen der Information sind Mitarbeiter und Mitarbeiterinnen, das Monitoring rund um das kranke Familienmitglied und Quellen, die sich Angehörige von außerhalb der Intensivstation beschaffen. *Wissen müssen* verläuft nicht linear und ändert sich auch im Laufe der Zeit. Deshalb kann das *Wissen müssen* nicht ohne Prozess verstanden werden, der nicht nur von der Art und Vollständigkeit der Information beeinflusst ist, sondern auch von der Dauer der Erkrankung, in welcher Angehörige lernen, mit Informationen, die sie erhalten oder nicht erhalten, umzugehen.

Gerade am Beginn des stationären Aufenthaltes auf der Intensivstation ist *Wissen müssen* vital. Zuerst müssen Angehörige wissen, ob das kranke Familienmitglied die gesundheitliche Krise überleben wird. Um die für sie ersehnte Information zu erhalten, warten Angehörige deshalb oft stundenlang im Warteraum der Intensivstation oder zu Hause vor dem Telefon. Selten erleben Angehörige, dass das Personal am Anfang in aller Gewissheit sagen kann, wie es dem kranken Familienmitglied wirklich geht oder dass die gesundheitliche Krise gar als überstanden gilt. Meist bleibt die Auskunft vage, wie folgendes Zitat zeigt, in dem sich die jüngere Schwester einer Intensivpatientin darüber informieren will, wie es ihrer älteren Schwester nach der Aufnahme auf der Intensivstation geht:

„[...] und wie ich eben drin war habe ich eben gefragt wie es jetzt um sie steht und sie haben gemein ‚na ja nicht gut' und na ja ‚was soll das jetzt heißen nicht gut (?)' ‚na ja wir können nicht so die Information hergeben.' Ist auch o.k. und im Endeffekt sind wir halt dann deswegen weil sie nicht genau gewusst haben ob sie es überlebt oder nicht da wollten sie uns nicht genau sagen ob sie es überlebt oder nicht weil sie wollten uns keine Hoffnung machen nicht (,) und somit (,) ja (,) war ziemlich verzwickt alles (,) irgendwie."

Speziell wenn das Ereignis unerwartet eintrifft, wollen Familienmitglieder nach der Einlieferung auf die Intensivstation wissen und verstehen, was eigentlich passiert ist. Trotzdem akzeptieren die Angehörigen in dieser Phase, dass es schwierig ist, eine exakte Auskunft über die erwartete Prognose zu geben. Sie verstehen, dass die Situation kritisch ist und dass durch eine zu positive Auskunft möglicherweise falsche Hoffnungen erweckt werden können.

Die Auskunftsbereitschaft der Mitarbeiter und Mitarbeiterinnen auf der Intensivstation wird von den Angehörigen oft als Grad der Qualität des professionellen Handelns und auch als Grad der Qualität der Beziehung gesehen. Die Angehörigen sind *„angenehm überrascht"* und *„fühlen sich wohl"*, wenn sie die Erfahrung gemacht haben, dass das *Wissen müssen* nicht ausschließlich eine Holschuld ihrerseits darstellt. Auf die Frage, wie denn die Beziehung zum Personal gewesen sei kamen stets, in Abhängigkeit davon, ob Angehörige brauchbare Informationen erhielten, folgende oder ähnliche Antworten:

„Irrsinnig nett (...) (..) irrsinnig nett (,) ich habe jedesmal den Gesundheitszustand meiner Frau erfragt (,) und der Arzt ist jedes Mal gekommen wenn ich bei meiner Frau drinnen war und dann ah (..) (...) also sie haben jetzt das z. B. den Virus gefunden und so weiter und (..) das Personal muss ich sagen war 1A (,) also da hat's überhaupt kein Problem gegeben. Und zwei Mal sogar hat er gesagt er kann momentan nicht ich soll doch einmal anrufen und dann ah nach kurz vor der Dienstübergabe anrufen und dann telefonisch ah Auskunft gegeben."

Informationen erhalten Angehörige aber nicht nur durch Kommunikation sondern auch über die schon genannte Strategie, eigene Wege der Information zu gehen.

Während sie da sind, beobachten sie ihre Lieben und erhalten über das Beobachten wichtige Informationen darüber, wie es ihnen geht.

„[...] und ich hab halt immer wieder gefragt mittlerweile weiß ich halt das ist der Puls und unten das ist was weiß ich der Sauerstoffgehalt im Blut und solche Dinge. Und ich hab mir halt immer versucht die Zahlen zu merken und und ah und und auch zu denken was war gestern und hab auch immer wieder mal nachgefragt ge warum ist das jetzt heute so und meistens haben sie mich eh beruhigt dass das halt normal ist und so."

Gerade am Anfang wissen sie gar nicht, wie sie das Gesehene oder das Gehörte interpretieren sollen. Sie können die Zeichen und Alarme nicht deuten und sie sind aufgeregt und verunsichert, sobald sich etwas verändert. Durch das *Da sein* lernen sie allerdings bald, welche Alarme beispielsweis bedeutend und es wert sind, darauf achtzugeben und auf welche sie weniger aufpassen müssen. Eine Tochter machte sich dauernd Sorgen darüber, dass ihre Mutter im künstlichen Tiefschlaf Angst hatte. Sie erzählt, dass ihr ein Arzt daraufhin erklärte, dass das nach seiner Erfahrung während einer tiefen Narkose wahrscheinlich nicht der Fall sei, man es aber nicht ausschließen könne. Er verwies die Tochter auf den Monitor und auf die Herzfrequenz, von der man ablesen könne, ob jemand Angst hat. Die Aussage des Arztes führte dazu, dass die Tochter ständig das oberste *„Zickezacke"* also die EKG-Linie, welche die Herzfrequenz repräsentiert, beobachtete und daraus ihre Schlüsse zog.

„[...] sie können es jetzt nicht ganz ausschließen aber nach ihren Erfahrungen und so haben sie keine Angst weil das würde man an den Geräten erkennen. Und das war dieses oberste das oberste Zickezacke auf dem Gerät und das habe ich immer wieder kontrolliert das war mir ganz wichtig ob das normal auf und ab geht oder höher wird oder niedriger wird und so ge."

Beobachtungen werden mit dem abgeglichen, was man bereits weiß oder was sich seit der letzten Beobachtung verändert hat. Mit der Zeit entwickeln viele Angehörige die Fähigkeit, dass sie innerhalb kurzer Zeit die Situation und den Zustand des Familienmitglieds und etwaige Änderungen seit ihrem letzten Besuch gut einschätzen können. Es entwickelt sich vielfach im Laufe der Zeit eine gewisse Routine und Selbstständigkeit, wodurch sie nicht dauernd fragen müssen, wie das Gesehene zu verstehen ist.

Das *Wissen müssen* in der Form, dass Angehörige ihre Lieben während sie da sind beobachten, ist wichtig, um mit Unsicherheit umzugehen. Gleichzeitig können diese Informationen, gleich wie Informationen, die von Mitarbeitern und Mitarbeiterinnen mündlich gegeben werden, eine Quelle für Unsicherheit selbst sein, wenn sie vage oder mehrdeutig sind. Wenn nur Fakten ohne den erklärenden Zusammenhang vermittelt werden, führt dies häufig dazu, dass viele Informationen falsch verarbeitet werden, was zu noch mehr Unsicherheit beitragen kann. Angehörige nehmen jede kleinste Veränderung wahr und interpretieren diese vor dem Hintergrund des vorhandenen Wissens. Eine Familie war aufgrund der schlechten Lungensituation ihres Angehörigen schon darauf trainiert zu beobachten, ob sich nach dem Absaugen des Schleims aus der Lunge über den Beatmungstubus die Sauerstoffsättigung bald wieder erholt. Wenn sie sich nicht bald erholte, war es jedes Mal ein Grund zur Beunruhigung. Eine andere Tochter wiederum wusste nicht, dass ihre Mutter ein Medikament zur Blut-verdünnung erhalten hatte, was wiederum zur Folge hat, dass es im Körper leicht zu generellen Blutungsneigungen kommt. Als sie beobachtete, dass sich auch der Harn im Harnbeutel rot färbte, reagierte sie vollkommen panisch. Erst durch ein Gespräch mit einer Pflegeperson konnte ihr glaubhaft gemacht werden, dass *„[...] ein Tropfen Blut das haben sie mir dann auch erklärt färbt das halt alles."* Selten ist es der Fall, wie im folgenden Beispiel, dass eine Pflegeperson eine Angehörige in einem Gespräch davor warnt, sich allzu sehr darauf zu verlassen, was man auf den Monitoren beobachten kann. Erst durch das Gespräch mit der Pflegeperson gelang es, dass sich die Tochter nicht mehr ausschließlich auf die Monitore konzentrierte.

„[...] weil die Angehörige nur noch auf die Geräte schauen und gar nicht mehr auf die Menschen schauen ge und und das war mir irgendwo auch im Hinterkopf und eben eine Schwester hat auch gesagt vergessen Sie das ganze Zeug. Da ist die Mama (,) und das hab ich glaube ich ganz gut kombinieren können einerseits mich auf die Mama konzentrieren andererseits doch das Ganze bisschen im Auge zu haben."

3.4.4.1

KEINE INFORMATIONEN ERHALTEN

Die Interviews zeigen allerdings, dass das meiste, was mit *Wissen müssen* und Informati-on zu tun hat, von den Angehörigen als negative Erfahrung erlebt wird. Informationen müssen nicht nur gegeben werden, sie müssen für Angehörige auch verwertbar sein, was bedeutet, dass sie verstehbar sein müssen. Dies ist allerdings oft nicht der Fall.

„Ich hab es nicht gekriegt [die Information] (,) ich hab gefragt, dann haben sie gesagt (,) na was haben sie davon, wenn sie das wissen(?) [...] Es gab ein zwei junge Ärzte (,) die waren so etwas von kaltschnäuzig (,) dass meine Tochter gesagt hat (,) ich red mit denen gar nicht mehr (,) sie würden es sowieso nicht verstehen." (Eine Ehefrau)

Das Nicht-Wissen trägt dazu bei, dass Angehörige in Ungewissheit bleiben, was sehr belastend ist. Sie tun deshalb viel, um sich Informationen zu beschaffen. Dabei blei-ben sie entweder hartnäckig und haken dauernd nach oder sie gehen eigene Wege, sofern sie keine Informationen erhalten. Häufig haben Angehörige das Gefühl, dass Informationen selten ohne mehr oder weniger starkes Nachfragen passiert. Oft wird die Verantwortung auch noch zwischen den auskunftsverpflichtenden Personen hin und her geschoben. Viele Angehörige berichten davon, dass keine Information stattfindet, wenn man nicht selber andauern nachbohrt.

HRKLAMM: „Aber wie gesagt von alleine dass sich irgendein Arzt einmal Zeit nehmen würde oder dass man einmal sagt ok. (,) ich mein mittlerweile weiß die ganze Beleg-schaft dass wir täglich kommen. Also es könnte sich ja jetzt irgendwer einmal äußern und sagen weiß ich ... ‚machen wir morgen einmal ein kleines Gespräch (‚) wie es ausschaut'. Ich mein sie haben auch sicher Interesse daran. Es ist von der Pflegeseite beziehungsweise von der medizinischen Seite kommt Null Information.

INT: Hm. Nur auf Nachfrage.

HRKLAMM: Nur auf Nachfrage. Auf intensive Nachfrage."

Dass nach der Meinung der Angehörigen die Ärzte und Ärztinnen teilweise deshalb nichts sagen, weil sie selber nichts Genaues wissen, fällt ihnen zwar schwer zu akzeptieren, gibt ihnen aber immerhin eine Erklärung, mit der sie umgehen können. Nur wenigen wird klar, dass die Ursache für wenig oder schlechte Information auch dadurch begründet ist, dass die Ärzte und Ärztinnen selbst wenig wissen und dies aber nicht offen ansprechen.

„Da hat es auch sehr lustige unter Anführungszeichen Sachen gegeben dass vor sieben Wochen hat der Arzt meiner Mutter gesagt ‚das ist Leberzirrhose im Endstadium.' So mittags drei vier Stunden später hat er gesagt sie haben sich die Befunde nochmal angeschaut dass ist nur eine Leberstauung also keine (‚) was nicht sehr lustig ist für Angehörige (‚)"

Aber auch der soziale Status eines kranken Menschen hat einen gewissen Einfluss auf die Information, die gegeben wird. Auf einer Station wurde beobachtet, dass ein Angehöriger wenig, in seinen Augen gar keine Information über den Zustand seiner Mutter und deren Prognose erhielt. In Gesprächen mit dem Pflegepersonal und den Ärzten und Ärztinnen wurde deutlich, dass es sich bei der Patientin um eine „Chefpatientin" handelte, also um eine Privatpatientin des ärztlichen Vorstandes der Abteilung. So war beispielsweise in diesem Fall der *Versicherungsstatus* des kranken Familienmitglieds der Grund dafür, dass die Angehörigen keine brauchbaren Informationen erhielten, weil niemand die Verantwortung für die Überbringung schlechter Nachrichten übernehmen wollte und sich niemand traute, sich in eine „Chefsache" einzumischen. Die Angehörigen wurden so zum Opfer des sozialen Status „Chefpatientin" ihres kranken Familienmitglieds, was zumindest die Informationspolitik betreffend, von großem Nachteil für sie war.

3.4.4.2

MIT NACHDRUCK WISSEN MÜSSEN – „NERVIG SEIN"

„In der Zeit wo sie intubiert war im Tiefschlaf war (‚) ich hab dann immer jeden Arzt habe ich immer das Gleiche gefragt ich wollte einfach so viele Meinungen hören." (sehr weinerliche Stimme)

Das Wissen müssen der Angehörigen sorgt häufig für Spannungen mit den Mitarbeitern und Mitarbeiterinnen. Während manche Angehörige in ihrem Groll oder ihrer

Verzweiflung hängen bleiben, weil sie keine Informationen erhalten, sind viele andere nicht nachgiebig und fragen dauernd nach. Viele Angehörige erkunden sich immer wieder, wie sich der Gesundheitszustand verhält oder fragen nach, welche Bedeutung die Veränderungen haben, die sie an ihren Familienmitgliedern wahrnehmen.

„Wir haben uns da aber nicht irgendwie zurückschlagen lassen. Weil ich denk mir (,) es stand ja auch ausgehangen am Gang der Zettel (,) man hat ein <u>Anrecht</u> *darauf informiert zu werden. Und ein guter Freund meines Vaters der kam dann auch und sagte (,) wir stören den Ablauf ja. Also die Angehörigen die dauernd wissen wollen und dauernd ... die sind nervig ja und die stören den Ablauf ja (,) aber das war uns trotzdem wurscht (,) also wir waren da ziemlich resolut."*

Dabei wissen viele Angehörige selbst, dass sie durch das dauernde Belagern von Ärzten und Pflegenden und das ständige Fragen als lästig empfunden werden. Das nachdrückliche Fragen kann sich mit der Zeit zu einem Kreislauf entwickeln: Wenn Angehörige nicht informiert werden und nicht in dieser Situation verharren wollen sondern eine aktive Rolle ergreifen, dann fragen sie immer mehr nach, bis sie eine für sie brauchbare Antwort erhalten. Wenn sie keine brauchbare Antwort erhalten, fragen sie weiter nach, wobei sie sich auch andere Personen zu Hilfe nehmen. Die dauernde Nachfrage wird von den Mitarbeitern und Mitarbeiterinnen mit der Zeit als lästig empfunden. Dies führt dazu, dass sie auch als lästige Angehörige behandelt werden, denen man nach Möglichkeit aus dem Weg geht.

„Und der Chefarzt der hat sie (Anm. die Mutter, die dauernd fragt) gehasst ja. Wie sie ums Eck gekommen ist ist sie schon weg gebogen ja. (lacht)."

Dies führt wiederum dazu, dass sich die Fronten verhärten können und geht auch soweit, dass Angehörige das Gefühl haben, sie werden, weil sie lästig sind, von den Mitarbeitern und Mitarbeiterinnen gemieden.

3.4.4.3

EIGENE PFADE GEHEN

Wissen müssen ist so zentral, dass alle Möglichkeiten genutzt werden, um an Informationen zu kommen. Wenn die Informationen nicht gegeben werden oder nicht verständlich sind, gehen Angehörige eigene Pfade, damit sie an Informationen kommen oder sie verstehen können. Ein Weg, um dorthin zu gelangen ist, dass Gestik und Mimik des Pflegepersonals interpretiert wird. Sie beobachten, wie sich das Pflegepersonal verhält, wenn sie es ansprechen, um sich beispielsweise um den Zustand des kranken Familienmitglieds zu erkundigen.

„Also irgendwie (,) er hat dann eh nicht wirklich was gesagt (,) aber so an der Mimik hat man das eigentlich schon erkannt dass er sehr besorgt ist aber das waren dann

schon diese Tage wo wir selbst auch gesehen haben (,) wenn wir auf die Apparate an ihrem Kopfende geschaut haben haben wir gesehen die Sättigung ist miserabel und der Blutdruck ist hoch und die Herzfrequenz springt hin und her. "

Weitere Deutungs- und Interpretationsentwürfe erhalten die gegebenen oder nicht gegebenen Informationen oder die am Krankenbett angestellten Beobachtungen auch dadurch, dass sie mit anderen Medien abgeglichen werden, in der Regel ist das das Internet.

„ Wir sind jetzt irgendwie nicht uninformierte Leute die medizinisch totale Nackerpazerln sind sondern wir wissen sehr wohl wie es mit dem Papa ist (,) ähhm die Silke hat sofort wenn ein neues Wort gefallen ist sofort recherchiert im Internet was das bedeuten kann. "

Das Internet ist in dieser Untersuchung eine zentrale Informationsquelle für Angehörige. Durch die Recherche von Schlagwörtern, die ihnen die Mitarbeiter und Mitarbeiterinnen auf der Intensivstation im Rahmen einer Auskunft liefern, betten sie das Gehörte in einen größeren Zusammenhang ein. Sie forschen danach, welche Bedeutung die Begriffe haben, die sie von den Ärzten und Ärztinnen erfahren und müssen wissen, welche Konsequenzen dies für ihr krankes Familienmitglied hat. Folgendes Zitat gibt eine Situation wieder, in der ein Sohn, der nie brauchbare Auskünfte erhielt, gelernt hatte, das Internet zu nutzen um nach Antworten, die im ärztlichen Gespräch nicht gegeben wurden, zu suchen:

A: *Selbst wenn wir es wissen würden würden wir es nicht verstehen. Man hat heute zwar durch das Internet und so weiter (,) macht man ja den Doktor im dritten Bildungsweg (lacht).*

I: *Hm ... Nutzen Sie das dann auch (?)*

A: *Schon ja (,) in dem Zusammenhang schon weil (,) man redet da jetzt mit einem Arzt und man kriegt dann Fachausdrücke an den Kopf geworfen und die (,) dass man ein bisschen einen Zusammenhang hat (,) das ist recht hilfreich nicht (?)*

In dieser Passage beklagt der Sohn, nie darüber infomiert zu werden, wie es seiner an einem schweren Herzleiden erkrankten Mutter geht. Er reflektiert aber gleichzeitig auch, dass Fakten alleine nicht ausreichen, um die Zusammenhänge hinlänglich verstehen zu können. Viele Angehörige lesen stundenlang im Netz, um Informationen oder Gesehenes oder Gehörtes verstehen zu können.

3.4.4.4

VERTRAUTE EXPERTEN

Informationen oder Übersetzungen von Informationen erfolgen nicht nur durch Interpretation oder per Internet. Angehörige suchen sich auch Personen, die sie dabei unterstützen, zu den für sie notwendigen Informationen zu kommen, weil diese Personen auf irgendeine Art mit dem Gesundheitssystem vertrauter sind als sie selbst. Fast alle Familien verfügen im näheren Umkreis über so eine Person. Vertraute Experten reduzieren die Distanz zum System, weil sie einerseits mit den Angehörigen, andererseits aber auch mit der Situation vertraut sind. Sie sind deshalb für Angehörige häufig eine Stütze des Wissens und gleichzeitig des Vertrauens. Häufig werden sie auch dann konsultiert, wenn die Situation ein Maß an Komplexität überschritten hat, mit der die Angehörigen selbst nicht mehr zurande kommen. Im folgenden Zitat beschreibt eine Ehefrau, dass ihre Freundin, welche gleichzeitig Intensivmedizinerin ist, diejenige war, die imstande war, ihr die Situation ihres Gatten so zu erklären, dass sie sie auch verstehen konnte.

„Das wusste ich ja alles nicht. Was für mich relevant ist (,) das weiß ich jetzt (,) da weiß ich sogar die Begriffe. Sonstiges (,) Intensivmedizin oder so (,) woher sollte ich (,) da hat mir meine Freundin sehr geholfen. Die hat mir alles erklärt."

Vertraute Experten helfen dabei, medizinische Begriffe zu verstehen und sich in der fremden Welt Intensivstation zurechtzufinden. Eine Tochter schildert, wie froh sie war, dass sie sich an eine befreundete Krankenschwester wenden konnte, die zwar nicht unmittelbar mit Intensivstationen zu tun hatte, aber im selben Krankenhaus arbeitete und deshalb zumindest die Ärzte fragen konnte, wie es um die Mutter bestellt ist.

Der Zeitpunkt, wenn Angehörige nichts mehr wissen wollen ist dann erreicht, wenn die Informationen keine Hoffnung mehr enthalten. Information muss immer einen Funken Hoffnung enthalten. Durch die Information darf die Hoffnung nicht bedroht sein. Wenn die Information keine Hoffnung enthält, dann brauchen Angehörige auch keine Information mehr.

„Auf der Intensiv an den Tagen wo wir eigentlich gesehen haben sie ist fast unkenntlich da haben wir eigentlich dann gar nicht mehr so eine Auskunft vom Arzt verlangt ... Weil das haben wir eh selber gesehen dass es jetzt wieder heikel ist nicht (?)"

3.4.4.5

SELBER SEHEN MÜSSEN

Das *Da sein* ist mit dem *Wissen müssen* eng verbunden. Möglichst häufig am Bett des kranken Familienmitglieds zu wachen ist auch auf den Umgang mit Ungewissheit gerichtet. Indem sie da sind und mit eigenen Augen sehen können, wie es ihrem kranken Familienmitglied geht, verschaffen sie sich Erleichterung gegen die Angst vor Verschlechterung.

„Aber es war eigentlich das Hineingehen am schwersten ja. Wenn man dann drinnen war ja wenn wir dann schon gesehen haben ja (,) wenn man es selber sieht (,) wenn

man vergleichen kann wie es am Tag vorher war (,) man kriegt dann einen Blick dafür.
Egal ob man jetzt mit einem Arzt spricht oder nicht (,) man schaut sie an und man sieht
(,) wie es ihr eigentlich geht nicht (?)"

Die Ungewissheit wird dadurch gespeist, dass Angehörige zu Hause sitzen, warten
und nicht wissen, wie es ihrem Angehörigen geht oder auch dadurch, dass sie nicht
die notwendigen Informationen oder Erklärungen erhalten, die sie benötigen. Das
ist deshalb so belastend, weil Angehörige wissen oder selbst die Erfahrung gemacht
haben, dass sich der Zustand des kranken Familienmitglieds von Tag zu Tag, von
Stunde zu Stunde oder auch von Minute zu Minute verändern kann. Die Vorstellung,
„was sein könnte" verursacht die größte Ungewissheit. Sich ablenken und nicht daran
denken ist die Strategie, wenn man nicht da ist oder nicht *Da sein* kann. Das kranke
Familienmitglied selbst zu sehen, um zu wissen, wie es ihm geht, ist jene Strategie, die
allerdings bei weitem am besten gegen Unsicherheit hilft. Viele Angehörige schildern,
so wie im folgenden Fall, dass das zu Hause sitzen und nichts zu wissen viel schlimmer
ist, als wenn man da ist und sich selber davon überzeugen kann, wie es dem kranken
Familienmitglied geht.

> *„[...] also da geht man da schon rein und und (,) ja ist irgendwo mit allem gefasst ge*
> *.. aber ich bin immer froh wenn ich dann rein komme und wenn ich sie sehe."*

Die kurze Zeit, in der sich etwas zum Positiven oder Negativen verändern kann, lässt
die meisten Angehörigen wie auf Nägeln sitzen und viele halten es nicht aus, nicht
da zu sein. Manchmal genügt dabei nur ein kurzer Blick, damit Angehörige sich davon überzeugen können, inwieweit sich die Situation gegenüber dem letzten Besuch
verändert hat. Das kranke Familienmitglied mit eigenen Augen zu sehen ist stärker als
alles andere, was man gegen Unsicherheit tun kann.

Durch das dauernde *Da sein* und das Wissen wie es dem kranken Familienmitglied
geht, indem man es selber sehen und den Zustand mit vorhergehenden Zuständen
vergleichen kann, ist es den Angehörige wiederum möglich, Hoffnung zu schöpfen.
Die Hoffnung auf Genesung ist gegeben, weil Angehörige, wie im folgenden Fall, die
Fortschritte ihres kranken Familienmitglieds selbst miterleben.

> *„War natürlich der Wunsch ihn zu besuchen noch immer da und jeden Tag eben sich*
> *zu berühren ob es ihm schon besser geht und ob er was braucht (,) auch ihm so zu*
> *helfen wenn er verzweifelt war (,) da hat sich das dann schon geändert und eigentlich*
> *von einer großen Trauer und Entsetzen und Starre in eine große Begeisterung weil wir*
> *gemerkt haben es geht ihm wieder besser auch wenn Rückschläge waren (,) und wir*
> *haben einfach dann Hoffnung geschöpft."*

3.4.4.6

KINDER UND SELBER SEHEN MÜSSEN

Wenn ihre Eltern oder Großeltern oder ein anders wichtiges Familienmitglied auf der Intensivstation liegen, so sorgen sich Kinder gleichermaßen um das Leben der betroffenen Person. Das Familienmitglied selbst sehen zu können, ist für sie genau so wichtig wie für Erwachsene, wenngleich dieses Bedürfnis oft mit dem Schutzbedürfnis der Eltern nicht im Einklang steht. Auf die Frage, warum das so wichtig ist, kam von einem 10-jährigen Kind folgende Antwort:

„[...] weil sonst weiß man nicht was da passiert."

Kinder wollen wissen, wie es ihrem kranken Familienmitglied geht und sie fragen auch aktiv danach. Für Kinder nimmt das Selbst-sehen-können sowohl die Unsicherheit als auch mögliche Phantasien, wie es auf der Intensivstation sein könnte. Wenn man Kinder selbst zu Wort kommen lässt, so wollen sie ihr krankes Familienmitglied sehen, weil sie wissen wollen, wie es ihm geht. In einem gemeinsamen Interview mit zwei Buben, neun und elf Jahre, erzählen beide dialogisch über das Erlebte und wie wichtig es ihnen war, ihre Oma auf der Intensivstation selbst sehen zu können.

Kind 1: Also i finds schon gut, weil nachher (,) weil sonst weiß man nit was da passiert und wie, wie das alles isch. Damit man auch informiert darüber isch. Das find i fein.

Kind 2: Ganz kleine Kinder tät ich nicht in die Intensivstation lassen. (beide flüstern) (lachen)

INT: Was (?)

Kind 2: Na er hat gesagt, so wie i bin.

INT: ah nett. Aber du bisch ja bestimmt nit mehr klein. (lacht) Glaubst du dass das irgendwie schädlich sein kann für die ganz Kleinen nachher(?)

Beide Kinder: Ja, ja

Kind 1: Dass man und so, dass sie (,) also dass sie es nicht verkraften können. Die sind geschockt.

Kind 2: Ja. Nit die Babys, wär jetzt egal, weil die

Kind 1: Ja ja, aber so fünf, sechs Jahr

INT: Das sie gschockt sind von dem ganzen (,) der Umgebung

Kind 1: Ja und von den ganzen Schläuchen, dass sie Angst kriegen und so oder .. ja

Die Kinder thematisieren selbst die Für und Wider eines Besuchs und ob es ein kritisches Alter für ein Verbot geben könnte. Auf die Frage, ob sie es grundsätzlich gut finden, dass man Kinder zu seinen Verwandten auf die Intensivstation lässt, antworten sie spontan mit:

‚Ja' weil wenn man sie nicht selber sieht, „[...] macht man sich no mehr Sorgen." (Lukas, 9 Jahre)

Das *Wissen müssen*, wie es dem kranken Familienmitglied geht, ist also auch bei Kindern eine Möglichkeit, mit Unsicherheit umzugehen und gleichzeitig stellen Kinder durch ihre Anwesenheit selbst den Kontakt für das kranke Familienmitglied und die Verbindung zur Außenwelt dar.

3.4.5

HOFFEN

Hoffen ist auf der Intensivstation omnipräsent und eine wesentliche Strategie im Umgang mit der Situation. Für Angehörige von Intensivpatienten und -patientinnen ist es eine Strategie, in einer hinsichtlich des Gesundheitszustandes und der Prognose an sich ungewissen Situation einen positiven Ausgang der Ereignisse vor Augen zu haben, ungeachtet dessen, wie die Ereignisse wirklich ausgehen. Hoffnung verläuft nicht linear sondern prozesshaft. Hoffnungsquellen und Objekte der Hoffnung können sich im Laufe der Zeit ändern. Vor allem ist Hoffnung eine mächtige Gegenspielerin zur andauernd herrschenden Ungewissheit.

Eng mit Hoffnung verwoben ist das Vertrauen in die Intensivmedizin, welches je nach Ursache der Aufnahme unterschiedliche Wege geht. Dies zeigt sich schon bei der Aufnahme auf die Intensivstation. Während bei Aufnahme aufgrund zunehmender Verschlechterung oder der Chronizität einer bestehenden Krankheit die Hoffnung durch die Aufnahme selbst und durch das Vertrauen in die Intensivmedizin als Rettungsanker gespeist wird, ist Vertrauen bei plötzlicher und unerwarteter Aufnahme der Ausgangspunkt für Hoffnung.

„Und man hofft natürlich man hat einerseits da sicher Vertrauen das bei uns doch gängig ist in die in die moderne Medizin zu haben dass das positive Auswirkungen hat."

Meistens können die Angehörigen zum Zeitpunkt der Aufnahme aufgrund der Konfrontation mit dem überwältigenden Ereignis weder die Situation richtig einschätzen, noch verfügen sie selber über Möglichkeiten einzugreifen. Vertrauen in die behandelnden und betreuenden Personen ist deshalb notwendig, um hoffen zu können, wie aus dem oben stehenden Zitat hervorgeht.

3.4.5.1

„WENIGSTENS STABIL"

„In dem Moment wo sie uns gesagt haben sie ist stabil dann war das für uns stabil nicht(?)"

Von der Ursache der Aufnahme unabhängig klammern sich Angehörige an alles, was ihnen Hoffnung gibt und was andeutet, dass die gesundheitliche Krise überstanden ist oder überstanden werden kann. Das Wort *stabil*, welches von allen Interviewpersonen gebraucht wird, hat dabei eine elementare Bedeutung. Es gibt den Angehörigen Luft zum Atmen, weil ausgehend von dem Wort *stabil* ihre Hoffnung auflebt. Was für das Personal mit *stabil* ein Minimum an Information darstellt, ist für die Angehörigen eine klare Botschaft: Es ist nicht schlechter.

„So diese Angst hatte ich nur die ersten paar Tage bis es dann eben geheißen hat(,) sie ist stabil. Also da war dann weniger dann die Angst. Aber die ersten paar Tage so da haben wir also wirklich gezittert dass unsere Handys läuten [...] da haben wir schon wenn es einmal anfängt zu läuten (,) wer ruft an also da muss ich schon sagen da haben wir schon (,) aber wie wir dann gehört haben sie ist stabil und es könnte was werden da haben wir dann eigentlich war dann die Angst bei mir weg also."

Gerade am Anfang reicht für viele Angehörige das Wort *stabil* vollkommen aus, Hoffnung haben zu können. Stabil ist selbsterklärend, eine weitere Erläuterung ist unnötig. Stabil ist aber auch eine Information, die nicht leichtfertig die aufgebaute Hoffnung der Angehörigen zerstört, weil sie gleichzeitig nicht zu viel Optimismus versprüht, der hinterher wieder leicht zerfallen kann. Zudem können Angehörige am Anfang häufig gar nicht viel mehr an Informationen aufnehmen oder verarbeiten, da sie sich der Ernsthaftigkeit der Situation und deren Auswirkungen oft nicht bewusst sind. *Stabil* ist oft das einzige, das sie in einem hoch emotionalen Zustand verstehen können. Eine Tochter beschreibt, dass ab dem Zeitpunkt, wo ihr die Ärzte gesagt hatten, dass ihre Mutter stabil sei, sie gewusst habe, *„dass es wieder aufwärts geht."* Darauf noch einmal angesprochen, was stabil in diesem Zusammenhang für sie selbst bedeutet hat, meinte sie, es sei ein Signal gewesen, das sie beruhigt habe und sie selber in die Lage versetzt habe durchzuatmen, weil es das Gegenteil von kritisch sei.

„[...]weil kritisch is für mi schlimm, also kritisch, weißt? Wirklich kritisch, lebensbedrohlich, gäh? .. Aber stabil war für mi stabil, was auch immer das für den Intensivmediziner bedeutet, mi hat das beruhigt. Die eine Ärztin hat schon gesagt sie is stabil, oder? Am nächsten Tag, natürlich kann das und das dazu kommen, jederzeit, aber es hat ma gereicht dass sie gsagt hat sie is stabil (schmunzelt). Vielleicht is das auch a Selbstschutz, gäh? Einfach a Selbstschutz (,) wieder verschnaufen zu können, weil i bin ja eigentlich

nie aus'm, aus dem Stress raus kommen. Also und dann hörst stabil, denkst da ‚ah, Gott sei Dank, wenigstens stabil, gäh?"

Häufig müssen Angehörige aber damit umgehen lernen, dass der Gesundheitszustand über einen langen Zeitraum sehr instabil sein kann. Dies bedeutet ein dauerndes Hin- und Herpendeln zwischen Hoffnung und Verzweiflung. Einmal überwiegt das eine, einmal das andere. Auf eine stabile Phase kann eine instabile folgen und so weiter. Es ist in vielen Fällen ein sich abwechselndes *Auf und Ab*, mit der permanenten Bedrohung des Lebens des kranken Familienmitglieds.

Je länger der Aufenthalt auf der Intensivstation dauert, desto größer ist das Risiko für wechselnde stabile und instabile Phasen, sehr häufig verursacht durch Komplikationen wie beispielsweise eine Infektion, Blutungen etc. Während dieser Zeit bleibt *stabil* häufig die einzige Hoffnung, an die sich Angehörige festklammern können. Je länger der Zeitraum, in dem sich der Gesundheitszustand nicht verschlechtert, das heißt stabil ist, desto leichter fällt es Angehörigen, zu hoffen. Je länger allerdings der Zeitraum ist, in dem der Krankheitsverlauf instabil oder der Gesundheitszustand schlecht ist, desto schwerer fällt es ihnen. Im Folgenden schildert ein Sohn seine lange Zeit der Ohnmacht, wo keine Besserung seiner schwer kranken Mutter in Sichtweite war:

„Aber jetzt in der Phase jetzt in den letzten vier Wochen (..) wie soll ich sagen man wird immer (,) fast paralysiert weil man ja eh nichts tun kann nicht. Man kann nur sagen man ist der Meinung (,) es wird da das Beste gemacht was möglich ist und dann nützt eh nur Daumen halten (,) beten (,) hoffen."

Hoffen ist auch oft das einzige, was in Situationen bleibt, wenn sich der Gesundheitszustand von Tag zu Tag, von Stunde zu Stunde im positiven als auch im negativen Sinne ändern kann.

Hoffnung für Angehörige auf Intensivstationen ist in hohem Maße von den Informationen, deren Inhalten und deren Genauigkeit abhängig. Eine der Hauptquellen der Hoffnung ist daher immer das Personal. Angehörige brauchen Informationen, um abschätzen zu können, ob ihre Hoffnung realistisch und begründet ist oder nicht. Auf diese Informationen, die Mitarbeiter und Mitarbeiterinnen den Angehörigen geben, baut sich Hoffnung auf und Angehörige klammern sich an jegliche positive Nachricht wie an einem Strohhalm fest. Ein Ehemann berichtet, dass ihm mitgeteilt wurde, dass der Gesundheitszustand seiner Frau sehr kritisch sei. Er konnte aber Hoffnung schöpfen, weil ihm gesagt wurde, dass das jungendliche Alter seiner Frau einen positiven Einfluss auf die Genesung haben kann. Eine Tochter wiederum fragt den Arzt, ob nach so langer Zeit auf der Intensivstation ohne gravierende positive Veränderungen noch Hoffnung bestehe. Sie erzählte, dass sie so lange Hoffnung hatte, solange die Ärzte selbst Hoffnung hatten.

3.4.5.2

BETEN

„Man gibt die Hoffnung nie auf, man lernt beten wiederum."

Die meisten Angehörigen thematisieren religiöse Praktiken oder spirituelle Handlungen im weitesten Sinne als Maßnahmen, die ihnen in dieser schwierigen Zeit geholfen haben. Spirituelle Handlungen, egal ob sie sehr eng an religiöse Praktiken geknüpft sind oder an *etwas Höheres*, wie es häufig von Angehörigen genannt wird, sind für die meisten von großer Bedeutung und eine starke Quelle für Hoffnung, die weitestgehend von externen Beiträgen zur Hoffnung, wie Informationen, losgelöst ist. Viele Interviewpersonen schilderten, dass, obwohl sie ansonsten keine besonders religiösen Menschen sind, sie wiederum zu beten begonnen hatten. Beten hat daher für viele zu diesem Zeitpunkt nicht unbedingt etwas mit Religiosität zu tun, sondern es ist eine Möglichkeit, in einer unsicheren Situation, in der sie sich hilflos fühlen, etwas zu tun.

„Wenn wir an der Kirche da so vorbeigegangen sind oft (,) obwohl wir nicht wirklich gläubig sind haben wir ein paar Mal das Bedürfnis gehabt (,) wir gehen da jetzt hinein. Und wir hoffen dass wir da jetzt eigentlich gute Nachrichten hören."

Mit dem Beten ist aber nicht nur das Hoffen auf das Leben verbunden. Im Beten liegt für stark religiös verwurzelte Personen eine enorm tröstende Kraft, auch wenn es darum geht, sich mit dem möglichen Sterben des Angehörigen vertraut zu machen. Nicht nur die einzelnen Personen beten für sich. Es wird in der ganzen Familie gebetet und auch das soziale Umfeld betet, einerseits, um für die kranke Person und deren Genesung zu beten und andererseits die Angehörigen zu unterstützen. Das Beten reicht so weit dass – zumindest bei den Katholiken- sich Gruppen einfinden, um regelmäßig für die kranke Person zu beten.

„Was mir auch wahnsinnig gut geholfen hat oder viel hilft ist (,) und das spüre ich auch (,) das ist die Gewissheit dass so viele Leute für meine Mama beten. Meine Mama hat kaum einen Bekanntenkreis aber wir haben einen riesigen Bekanntenkreis und ich hab alle Leute aktiviert zum Beten."

Krankheitserfahrung macht viele Personen spiritueller, was ihnen in der Bewältigung immense Kraft gibt. Viele Praktiken sind kulturell verankert. Beispielsweise hilft es machen zu wissen, dass sich Freunde und Bekannte treffen, um gemeinsam für das erkrankte Familienmitglied zu beten.

3.4.5.3

BEDROHUNG VON HOFFNUNG

D ie Hoffnung von Familienmitgliedern kann durch fehlende oder unbrauchbare Information bedroht sein. Dies ist dann gegeben, wenn Angehörige keine Informationen erhalten, aus denen sie Hoffnung schöpfen können. Angehörige ergreifen Maßnahmen, um dieser Bedrohung entgegenzuwirken. Im Kontext nicht brauchbarer oder nicht verstehbarer Informationen suchen sich Angehörige andere Informationsquellen, von denen sie wiederum Hoffnung schöpfen können. (Siehe dazu Kapitel Zusammenhang von *Wissen müssen*, Das sein und hoffen). Die Hoffnung ist ebenfalls bedroht, wenn von Mitarbeitern und Mitarbeiterinnen verschiedene Maßnahmen oder Gesten gesetzt werden, die im Widerspruch dazu stehen, sodass Familienmitglieder alles, was in ihrer Macht steht tun, um ihren kranken Familienmitgliedern zu helfen. So schildert eine Familie, dass sie nicht akzeptieren konnte, dass ihr Vater bzw. Ehemann schon kurz nach der Einlieferung auf die Intensivstation eine Krankensalbung erhalten sollte. Trotz der schlechten Prognose wäre die Krankensalbung für die Familie damit verbunden gewesen, die Hoffnung auf das Leben aufzugeben.

> *„Vor allen Dingen haben sie sich schon die letzte Ölung überlegt ja (lacht). Und am erste Tag gleich wie ich meinen Vater so liegen hab gesehen war ich ja total schockiert (,) und da kam eine Dame von der Seelsorge und hat mich gefragt ob man die letzte Ölung braucht (,) ich hab geglaubt ich beiß sie hinaus ja. Sie hat (lacht) (,) sie hat es sicher sehr nett gemeint aber in dem Moment hätt ich sie anhupfen können ja."*

Aber auch, wenn Angehörige erfahren, dass aufgrund der schlechten Prognose kaum Hoffnung auf Besserung besteht, versuchen sie in dieser Situation noch das Beste zu hoffen. Ein Sohn berichtet, dass der Familie die schlechte Prognose seines Vaters mitgeteilt wurde. Trotz der Information, dass die Situation aus medizinischer Sicht hoffnungslos sei, klammerten sie sich an jedem Quäntchen fest, das Hoffnung auf Leben versprach, wie aus folgendem Zitat hervorgeht:

> *„Natürlich man hofft und wie er eben wacher geworden ist und da haben die Pfleger gesagt also beim Waschen und so hat er schon mal die Augen aufgemacht und so Sachen (,) das ist wegen diesen Dingen hofft man natürlich dann doch halt und es ist dann halt eine Woche später hat sich gezeigt dass das (,) ein kurzes Aufflackern war."*

Auch, wenn die Hoffnung von außen bedroht ist, heißt das nicht, dass keine Hoffnung besteht. Wenn Angehörige keinerlei Information erhalten, ist Hoffnung das einzige, was ihnen bleibt und das einzige, was sie am Tun hält. Für viele hat das Beten in diesem Zusammenhang eine mächtige Bedeutung.

Die Strategien *Wissen müssen, Da sein* und Hoffen stehen im engen Verhältnis zueinander. Sie bedingen sich und hängen voneinander ab. Hoffnung speist sich nicht nur aus der Information, die Angehörige von Mitarbeitern und Mitarbeiterinnen erhalten, sondern auch daraus, was sie erfahren, wenn sie selber am Krankenbett stehen. Durch das *Da sein* und dadurch, dass sie selber den gesundheitlichen Fortschritt miterleben, können sie Hoffnung auf baldige Genesung schöpfen, was sie wiederum motiviert, mehr da zu sein und für ihre kranken Familienmitglieder zu sorgen. Dass sie ihre kranken Familienmitglieder selber sehen können, ist gleichzeitig die stärkste Kraft, die ihnen hilft, mit der andauernden Unsicherheit umzugehen.

3.4.6

FAMILIE SEIN: VERANTWORTUNG TEILEN UND FÜREINANDER DA SEIN

Nachfolgendes Kapitel zeigt, welche Rolle die gesamte Familie im Rahmen der Krankheitsbewältigung auf der Intensivstation spielt. Unter der Bedingung, dass eine aus mehreren Köpfen bestehende Familie rund um das kranke Familienmitglied vorhanden ist, trägt diese wesentlich dazu bei, die Situation erfolgreich zu meistern, weil Verantwortungen aufgeteilt werden und die Familienmitglieder ungefragt füreinander da sind. Eine Familie sein bedeutet, die Aufgaben am Krankenbett zu meistern und gleichzeitig aufeinander Acht zu geben wie aus folgendem Zitat hervorgeht:

> *„Wir haben uns die Latte relativ hoch gelegt ja. Es hat auch keiner wirklich gesagt (,) ,ich kann jetzt nicht mehr'. Sondern wir haben das natürlich schon (,) wir haben aufeinander schon ein bisschen geachtet und jeder hat einmal so ein bisschen einen Durchhänger gehabt und da sind die anderen wieder ein bisschen eingesprungen."*

3.4.6.1

VERANTWORTUNGEN TEILEN

Die Hilfen in Familien richten sich auf das kranke Familienmitglied auf der Intensivstation und auf die gesunden Familienmitglieder gleichermaßen. Die Familie ist dabei Bollwerk nach außen, wenn es darum geht, die Interessen des kranken Familienmitglieds zu wahren und gleichzeitig Rückzugsgebiet, in dem man Kraft tanken und sich um sich selber kümmern kann, wenn die Kraft auszugehen droht. Dabei schützen sich Familienmitglieder gegenseitig, indem sie füreinander da sind, wenn es notwendig ist. Familien bündeln ihre Kräfte und ihre Ressourcen, die sie dazu einsetzen, das kranke Familienmitglied so gut es geht zu unterstützten. Dabei verteilen sie anfallende Rollen und Aufgaben nach vorhandenen Ressourcen sowohl in funktioneller als auch in Hinblick auf die zumutbare Belastung der Einzelperson. Das bedeutet, dass beispielsweise jene Familienmitglieder die neuesten Informationen einholen, die aus fachlichen Gründen dazu am besten in der Lage sind oder jene, die die mit den Aufgaben verbundenen Belastungen am besten aushalten. Zentral dabei ist, dass jede einzelne Person das Beste gibt, was möglich ist, aber im Bedarfsfall hinter die Familie zurücktreten kann. Die Familie umgibt die einzelnen Mitglieder wie mit einem schützenden Mantel insbesondere dann, wenn der Aufenthalt auf der Intensivstation lange andauert.

Die Familienmitglieder geben auf sich Acht und springen füreinander ein, dort wo es notwendig ist. Diese Art von Hilfe verläuft anders als Hilfen aus dem Freundeskreis oder von professioneller Seite, weil sie dann gegeben wird, sobald sie anfällt. Familie zu sein und die damit verbundene Aufteilung von Verantwortung zu tragen und der Schutz der Einzelnen ist eine Strategie der Krankheitsbewältigung, die die Voraussetzung bildet, dass andere Strategien überhaupt greifen. Die Familie gibt sich Hoffnung, macht Informationen verstehbar, hält den Alltag aufrecht, unterstützt sich bei schwerwiegenden Entscheidungen und ist währenddessen immer für das kranke Familienmitglied da.

Immer Da sein teilen

Eine Familie zu haben ist in Hinblick auf das permanente Da sein am Krankenbett von großer Bedeutung. Keine Familie würde ihr krankes Familienmitglied auf der Intensivstation alleine lassen. Dieses Bestreben wird von der Gesamtfamilie auf mehrere Schultern verteilt und es liegt in der Verantwortung der gesamten Familie, dass immer jemand da ist. Wenn ein Familienmitglied nicht kann, springt ein anderes ein. Diese Verantwortung wird auch nach Gesichtspunkten der vorhandenen Möglichkeiten der einzelnen Familienmitglieder aufgeteilt. Hat jemand mehr Zeit zur Verfügung, so kann er auch häufiger zu Besuch kommen. Für das kranke Familienmitglied bleibt es unterm Strich immer dasselbe: Es ist immer jemand da.

„[...] und dann hab ich das auf <u>einen</u> Tag reduziert (,) ja (,) zum <u>Nichtgefallen</u> meines Vaters zum Beispiel nicht (?) der hat dann gefunden dass das zu wenig ist (INT: und?) ja ja (,) so war es halt ich hab nicht mehr gekonnt (,) hab aber auch nicht das Gefühl gehabt dass wenn ich jetzt nicht fahre ist meine Mutter ja deswegen nicht alleine (,) ist halt dann anders organisiert worden."

Aus diesem Zitat geht hervor, dass vor dem Hintergrund der familiären Konstellation, in der mehrere Familienmitglieder Verantwortung übernehmen, es für die Einzelperson möglich ist, eine Auszeit zu nehmen, ohne dass damit das kranke Familienmitglied alleine ist, weil jemand da ist, der diese Aufgabe übernimmt. So ist es möglich, den eigenen Grenzen der Belastbarkeit einen Raum zu geben und trotzdem ist immer jemand da, der dem kranken Familienmitglied zur Seite steht. Im folgenden Zitat wird besonders gut deutlich, wie sich Familien dabei unterstützen, wenn ein einzelnes Familienmitglied nicht mehr kann.

„Ich bin am Anfang vorgeprescht ja und hab eben angerufen und so mich immer erkundigt und eben dann hab ich mich immer mehr zurückgezogen weil ich das einfach nicht mehr so verkraftet hab. Und wenn es dann darum ging den nächsten Befund oder die nächste Auskunft zu erhalten ist dann eigentlich schon eher meine Schwester aktiv geworden (,) da hab ich mich dann ein bissi (,) ein bissi rausgestohlen aus dem Ganzen eigentlich weil ich (,) ich konnt nicht mehr."

Wenn eine Familie vorhanden ist, versucht sie, die Anwesenheit so gut wie möglich an die Besuchszeiten anzupassen und die volle Zeit, die man *Da sein* kann, auszuschöpfen. Im folgenden Fall erzählt eine Tochter, wie sich die Familienmitglieder aufeinander abstimmen, damit immer jemand da war. Gleichzeitig geht aus diesem Zitat ein weiterer wichtiger Aspekt hervor. Familienmitglieder stehen im ständigen Kontakt zueinander, um sich darüber auszutauschen, wie es dem kranken Familienmitglied geht. Damit versuchen sie sich gegenseitig zu beruhigen und auf die tägliche Angst vor Verschlechterung und die allgegenwärtige Unsicherheit, wie es dem Familienmitglied heute wieder ergeht, einzuwirken.

„Und entweder war mein Vater schon drinnen oder hat meine Schwester auf mich gewartet oder ich bin eben alleine gewesen und hab dann meinen Vater und meine Schwester angerufen und hab ihnen gesagt (,) wie die Situation heute ist. Und hab dann gewartet bis eigentlich mein Vater oder irgendjemand gekommen ist und mich dann abgelöst hat und dann bin ich meistens z'haus gefahren (,) es sei denn es war so schlecht (,) dass wir gesagt haben wir müssen da jetzt mehr da sein oder so."

Die anderen Familienmitglieder zu informieren heißt auch, in Hinblick auf die Beschaffung und die Handhabung von Informationen zusammenzustehen. Eine Ehefrau berichtet, dass stets die Tochter die Aufgabe hatte, Informationen einzuholen, weil sie selber Ärztin war.

„Also sie hat auch gestern mit dem Professor gesprochen nicht (?) und (,) <u>das ist ihre Aufgabe</u> und wenn sie wieder nicht da ist ruft sie an."

Eine andere Tochter berichtet davon, dass sie stets die Informationen übersetzten musste, sodass sie für die anderen Familienmitglieder verständlich waren aber sie auch auf eine Art vermittelte, dass die anderen beruhigt sein konnten wie in diesem Fall, bei dem die Familie aufgrund des Anblicks ihres Familienmitglieds schockiert war, weil sie aufgrund von Flüssigkeits-Ersatztherapie nicht mehr wiederzuerkennen war:

„Meine Schwester war am Anfang erschrocken (,) sehr erschrocken mein Vater auch aber natürlich haben uns die Ärzte gesagt sie braucht diese Flüssigkeitszufuhr damit sich ihre Nieren stabilisieren. Ja und ich hab eigentlich dann meine Schwerster und meinen Vater beruhigt und ausgedeutscht. "

Entscheidungen teilen

Eine schwere Bürde ist es, dass Angehörige stellvertretend für ihre Lieben vitale Entscheidungen treffen müssen. Diese Bürde nicht mit jemandem teilen zu können, wiegt schwer, weil die Entscheidung dieser mächtigen Verantwortung praktisch unumkehrbar ist und damit auch immer der Zweifel bleibt, das Richtige getan zu haben. Sowohl für das bestmögliche Ergebnis der Entscheidung als auch, um sie nicht alleine treffen zu müssen, werden Entscheidungen, sofern es möglich ist, in Absprache mit Familienmitgliedern getroffen, wie es hier eine Frau schildert, die von einem Arzt aufgefordert wird zu entscheiden, ob ihre Mutter intubiert werden soll oder nicht. Nicht intubieren legt nahe, die Patientin sterben zu lassen, intubieren legt nahe, mit allen Konsequenzen in die intensivmedizinische Behandlung einzusteigen. Sie soll die Entscheidung binnen Minuten treffen. Für sie ist es nicht der erste Kontakt mit einer Intensivstation und sie weiß einiges über den Ablauf und über Entscheidungsprozesse. Trotzdem kann sie die Entscheidung nicht alleine treffen und besteht deshalb darauf, dass der Arzt sich am Telefon noch mit ihrem Ehemann bespricht.

,Na' sagt er (Anm: der Ehemann), ,sicher intubieren'. Und da hab i gesagt ,Ja könn ma nid no zehn Minuten warten?' ,Was wollen sie jetzt?' hat er (Anm: der Arzt) gesagt ,a zweite Meinung oder was? Des bringt ja nichts. Entweder wir intubieren jetzt, weil binnen der nächsten Stund muss das geschehen.' [...] ,Jo na passt' dann sag i ,es tut ma leid, i muss mi so entscheiden, i kann, i kann mit dem Gedanken nid leben, dass i, dass i mei eigene Mutter am Gewissen hab.' [...]Also i glaub wenn i meinen Mann nid gehabt hätt, na hätt i wirklich gesagt lasst ihr sie sterben. "

Diese Forderung stellt keine Mitentscheidung in Behandlungsoptionen dar. Indem sie die Angehörigen darüber entscheiden lassen, ob eine Maßnahme getroffen oder nicht getroffen wird, deren Konsequenz zum Tod des Familienmitglieds führen kann, sichern sich die Ärzte und Ärztinnen vor möglichen rechtlichen Konsequenzen ab. In Familien, in denen darüber beraten werden kann, was zu tun ist, fällt die Entscheidung zwar nicht leichter, es mindert aber den Druck auf die einzelne Person. Dies macht deutlich, dass solche Entscheidungen nach Möglichkeit in Familienverbänden getroffen werden oder zumindest der Rat von anderen eingeholt werden kann, damit die einzelne Person nicht noch mehr überfordert ist.

Intergenerative Hilfen

Der Alltag zu Hause, sofern man überhaupt von einem Alltag sprechen kann, läuft ohnedies auf Sparflamme und ist gänzlich von der Konzentration auf das kranke Familienmitglied eingenommen, alltägliche Routinen verlieren ihre Gültigkeit. Bei einigen bricht zu Hause das Chaos aus und die Aufgabe der Familie dabei ist, weniger den Alltag sondern vielmehr das aufgrund des nicht vorhandenen Alltags ausgebrochene Chaos einigermaßen in geordneten Bahnen zu halten. Auch im chaotischen Alltag erbringen Familien eine Reihe von praktischen Hilfen füreinander, die Aufgrund von Lücken entstehen, die sich durch den Aufenthalt des Familienmitglieds auf der Intensivstation ergeben.

„Also ich versuche eine nette Schwiegermutter zu sein eben ihm zu helfen aber ihm nicht reinzureden."

Großeltern passen auf die Kinder auf, bringen sie zur Schule und holen sie ab. Es wird gekocht, geputzt oder auch Anleitung zur Selbsthilfe gegeben und im Bedarfsfall ist man da, wenn jemand etwas braucht, wie eine Mutter sagt, deren Tochter auf der Intensivstation liegt und deren Schwiegersohn zum ersten Mal alleine für den kleinen Sohn sorgen muss.

Intergenerative Hilfen: Alter

Mit Blick auf die intergenerative Hilfen, die sich Familien geben, wenn ein Familienmitglied auf der Intensivstation liegt, wurde ein weiterer Aspekt deutlich, nämlich jener was es bedeutet, wenn der Partner oder die Partnerin des Familienmitglieds auf der Intensivstation ein gewisses Alter erreicht hat oder was es bedeutet, wenn es keine hilfreiche Familie im Hintergrund gibt und Angehörige alleine für alles verantwortlich sind. Auf die Bitte, sich an die Zeit zurückzuerinnern, als ihr Ehemann auf der Intensivstation lag, antwortete eine Frau, dass es eine Katastrophe war aber ...

„Naja, ich hab meine Kinder da gehabt. Die sind sofort gekommen." (80jährige Ehefrau)

Wenn der Partner oder die Partnerin eines älteren Menschen auf die Intensivstation eingeliefert wird, ist es für den gesunden Partner sehr schwer. Neben der Angst um den Tod entstehen oft besonders viele Lücken, die nicht leicht zu füllen sind. Sich selber zu kochen kann für einen Ehemann, dessen Frau seit 40 Jahren den Haushalt führt, zum Problem werden. Genauso schwierig ist es für die Ehefrau, deren Mann im Haushalt zumindest die kleinen Dinge, wie leichte Reparaturen, erledigt. Diese Lücken werden erst sichtbar, wenn der Partner oder die Partnerin nicht mehr da ist.

Wenn Kinder vorhanden sind, kann sich in solchen Fällen der gesunde Partner bzw. Elternteil auf die uneingeschränkte Hilfe seitens der Kinder verlassen. Auf die Frage, wie es denn für sie war, als ihr Mann auf die Intensivstation eingeliefert wurde, kam von einer älteren Ehefrau als allererste Antwort, *„dass sofort ihre Kinder da waren".* Obwohl eines der Kinder im Ausland lebte und das andere zumindest den Großteil der Zeit im

Ausland arbeitete, waren beide sofort da, um die Mutter zu unterstützen. Durch das Fehlen der zweiten Person wird oft erst die Hilfsbedürftigkeit des anderen Elternteils offensichtlich. Aus der Sicht der erwachsenen Kinder ist der Sorgeaufwand um das gesunde Elternteil primär und deshalb oft höher als jener um das kranke.

„ Es war ja nicht nur so dass wir uns um den Papa kümmern mussten wir haben ja die Mutti nicht (?) Wir wussten ja gar nicht (,) kann die allein leben (?) kann die allein schlafen (?) was ist wenn die umkippt (?)"

So kommt es, dass Kinder ihre Aufmerksamkeit auf das kranke und auf das gesunde Elternteil richten müssen. Dieser Unterstützungsbedarf kann sehr unterschiedlich wahrgenommen werden. Der ältere Ehemann einer auf der Intensivstation liegenden Frau erklärt, dass er eigentlich sehr wenig Hilfe benötige. Seine Tochter sieht das etwas anders, was wiederum an der Selbstverständlichkeit liegt, mit der Hilfen innerhalb der Familie erwartet und auch gegeben werden.

„ Das war ja eine bisschen schwierige Sache weil da haben wir ihm natürlich schon auch helfen müssen. Also das ist noch dazu gekommen dass sie wirklich oft wenn ich in der Früh schnell aufs Fensterbrettl einen Topf mit Suppe oder Gemüse oder was weiß ich (,) hab ich einmal Knödel gekocht die er sich dann eingefroren hat oder so das hab ich ihm dann schon gebracht oder er hat sich irgendwas geordert nicht. Also er hat sich am Anfang eigentlich geweigert dass er sich das Essen von irgendeinem Restaurant holt."

Viele Hilfen fallen in diesen Situationen an: anfallende Haushaltstätigkeiten wie eben Kochen, Wäsche waschen, Putzen, Einkaufen und darauf schauen, dass der Kühlschrank nicht leer ist. Die Kinder helfen bei den Haushaltsfinanzen und bei Bedarf bei Versicherungen oder ärztlichen Verordnungen, wenn dies notwendig ist. Sie organisieren die Fahrt zur Intensivstation und wieder zurück. Durch ihr *Da sein* sind sie Beistand für die Eltern und helfen ihnen, praktisch und emotional, mit der Situation fertig zu werden. Ein Sohn berichtet beispielsweise, dass er seit zwanzig Jahren das erste Mal wieder mit dem Auto fährt, um seine Mutter herumzuführen und Erledigungen für sie zu machen.

Die Hilfen, die Kinder ihren betagteren Eltern geben, sind nicht nur auf das für die Intensivstation typische *Hier und Jetzt* gerichtet sondern antizipieren auch nicht wünschenswerte Ereignisse in der Zukunft, vor allem den Gedanken, was sein könnte, sollte das kranke Elternteil versterben oder pflegebedürftig werden. Eine Tochter erzählt, dass sie vorübergehend wieder bei ihrer Mutter einzog, weil sie nicht wusste, wie ihre Mutter die Situation bewältigen würde.

„ Die Mutti hat uns ganz schön gefordert ... Ich hab auch anfangs bei ihr geschlafen (,) ja. Also die erste Woche (,) die ersten paar Tage hab ich bei meiner Mutter geschlafen (,) ich weiß gar nicht ob sie das alleine kann."

Während die Ehepartner oder die Ehepartnerinnen diesen Gedanken vorerst noch wegschieben, sind die Kinder mit der Frage beschäftigt, wie es in diesem Falle weiter gehen könnte, wenn das gesunde Elternteil alleine bleibt und unter Umständen Hilfe benötigt. All diese Tätigkeiten laufen vor dem Hintergrund des auf Sparflamme laufenden eigenen Haushalts und der eigenen Familie der Kinder ab.

3.4.6.2

GRENZEN DES KONZEPTS FAMILIE: ALLEINE VERANTWORTLICH SEIN

Unabhängig davon, ob und auf wie vielen Schultern die Hilfen in Richtung krankes Familienmitglied verteilt werden, es ist immer jemand da. In familiären Konstellationen, in denen die einzelne Person keinen Rückhalt durch andere erfährt, kann das *Da sein* auch nicht geteilt werden. Ein Entlastung oder ein Rückzug ist nur möglich, sofern es jemanden anderen gibt, der den Rückzug kompensiert und das *Da sein* teilt. Eine Tochter, die im Streit mit ihrer Familie lebt, bringt zum Ausdruck, was es heißen kann, alleine verantwortlich zu sein.

„Ja wie gesagt (,) wenn ich etwas gebraucht hätte war sie (Anm: die Schwester) halt nie da. Und jetzt hab ich wieder das Gefühl gehabt dass sie mich einfach im Regen stehen lässt. Gerade in der Situation wo er ganz schlecht war dass sie (,) nicht mitgegangen ist auf Besuch (,) sondern ich alleine da war ... "

In einem anderen Beispiel berichtet ein Ehemann, der im Wesentlichen alleine für seine Frau sorgt und dem auch niemand zur Seite steht davon, dass er weiß, dass seine Belastbarkeit überschritten wird, weil er schon über einen langen Zeitraum nur zwei bis drei Stunden schläft, um alles unter einen Hut zu bekommen. Es geht aber nicht anders, weil er keine andere Wahl hat.

Wenn die Verantwortung am Krankenbett nicht geteilt werden kann, kann dies zur Überlastung führen. Im folgenden Zitat wird deutlich, wie sich die Tochter aufgrund der alleinigen Verantwortung fühlt.

„Am liebsten hätt ich mir eine Flasche Wein genommen und mich einmal umgehackt (,) einfach um einmal den Kopf auszuschalten (,) aber ich hab mich nicht getraut. "

Was die Tochter damit zum Ausdruck bringt ist, dass sie nicht die Möglichkeit hat, nicht bei ihrem kranken Angehörigen sein zu können, da niemand anderer da ist, der diese Aufgabe für sie übernimmt. Niemand würde allerdings sein krankes Familienmitglied alleine lassen, selbst wenn er durch das Da sein an die persönlichen Grenzen stößt oder sie überschreitet.

3.4.6.3

GEGENSEITIG SCHÜTZEN

Familienmitglieder schützen sich gegenseitig vor Überlastung und vor negativen Erfahrungen auf der Intensivstation, die für Einzelpersonen überwältigend sein können. Dies ist vor allem dann notwendig, wenn es dem kranken Familienmitglied besonders schlecht geht und die Belastbarkeit der einzelnen Personen gering ist. Eine Familie berichtet davon, dass sie in Phasen, in denen es dem kranken Familienmitglied besonders schlecht ging, nicht mehr alleine auf die Intensivstation gehen wollte, weil sie es nicht mehr verkraftete, „[...]da sind wir nicht mehr alleine hingegangen (,) also da waren wir eigentlich zu dritt."

In einer anderen Familie sorgt die Mutter einer kranken Tochter dafür, dass es der zweiten, gesunden Tochter nicht zu viel wird, weil sie die Erfahrung gemacht hat, dass ihr die Besuche bei ihrer Schwester teilweise enorm nahe gehen.

„Na ja gerade in der Zeit wo mich meine Mutter immer angerufen hat und eben gesagt hat ich soll nicht reinfahren da war ich mal baff (,) ah hat sie mir immer erklärt dass es ihr nicht gut geht und so die ganzen Emotionen sind eben mit mir durchgegangen bin halt drinnen zusammengebrochen also draußen am Gang."

Das Schützen funktioniert in alle Richtungen, so auch von den Kindern hin zum gesunden Elternteil. Sie schirmen sich gegenseitig ab, wenn es jemandem zu viel wird. Wenn beispielsweise die Ehepartner der kranken Familienmitglieder nicht mehr ans Telefon gehen, weil es ihnen zu viel wird, nehmen dafür die Kinder sämtliche Anrufe, sowohl die von Freunden als auch jene aus dem Krankenhaus entgegen. Gleichzeitig schützen sie sich auch, indem sie sich emotional nahe sind, sich Hoffnung geben und sich gegenseitig trösten.

Trösten und Hoffnung geben

Die Familie ist auch der Ort, an dem eines der zentralen Probleme im Zusammenhang mit der Intensivstation bewältigt wird, nämlich die Angst und die Ungewissheit vor allem hinsichtlich der dauernden Lebensgefahr des kranken Familienmitglieds. Familienmitglieder trösten sich, wenn sie schlechte Nachrichten erhalten, sie tauschen Gefühle aus, wenn die Nachrichten gut sind. Den größten emotionalen Beistand erfährt die Familie dadurch, dass sie sich selber Hoffnung gibt, dass das kranke Familienmitglied überleben wird und dass sie es alle schaffen werden. Eine Tochter erzählt davon, dass sie selber davon überzeugt war, dass auf gerade eben dieser Intensivstation das Leben der Mutter gerettet werden würde. Auf dieser Basis und mit dieser Überzeugung kommunizierte sie es auch den anderen Familienmitglieder, welche daraus wiederum Hoffnung schöpften.

> *„Das war für uns oder für mich (,) ich hab es ja auch meinem Vater so vermittelt und meinen Geschwistern (,) dass ich gesagt habe es wird eigentlich alles getan was man machen kann und noch dazu haben wir die Sicherheit wir sind nicht auf irgendeiner Intensiv sondern wir sind hier.“*

Familienmitglieder haben immer ein Wort der Hoffnung für sich parat, ungeachtet des gesundheitlichen Ausgangs des kranken Familienmitglieds. Sich Hoffnung geben ermöglicht den Familienmitgliedern, das Positive in der Zukunft zu sehen und daran festzuhalten. Die erwachsenen Kinder eines an Herzinfarkt erkrankten Mannes schildern, wie ihre Mutter ihnen trotz der eigenen Betroffenheit versucht hat, Hoffnung zu machen, indem sie stets in die Zukunft gerichtete tröstende Worte parat hatte.

> *„Sie (Anm: die Mutter) hat auch zum Beispiel zu uns auch gesagt ‚Ihr seid noch jung, tut nicht so viel nachdenken, es wird schon gut gehen, er wird kämpfen.‘ Eigentlich hat sie uns auch ein bisschen sozusagen Mut gegeben (,) weil wir haben schon viel überlegt, vor allem ich mein, sie sicher auch, aber sie hat es nicht immer so gezeigt.“*

Auf die Frage, wie es ihr in der ersten Zeit, in der ihr Mann auf der Intensivstation war, ergangen sei, antwortete eine andere Interviewpartnerin spontan, dass sie *„Gott sei Dank"* ihre Kinder gehabt habe, weil die in dieser schwierigen Zeit eine Ablenkung für sie waren. Das heißt, der emotionale Beistand untereinander ergibt sich oft nur durch das Gefühl, dass jemand da ist, ohne dass konkrete Beistandshandlungen gesetzt werden.

Kinder als Trost der Eltern

In diesem Zusammenhang nehmen auch kleinere Kinder eine besondere Rolle ein. Oft sind es die kleinen Kinder, die den Eltern helfen, diese Zeit zu bewältigen. Die Mutter einer vierjährigen Tochter beschreibt, wie sie zwischen den unterschiedlichen *Welten* hin und her pendelte:

> *„[...] du kommst von einer Welt mit Kindern wo es um Spielsachen geht und rosa tütü (,) kommst du in eine Welt wo es um Überleben geht ja.“*

In jener, von der Interviewpartnerin geschilderten Welt der *„rosa Tütü"* wird Trost gesucht, weil es das Normale und das Gesunde repräsentiert. Mit dem Blick auf die kleinen Kinder erhalten Eltern Trost und Hoffnung, weil dieser Blick für sie die Zukunft bedeutet.

> *„Und ich bin sehr froh gewesen weil mein Töchterchen liegt bei mir im Bett jede Nacht und die hat mich getröstet nicht (?) die kleine. [...] Mein Mann hat sich um die ältere Tochter gekümmert und deshalb war ich auch froh dass ich die kleinere bei mir hatte (,) the next generation sozusagen (lacht).“*

Durch die Frage, welchen Beitrag einzelne Familienmitglieder zur Krankheitsbewältigung für die Familie leisten, zeigt sich ein wichtiger Aspekt: Kinder werden nicht nur als Trostpflaster verwendet, vielmehr trösten sie selber die Eltern auch ganz bewusst. Kinder nehmen Stimmungen und Veränderungen in der Familie wahr, ohne dass diese, häufig aufgrund des Schutzbedürfnissens der Eltern gegenüber ihren Kindern, angesprochen werden. Auf die Frage, was für sie denn anders war, als ihre Oma auf der Intensivstation gelegen ist, kam das Thema im Interview mit zwei Kindern gleich auf ihre traurige Mutter, die öfters weinend nach Hause kam. Und auf die Frage, was sie denn in der Situation, wenn ihre Mutter so traurig war, getan haben, kam ohne lange zu überlegen:

„[...] man muss die Mama dann halt trösten"

Kinder haben sehr feinfühlige Antennen, die sie sofort ausrichten, wenn es einem Elternteil schlecht geht. Sie spüren die Veränderung in der Familie und leisten ihren Beitrag, der in emotionaler Nähe besteht. Trösten besteht aber auch darin, wie bereits im Kapitel über „Zurückstellen" erwähnt, ihre Bedürfnisse als Beitrag zur familiären Gesamtbewältigung zurückzustellen.

3.4.6.4

KINDER VOR BEDROHUNGEN SCHÜTZEN WOLLEN

Schon in vorigen Kapiteln wurde aufgegriffen, dass Kinder auf der Intensivstation eine besondere Rolle spielen. Sie trösten ihre kranken Eltern, stecken eigene Bedürfnisse zugunsten des kranken Familienmitglieds zurück und wollen Bescheid wissen, wie es dem kranken Familienmitglied geht. Dies funktioniert am besten, wenn sie sich selber vor Ort ein Bild machen können. In allen Familien existiert die Diskussion, ob und inwieweit die Kinder in den Prozess miteinbezogen werden sollen und besonders, ob sie selber auf die Intensivstation gehen können oder nicht. Die Entscheidung, ob Eltern ihre Kinder auf die Intensivstation mitnehmen, ist häufig weniger eine Frage der Besuchsregelung auf der jeweiligen Abteilung, sondern vielmehr eine Entscheidung der Eltern selber. Diese Entscheidung wird von den Eltern sehr individuell und vor dem Hintergrund der Abschätzung der Belastbarkeit der Kinder getroffen. Eltern wollen ihre Kinder vor potentiellen Bedrohungen, die durch den Besuch auf der Intensivstation entstehen könnten, schützen. Sie tun dies auf unterschiedliche Arten: Sie verbieten den Besuch radikal, weil sie es ihren Kindern nicht zumuten wollen, ihr krankes Familienmitglied in diesem Zustand zu sehen, sie nehmen sie mit auf die Station und treffen Vorkehrungen, indem sie sie genau und möglichst an ihre Bedürfnisse angepasst darüber informieren, was auf sie zukommen wird, oder sie nehmen sie mit auf die Station und versuchen die Kinder von den potentiell bedrohlichen Eindrücken abzulenken, indem sie die Situation bewusst verharmlosen oder verniedlichen. Alle drei Möglichkeiten dienen dem Schutz der Kinder.

Diejenigen Eltern, die ihren Kindern Zugang auf die Intensivstation gewähren – sofern sie es wollen und die Möglichkeit dazu haben – tun dies sehr behutsam und in Absprache mit den professionellen Helfern und Helferinnen. Dabei sind sie häufig der Überzeugung, dass ein Besuch nicht nur für die Kinder eine Erleichterung darstellt sondern auch dem kranken Familienmitglied hilft. Nach längerem Abwägen und dem anschließenden Rat einer Ärztin nimmt im folgenden Fall der Vater seinen kleinen Sohn auf die Intensivstation mit, sodass dieser seine Mutter sehen kann.

„[...] Und er [der 6-jährige Sohne] war irrsinnig interessiert und wollte wissen was dieses Schläuchl ist und was das ist und was das ist also die haben da im Prinzip fast keine Antworten mehr gewusst für ihn ah (..) (...) Hat ihm imponiert diese ganzen Geräte die ganzen Schläuchln und da hat er gesagt ja ah zu dem Arzt naja ‚das is eine Frechheit, da ist eine Wasserflasche gehangen, er hat gesagt das ist eine Frechheit das die Mama nur Wasser kriegt und keinen Eistee oder irgendwas anderes' (...) solche Sachen halt (...)"

Eltern, die ihren Kindern den Besuch des kranken Familienmitglieds nicht erlauben, tun dies, weil sie sie vor eventuell negativen Erfahrungen schützen möchten. Manche glauben, dass Kinder es belastend finden, einen sehr vertrauten Menschen in einem entfremdeten und entstellten Zustand zu sehen, wie in diesem Fall, indem sich die Erinnerung aus ihrer Kindheit, in der sie ihren schwer kranken Vater vor Augen hat, tief ins Gedächtnis eingeprägt hat. Eine solche Erinnerung wollte sie ihren Kindern ersparen.

„Nein weil irgendwie wollte ich ihnen das ersparen ge ich hab wo der Papa so schwer krank war (,) ich hab immer noch das Bild von ihm im Kopf wie er zum Schluss ausgschaut hat. Weißt du nach der Chemo war da schon vorbei aber da waren dann die Haar anders und ja und er war so aufgedunsen ge von dem ganzen Cortison oder was er alles gekriegt hat und das Bild hab ich immer noch und da war ich dreiundzwanzig [...]."

Viele Kinder fragen allerdings häufig nach, wie es dem kranken Familienmitglied geht. Während manche Elternteile versuchen, möglichst kindgerecht, aber dabei sehr offen mit ihren Kinder zu sprechen, versuchen andere Eltern, ihre Kinder vor möglichen negativen Erfahrungen auf der Intensivstation zu schützen, indem sie gar nichts sagen, ihnen nur positive Nachrichten weiter geben oder die Nachrichten so filtern, dass sie aus ihrer Sicht für die Kinder verträglich sind. So schildert ein Ehemann, dessen Frau schwer krank auf der Intensivstation liegt und der versucht, seinem kleinen Sohn die Erkrankung der Mutter zu erklären, wie folgt:

„Ich habe ihm gesagt die Mama ist sehr krank sie schläft die ganze Zeit (,) sie wird von einer Maschine beatmet und ihr geht es momentan nicht gut. Aber wie kritisch es wirklich ist habe ich ihm nicht gesagt weil er kann es nicht so richtig verarbeiten."

Um die Kinder zu schützen, werden die Erzählungen über das kranke Familienmitglied und die Eindrücke der Intensivstation auch gerne „verniedlicht". Ein Vater beispielsweise, der nicht will, dass seine beiden Kinder auf die Intensivstation gehen, erzählt seinen Kindern, die nicht locker lassen, dass die Oma auf der Intensivstation auf einem Luftkissenbett liegt, um das Thema mehr in Richtung Technik zu lenken, was vom gesundheitlich schlechten Zustand der Oma ablenken soll. *„Um Abzulenken"* schildert es auch eine Mutter, die ihren Sohn einmal auf die Intensivstation mitgenommen hat *„[...] Also so .. ja .. also eher sich auch ein bisschen so auf die Technik (,) im Hintergrund konzentrieren und danach fragen ja (,) also auch ein bisschen so ablenken (,) von der eigentlichen Situation."*

Wohl wissend, dass sie es ihren Kindern nicht völlig ersparen können, suchen Eltern häufig nach Wegen, um ihren Kindern die Situation möglichst schonend beizubringen – oft auch mit professioneller Unterstützung. Während Angehörige für sich selbst nur selten psychologische Dienste in Anspruch nehmen, so ist, zumindest in dieser Studie die Inanspruchnahme sehr eng an die Anwesenheit von Kindern gekoppelt. In dieser ungewöhnlichen Situation sehen Eltern ihre Kompetenz überschritten und nehmen, um ihre Kinder zu schützen, das Hilfsangebot von Psychologen gerne wahr.

3.5

DEN EIGENEN BEITRAG LEISTEN: KONTEXTE UND INTERVENIERENDE BEDINGUNGEN

Es gibt eine Reihe von Bedingungen, die Auswirkung darauf haben, in welchem Lichte sich die dargestellten Handlungen zeigen. Unterschiedliche Handlungskontexte geben Aufschluss darüber, warum Angehörige in bestimmten Situationen so und so handeln. Die Handlungen können nicht ohne den Einfluss von verschiedenen Kontexten und anderen intervenierenden Bedingungen verstanden werden. Diese Bedingungen und Kontexte können krankheitsbezogen sein, das heißt, sie sind von der Vorhersagbarkeit der Erkrankung beeinflusst. Sie können sozialer Natur sein, das heißt, sich durch Vertrauen oder Erfahrungen entwickeln und sie sind von der Organisation Krankenhaus beeinflusst, die den organisationsbedingten Kontext Besuchsregelung kreiert, vor deren Hintergründe die Handlungen auf unterschiedliche Art ausgeführt werden.

3.5.1

EREIGNIS: ANLASS UND VORHERSAGBARKEIT

Die Spannbreite der verschiedenen Erkrankungen in dieser Untersuchungsgruppe beinhaltet Ursachen im Zusammenhang mit inneren Erkrankungen, wie Erkrankungen eines oder mehrerer lebensnotwendiger Organe. Sie beinhaltet weiters geplante Operationen mit gewolltem oder ungewolltem Ausgang oder Komplikationen, die einen nicht geplanten Intensivaufenthalt nach sich ziehen. Außerdem beinhaltet sie ebenfalls akut auftretende Ereignisse wie innere Blutungen oder einen schweren Herzinfarkt, was ebenfalls eines teilweisen oder ganzen Ausfalls von lebensnotwendigen Organen zur Folge hat. Die Reaktion der Angehörigen auf den Aufenthalt auf der Intensivstation widerspiegelt weniger die Art der Erkrankung selber, sondern vielmehr, in welchem Ausmaß das Ereignis vorhersagbar ist. Die Aufnahme auf die Intensivstation muss deshalb für die Angehörigen nicht immer als krisenhaftes Ereignis wahrgenommen werden. Krisenhaft ist es in der Regel nur dann, wenn die Einlieferung plötzlich und unvorhersehbar erfolgt, wenn die Krankheit plötzlich ins Leben hereinbricht.

3.5.1.1

PLÖTZLICHES HEREINBRECHEN DER KRANKHEIT INS LEBEN

Wenn das Ereignis plötzlich, beispielsweise aufgrund einer Magenblutung oder eines Unfalls eintritt, oder wenn ein an sich geplantes Ereignis wie eine „einfache" Gallenoperation mit schwersten Komplikationen auf der Intensivstation endet, so wird dies als schwere Krise mit allen damit im Zusammenhang stehenden Emotionen und Ängsten wahrgenommen. Die Einlieferung auf die Intensivstation ist von der Angst um das Überleben des kranken Familienmitglieds geprägt. Die Plötzlichkeit reißt die Angehörigen aus ihrem Alltag und trifft sie vollkommen unerwartet.

> „Wie ich gehört hab dass mein Vater dort liegt und ich war vorher noch nie auf einer Intensivstation das war für mich wie ein (,) wie ein Keulenschlag."

Dieses Ereignis ist für viele dermaßen einschneidend, dass die Erinnerung daran auch noch nach langer Zeit Wunden aufreißen kann. Es wird ganz plötzlich ein geliebter Mensch aus dem Alltag gerissen und der Vergleich mit dem plötzlichen Tod eines Familienmitglieds scheint an dieser Stelle nicht gänzlich unangebracht.

„Es ist jetzt fast genau ein Jahr her und es ist schon (,) vergessen kann ich es nicht (,) es kommt immer wieder hoch. (weinerlich) [...] Ich möchte es eigentlich nicht mehr erleben. Also ich bin eigentlich noch immer schockiert (,) muss ich wirklich sagen ..."

Die Einlieferung eines geliebten Menschen trifft die Familie mit voller Härte. Das Krisenhafte ist das Unvorhersehbare und die Plötzlichkeit, mit der das Ereignis in den Alltag einer Familie einbricht. *„Das ist halt diese (,) dass das so plötzlich gekommen ist (,) dass da nicht vorher irgendeine Warnung war (,) mein Vater könnte krank werden sondern am Vortag steht er noch da (,) hilft mir (,) bietet mir noch seine Hilfe an (,) äh und am nächsten Tag ist er eigentlich in Richtung sterben dann."* Besonders schlimm wird die Einlieferung auf die Intensivstation auch dann erlebt, wenn das Ereignis nach Ansicht der Angehörigen antizipiert hätte werden können, indem vermeintliche Symptome hätten erkannt werden können. Dieser Konjunktiv nagt an den Angehörigen, weil sie sich oft Vorwürfe machen, auf Anzeichen nicht geachtet zu haben.

Wenn das Ereignis einer lebensbedrohlichen gesundheitlichen Krise ganz plötzlich eintritt, fällt es häufig auch schwer, den vollen Umfang des Ereignisses zu erfassen. Die Familienmitglieder begreifen in der ersten Zeit häufig gar nicht, was passiert ist und vor allem ältere Ehepartner und Ehepartnerinnen tun sich sehr schwer damit, zu verstehen, was die kritische Erkrankung ihres Partners und Partnerin bedeutet. *„Und ich bin die ganze Nacht aufgeblieben, bin da gesessen."* Die Tragweite des Ereignisses ist vielen erst nach einiger Zeit bewusst.

3.5.1.2

INTENSIVSTATION ALS EPISODE EINER CHRONISCHEN ERKRANKUNG

Die Einlieferung auf die Intensivstation muss für die Familie nicht zwangsläufig mit einer einschneidenden Krise verbunden sein. Die Einlieferung wird weniger dramatisch wahrgenommen, wenn sie vorhersehbar ist oder nicht unerwartet eintritt. Dies ist bei chronischen Erkrankungen oder aufgrund des Fortschreitens unklarer oder sich verschlechternder Krankheitssymptome der Fall. Bei schwerem chronischem Kranksein beispielsweise wechseln sich Phasen relativer Gesundheit mit Phasen der Verschlechterung ab. Dies kann mit einer stationären Behandlung verbunden sein, wozu auch gelegentlich die Einlieferung auf die Intensivstation gehört. Viele Familien verfügen seit vielen Jahren über Krankheitserfahrungen, wie diese, wo eine Mutter und Ehefrau mit einer im Zusammenhang mit Morbus Chrohn stehenden Infektion auf der Intensivstation behandelt werden musste, woraufsich der Ehemann auf die Frage, wie es sich auf die Familie auswirkt, wenn seine Frau auf der Intensivstation liegt, folgendermaßen ausdrückt:

„Bei uns kann es sich weder negativ noch positiv auswirken weil wir haben wie gesagt zehn Jahre schon relativ viel mitgemacht."

Die Einlieferung auf die Intensivstation und der Umgang mit den dadurch hervorgerufenen Veränderungen ist weniger schlimm, weil man dauernd mit einer Verschlechterung der Erkrankung rechnen muss und weil sich aufgrund bestehender Vorerfahrungen schon gewisse Routinen eingestellt haben und man weiß, dass es plötzliche gesundheitliche Veränderungen geben kann. Der feste Glaube daran, dass das Familienmitglied die gesundheitliche Krise überstehen wird, überwiegt, was allerdings nicht bedeutet, dass das auf das kranke Familienmitglied gerichtete Bewältigungshandeln anders verläuft. Vielmehr sind es die negativen Emotionen, die weniger stark ausfallen.

Ein anderes Beispiel für eine akute Episode einer Erkrankung in dieser Untersuchungsgruppe war Krebs. Es wird dann als Episode eingeordnet, wenn erlebt wurde, dass der Aufenthalt auf der Intensivstation helfen kann, die gesundheitliche Verschlechterung zu überwinden. Ein Ehemann erzählt, dass seine Frau schon mehrere gesundheitliche Krisen überstanden hatte. Er ist deshalb sehr zuversichtlich, dass sie es auch dieses Mal übersteht wird.

„Ich hab eigentlich nie darüber nachgedacht dass sie eigentlich einschlafen könnte oder sterben könnte (,) das war einfach nicht in meinem Kopf drin. Da wo sie den ersten Tumor gehabt hat war auch immer der Gedanke dass sie es schafft (,) und es war eigentlich diesmal auch wieder."

Im Zusammenhang mit Krebs stand bei dieser Familie mehr die dauerhafte Bedrohung durch die Erkrankung im Vordergrund als die Möglichkeit des plötzlichen und unerwarteten Sterbens auf der Intensivstation. Häufig ist die Intensivstation eben dann auch der Rettungsanker, der die Lösung für ein momentanes gesundheitliches Problem anbietet, um die lebensbedrohliche Krise zu bewältigen. So verhält es sich auch, wenn sich unerklärbare Krankheitssymptome langsam dermaßen verschlechtern, dass das Leben dadurch bedroht ist. Die normale Bettenstation ist nicht imstande, den zunehmenden Abbau aufzuhalten, wie bei einer Familie, als sich der Zustand der Mutter und Ehefrau täglich verschlechterte.

„Dann hab ich leider Gottes beunruhigt feststellen müssen dass (,) auch im Krankenhaus der Abbau voranschreitet dass sie weiterhin so schlecht wird und noch schlechter und noch schlechter und dann hat sie Fieber bekommen. [...]"

Erst die Einlieferung in die Intensivstation ist für die Familie dann der Ort, der das Überleben sichert und wie ein Ehemann es zum Ausdruck bringt: *„Wir haben ja vorher tagelang nicht geschlafen. Wir haben gewusst auf der Intensivstation stirbt sie nicht. (...)"*. In solchen Fällen ist die Zeit vor dem Aufenthalt, in der sich der Gesundheitszustand verschlechterte, wie eine lange Reise, die erst mit der Einlieferung auf die Intensivstation zu einem vorübergehenden Ende kommt und sich die Familie kurz zurücklehnen und fürs Erste einmal tief durchatmen kann. Passender bringt es eine Tochter zum Ausdruck, deren Mutter aufgrund einer dann später diagnostizierten Autoimmunerkrankung mit progredienter Lähmung auf die Intensivstation eingeliefert wurde und der auch eine längere Zeit der Unsicherheit auf der Normalstation vorausging:

„Ah ... es war so dass ich in dem Moment wo meine Mutter auf der Intensivstation gelegen ist das Gefühl gehabt hab dass sie da jetzt in Sicherheit ist. Es war vorher hat sich das so abgezeichnet dass man gesehen hat es wird bedrohlich weil sie nicht mehr atmen konnte (,) nicht mehr schlucken konnte und ich hab eigentlich aufgeatmet (,) weil sie endlich auf die Intensiv gekommen ist. Das war eigentlich eine Erlösung für uns alle (,) weil wir haben gesehen dass ohne Intensivabteilung dass das eigentlich sehr schnell geht und sie sterben würde."

Auch für einen Sohn, dessen Vater mit zunehmender körperlicher Verschlechterung mehrere Wochen hindurch zwischen Krankenhaus und zuhause gependelt war, war die Einlieferung auf die Intensivstation keinesfalls ein Schockerlebnis. Auch für ihn war es eine Erleichterung zu sehen, dass der Vater an einem Ort angekommen war, wo man imstande war, ihm zu helfen.

„Na ja also so ein großer Schock war es jetzt eigentlich nicht. Ich muss ehrlich gesagt sagen mich hat eigentlich alles davor mehr schockiert wie er eben umsonst also vor allem die ersten drei Wochen auf der Sonderstation gelegen ist auf der Internen wie er immer schwächer geworden ist und dann danach dann drei Wochen zu Hause und dann wieder auf einer normalen Station das hat mich eigentlich mehr schockiert."

Der Anlassfall für die Einlieferung auf die Intensivstation stellt somit eine wichtige Bedingung dafür dar, wie die Zeit auf der Intensivstation und besonders die Einlieferung auf die Intensivstation erlebt wird. Nicht immer ist es eine Krise sondern häufig ein Moment der Befreiung und Erleichterung, dass das kranke Familienmitglied an einem Ort angekommen ist, an dem man es, zumindest vorübergehend, sicher weiß. Diese Sicherheit, *„dass auf der Intensivstation nichts passierten kann"* resultiert auch daraus, dass andere Orte, entweder zu Hause, in einem anderen Krankenhaus oder auf der Normalstation nicht geeignet sind, den Gesundheitszustand zu stabilisieren. Auf der Intensivstation ist es das Gefühl, irgendwo zu sein, wo es zumindest nicht mehr abwärts geht und das Gefühl zu haben, dass einem hier geholfen werden kann.

3.5.2

VERTRAUEN

Wie schon im Kapitel über „Hoffnung" als Strategie angedeutet, ist eine wichtige kontextuelle Bedingung, welche das Handeln der Angehörigen beeinflusst, das Ausmaß, in welchem Angehörige darauf vertrauen können, dass ihr krankes Familienmitglied auf der Station in guten Händen und vor allem in Sicherheit ist. Vertrauen ist aber nicht nur der Ausgangspunkt für Hoffnung. Unter der Bedingung, dass Angehörige nicht darauf vertrauen können, dass ihre Lieben die Hilfen bekommen, die sie benötigen oder sie auf der Station nicht sicher haben, sind Angehörige noch mehr da und sorgen sich um ihre Lieben noch mehr, als sie es ohnehin tun. Vertrauen wirkt sich deshalb vor allem auf das schützende *Da sein* aus. Vertrauen wird vom Verhalten der Mitarbeiter und Mitarbeiterinnen beeinflusst, von Erfahrungen, die Angehörige auf anderen Stationen gemacht haben, aber auch vom Anlassfall der Aufnahme.

Froh jemandem vertrauen zu können

Was den Anlassfall betrifft, so ist, wie schon bereits dargestellt, die Aufnahme auf die Intensivstation nicht immer ein krisenhaftes Ereignis. Wenn die Aufnahme aufgrund einer Episode, einer chronischen Erkrankung oder des Fortschreitens unklarer oder sich verschlechternder Symptome stattfindet, sind Angehörige häufig hoffnungsfroh, dass durch die Aufnahme auf die Intensivstation die Abwärtsbewegung und Verschlechterung der Erkrankung gestoppt werden kann. Angehörige setzen hohes Vertrauen in das System, dass auf der Intensivstation alles wieder gut wird. Sie legen die Verantwortung, die sie vorher noch hatten, gerne in die Hände der beruflichen Helfer und Helferinnen. Es ist ein Ort von Sicherheit, wie es folgende Tochter zum Ausdruck bringt:

„[...] also das war irgendwie beruhigend dass ich einfach weiß die haben das unter Kontrolle und sobald sich irgendwas verschlechtert können sie ihr irgendwas geben dass es sich vielleicht wieder besser wird."

Vertrauen müssen

Während in Situationen, in denen der Aufenthalt auf der Intensivstation einem vorläufigen Ankommen an einem sicheren Ort gleichkommt, die Aufnahme für die Angehörigen bedeutet, dass sie einmal durchatmen können, stellt es sich unter der Bedingung einer unvorhersehbarer Aufnahme oder einer Komplikation aufgrund eines an und für sich routinemäßig durchgeführten Eingriffs oder einer Untersuchung ganz anders dar. Wenn Angehörige erfahren, dass ihr Familienmitglied auf der Intensivstation aufgenommen wurde, überfällt sie ein Gefühl von Hilflosigkeit. Sie können nichts tun, außer zu hoffen, dass die lebensbedrohliche Krise überstanden wird. Gerade in dieser extrem sensiblen, von intensiven Gefühlen geprägten Anfangszeit müssen sie darauf vertrauen können, dass auf der Intensivstation das Beste für ihr krankes Familienmitglied getan wird. So deutet es ein Ehemann hier an, dass er sofort zurücktritt und alles den Profis überlässt:

„Und ich hab wollen nicht stören (,) ich kann ihr sowieso nicht helfen nicht(?)"

Angehörige haben keine Kontrolle über die Situation und sie trachten danach, dass sie zumindest niemanden stören, oder dass ihr Kontakt zu den Mitarbeitern und Mitarbeiterinnen die Pflege nicht stört. Ihre Unfähigkeit zu handeln, einmal aufgrund überwältigender Emotionen und einmal aufgrund der fehlenden Sachkenntnis, macht sie passiv, und sie können nur darauf vertrauen, dass die Mitarbeiter und Mitarbeiterinnen ihre Sache gut machen.

Umgang mit dem kranken Familienmitglied

Auf der Wahrnehmungs- und Interaktionsebene zwischen den Angehörigen und den Mitarbeitern und Mitarbeiterinnen der Intensivstation entsteht Vertrauen weniger durch die ausgestrahlte Handlungssicherheit und fachlichen Kompetenz, weil sie es eigentlich nicht wirklich beurteilen können, sondern mehr durch das Erleben, dass die Mitarbeiter und Mitarbeiterinnen ihren Angehörigen nicht schaden sowie die Persönlichkeit und die Würde ihres kranken Familienmitglieds achten. *„Die reden auch mit die halben Leichen sag i amal [...]"* sagt eine Tochter und äußert damit ihren Respekt vor jenen Pflegenden, die ihre kranken Angehörigen als Menschen achten, auch wenn sie gar nicht ansprechbar sind.

Wie das Pflegepersonal mit ihren kranken Familienmitgliedern umgeht, ist entscheidend dafür, ob eine Vertrauensbasis entsteht und ob sie sich in der Folge sicher fühlen können. Vertrauensfördernd ist zum Beispiel das Gefühl, das entsteht, wenn die Pflegenden echte Anteilnahme zeigen und die Angehörigen das Gefühl erhalten, dass den Pflegenden das Leben ihrer Lieben genauso wichtig ist wie ihnen selbst. Eine Tochter beschreibt, warum sie das Gefühl hatte, dass ihre Mutter auf der Intensivstation in guten Händen war:

„Also der Arzt war gut und wichtig aber das Gespräch mit dem Krankenpfleger [...] bei manchen hat man wirklich das Gefühl gehabt (,) dass er sie mag (,) dass das nicht einfach irgendein Patient ist sondern man hat eigentlich irgendwie die Besorgnis die er gehabt hat ja (,) teilen können weil wir das Gefühl gehabt haben der kämpft mit uns für sie also der kümmert sich auch um sie und der mag sie auch und der will sie auch nicht verlieren. Bei manchen war das wirklich schon so. "

Angehörige beobachten Pflegende und schätzen sie aus ihrer Sicht und vor dem Hintergrund ihrer Erfahrungen sehr genau und kritisch ein. Sie sind wohl in der Lage, einzelne Personen einzuschätzen, aber ob ein Team als hilfreich oder sorgend eingestuft wird, hängt häufig davon ab, ob eine Mehrzahl an Pflegenden aus ihrer Sicht sorgsam und einfühlsam mit dem Familienmitglied umgeht. Im folgenden Fall schildert eine Tochter, dass sie stets ein wachsames Auge auf das Pflegepersonal hatte, weil es nach ihrer Einschätzung wenig einfühlsam mit der Mutter umging:

„Und teilweise muss ich sagen hab ich mir gedacht .. wenn ich da jetzt ausgeliefert bin (,) manchen sind dann doch eher so ein bissl im Brutalen (,) und nicht so sanft. Und es beginnt bei der lauten reschen Stimme oder lautem Dialekt dass (,) wenn man nicht wirklich (,) dass man sich durchaus auch fürchten kann vor manchen. Teilweise haben manche leider Gottes durchaus was Bedrohliches. "

Hier wird der Zusammenhang zwischen Vertrauen und *Da sein*, um sein Familienmitglied zu schützen, deutlich. Wenn die Sicherheit des Familienmitglieds bedroht ist, ergreifen Angehörige häufig die Initiative wie im folgenden Fall, in dem sich eine

Tochter erfolgreich dagegen wehrte, dass ihre Mutter in ein peripheres Krankenhaus verlegt wird, in dem sie selbst arbeitet und annehmen muss, dass das Krankenhaus mit der Schwere der Erkrankung der Mutter nicht umgehen kann und die Mutter deshalb weniger gut betreut sein würde.

> *„Eine Kollegin sagt zu mir (,) ,du deine Mama kommt zu uns.' Und ich sag ,sicher nicht' ja(?) Und sie sagt (,) doch.' (lacht). Sagt sie ,du ich hab das gestern gehört das andere Krankenhaus hat angerufen (,) sie wollen sie transferieren.' Dann hab ich mit dem Chef von der Intensiv gesprochen (,) und hab dem eigentlich wirklich gesagt (,) wie schlecht es meiner Mutter geht ja und und dass sie da wochenlang ewiglange ein Bett blockiert haben hab ich gesagt."*

Vergleich mit anderen Intensivstationen

Vertrauen entsteht auch dadurch, dass Angehörige Vergleiche mit anderen Betreuungssettings und oft mit anderen Intensivstationen ziehen. Erlebnisse und Beobachtungen aus der Vergangenheit werden als positiver oder negativer Maßstab herangezogen und am gegenwärtigen Aufenthalt angelegt. Ein Ehmann berichtet von enormen Unterschieden zweier Intensivstationen in ein und demselben Krankenhaus und wie verschieden die Mitarbeiter und Mitarbeiterinnen mit ihm und der ganzen Familie umgegangen waren.

> *„Das Erkennen des Unterschiedes und das ist sicher ein Grund ah warum ich da sitze weil mir das wichtig war (,) dass man sieht dass das irgendwie anders auch geht nicht"*

Von den Erlebnissen und davon, was sie auf anderen Stationen gesehen und gelernt haben, leiten Angehörige ab, was ihrem kranken Familienmitglied gut tut und was nicht. Wie sie selbst als Angehörige behandelt werden, ist nicht prinzipiell unwichtig, allerdings wiederum nur im Zusammenhang mit ihrem kranken Familienmitglied. In einer Familie, in der die Mutter innerhalb kurzer Zeit auf zwei verschiedenen Intensivstationen im selben Krankenhaus gelegen war, schildert der Ehemann, dass es einen großen Unterschied macht, auf welcher Intensivstation man liegt. Dies wurde aber nur dadurch sichtbar, weil die Familie die Möglichkeit hatte, die Stationen miteinander zu vergleichen.

> *„Hier ist nicht wirklich der Patient im Mittelpunkt und damit natürlich auch nicht die Angehörigen (,) [...] In der positiven Station [...] was ja ganz toll war und war überhaupt kein Problem die haben die (,) haben dich als Angehöriger mit einbezogen vollkommen mit einbezogen nicht (?) Das war halt für uns kein Problem wenn wir dann mal eine dreiviertel Stunde draußen gesessen sind (...) oder wenn wir gefragt haben wie lange es dauert na dann müssen wir halt gehen es ist kein Problem."*

Angehörige versuchen sich zwar den neuen Gegebenheiten anzupassen, vorausgesetzt, es sind keine negativen Auswirkungen auf ihre Lieben damit verbunden. Die Anpassung fällt ihnen leicht, wenn Vertrauen vorhanden ist, ansonsten ist es in Richtung des Schutzbedürfnisses des kranken Familienmitglieds eine Abwägung zwischen sich „anpassen und nichts sagen" und „aufbegehren und etwas sagen".

Intensivstation als Maßstab

Das Vertrauen darauf, ob und in welchem Ausmaß ihre Lieben auf der Intensivstation in Sicherheit sind, lässt sich am besten an der Normalbettenstation kontrastieren. Dass die Intensivstation ein hohes Maß an Sicherheit bietet, erkennen Angehörige häufig erst dann, wenn ihre Lieben auf eine andere Abteilung transferiert werden oder vorher längere Zeit in einem schlechten gesundheitlichen Zustand dort gelegen sind. Die Notwendigkeit des immer Da seins und schützen zu müssen, weil sie sie auf der Normalstation nicht sicher haben, zeigt sich erst im Unterschied zwischen Normal- und Intensivstation. Angesprochen darauf, was das schlimmste Erlebnis auf der Intensivstation gewesen sei, erklärt ein Ehemann Folgendes:

> „Das schlimmste Erlebnis auf der Intensivstation war ... wie sie das erste Mal von der Intensivstation schon auf die normale Station transferiert worden ist."

Die Transferierung auf die Normalstation, die Verlegung in ein anders Krankenhaus oder in ein Reha-Zentrum deuten Angehörige grundsätzlich als ein positives Signal in Richtung einer Besserung und Stabilisierung des Gesundheitszustandes. In sehr vielen Fällen wird sie aber mit einer Verschlechterung der Betreuung wahrgenommen. Viele Faktoren spielen dabei eine Rolle, wie, dass das Vertrauen in andere Abteilungen weniger gegeben ist als das in die Intensivstation. In erster Linie ist es die engmaschige Überwachung, die ausbleibt und das Fehlen einer einzelnen Bezugsperson. Die Pflegehandlungen auf der Intensivstation gelten gleichhin als Maßstab, an dem die Tätigkeiten des Pflegepersonals auf der Normalbettenstation gemessen werden. Ein Ehmann ist entsetzt darüber, dass seine Frau auf der Normalstation nicht, so wie auf der Intensivstation, steril abgesaugt, oder dass ihr der Kot „verkehrt rum" abgewischt wird. Dies ging so weit, dass die Tochter nach Möglichkeit dabei war, wenn die Mutter Stuhlgang hatte. Dadurch konnte sie selber die Reinigung übernehmen.

> „Also meine Tochter hat ihre Scheide gereinigt (,) die war verschmiert mit dem Kot und hat gesagt ist nur eine Frage der Zeit von einer Harninfektion."

Aus der Notwendigkeit, Schaden für die Angehörigen voraussehen und sie davor bewahren zu müssen, resultieren häufig Konflikte mit dem Pflegepersonal, die nicht leicht aufzulösen sind. Die Hilflosigkeit der Angehörigen und die aus der Sicht der Familie unpassenden und unzureichenden Hilfen seitens der Pflegenden veranlasst die ganze Familie dazu, abwechselnd am Bett wachen zu müssen, was eine Tochter folgendermaßen beschreibt:

> „Wir waren eigentlich auf der normalen Station so gut wie .. naja rund um die Uhr da. Am Vormittag waren wir nicht dort (,) aber Mittags ist mein Vater eigentlich schon gekommen (,) der ist dann abgelöst worden entweder von mir oder von einem meiner Geschwister (,) weil es war für uns eigentlich ganz klar (,) die Mutter braucht uns (,) wir müssen für sie teilweise (,) reden und ihre die Haare aus dem Gesicht streichen (,) alles (,) alles (,) egal (,) alles machen. Läuten für die Schwester und und (,) es es war so dass wir wirklich gesehen haben also sie braucht uns eigentlich unbedingt (,) unbedingt."

Von einer Umgebung, in der die Vitalzeichen durchgehend monitiert, jeder Milliliter an Flüssigkeit bilanziert und jeder Bissen Essen aufgeschrieben wird, erleben Angehörige, dass ihren kranken Familienmitglieder das Essen hingestellt und es abserviert wird, auch wenn sie keinen Bissen gegessen haben, wie eine Tochter anmerkt, deren Vater nach langer Zeit auf der Intensivstation auf die Normalbettenstation transferiert wurde. *„Und dann haben sie zu zweit eine Station. Und da hat sich keiner g'schert mehr und das war Gott sei Dank nur zwei drei Tage. Weil echt (,) der wär uns da verhungert ja."*

3.5.3

ERFAHRUNGEN

Wie Familienmitglieder die Zeit auf der Intensivstation erleben, hängt auch davon ab, über welche Erfahrungen sie verfügen. Es gibt auf der Intensivstation zwei Arten von Erfahrungen: zum einen, ob sie schon Erfahrungen mit Intensivstationen gemacht haben oder ob die Intensivstation für sie Neuland darstellt, zum anderen die beruflichen Erfahrungen, die sie mitbringen, wenn sie selber im Gesundheitsbereich tätig sind.

Vorerfahrung mit Intensivstationen

Vorerfahrung mit Intensivstationen hilft den Angehörigen dabei, mit der momentanen Situation besser umzugehen. So berichtet eine Tochter über die Aufnahme ihrer Mutter auf eine Intensivstation in einem anderen Krankenhaus, dass es für sie *„halt eben das zweite Mal wo sie auf der Intensivstation war, nicht so erschreckend war,"* da sie beim vorangegangen Aufenthalt erlebt hatte, dass ihre Mutter gut betreut worden war. Auf die eigene Person bezogen hilft eine positive Erfahrung, um auf einen positiven Ausgang hoffen zu können.

„[...] vor allem wenn du siehst du kommt da lebend wieder hinaus und es geht dir danach recht gut, unter Anführungszeichen."

Erfahrung hilft auch, ursprünglich schwer zu durchschaubare Handlungen von Personen besser verstehen zu können. Angehörige reagieren dadurch meist weniger ängstlich, was es ihnen auch ermöglicht, dass sie nicht mehr andauernd alles nachfragen und interpretieren müssen.

„Ja i hab gewusst des piepst halt leicht weil die das halt so einstellen und wenn des halt a bissl drüber is fangt es wieder zu piepsen an aber des heißt ned, dass da jetzt irgendwas besonderes ist, auf des hab i mi gar nicht mehr so konzentrieren müssen, gä?"

Erfahrungen mit vorangegangenen Aufenthalten zu haben bedeutet aber nicht, dass die Aufnahme auf eine Intensivstation unter der Bedingung vorangegangener positiver Erfahrungen zwangsläufig leichter ist. Die Angst um das Leben des Familienmitglieds ist genauso da und die auf die Bewältigung gerichteten Handlungen ebenso.

Berufliche Erfahrungen: Reagieren als Familienmitglied

Erfahrung ist auch oft eine Gratwanderung, die sowohl entlastend aber auch belastend sein kann, vor allem dann, wenn sich Erfahrung aus dem eigenen Berufsleben speist. Entlastend, weil sich nicht so viele Unsicherheiten im Zusammenhang mit der Behandlung oder der Intensivstation als fremden Ort ergeben, belastend, wenn Angehörige aus beruflichen Gründen einfach *„zu viel"* wissen, beispielsweise welche Konsequenzen bestimmte Erkrankungen oder Behandlungen haben können. Eine Tochter, die selber über jahrelange Praxis als Pflegeperson auf der Intensivstation verfügte, empfand dieses Wissen in der Situation als besonders unangenehm. Nicht nur, weil sie aufgrund dessen, was sie sah, den Verlauf der Krankheit besser vorhersehen konnte, sondern auch, weil sie in der Rolle der Expertin von anderen Familienmitgliedern andauern über den Zustand ihres Vater befragt wurde. Auf eine Nachfrage, ob das professionelle Wissen eine Rolle spielt, antwortete sie:

> *„Eine große Rolle. Eben dass ich mit der Situation hab noch weniger umgehen hab können als der Rest der Familie. Dass natürlich alle mich gefragt haben (,) wird das wieder (?) Ich selbst mit der Situation überfordert war. Das erste Mal dass ich mir gewunschen habe ich hab einen anderen Beruf (INT: Wirklich (?)) Ja. Ich würd weniger wissen ... Ich könnt reingehen wie jeder andere und nur Schläuche sehen und nicht wissen was .. was ist was und was [...]"*.

Angehörige reagieren in dieser Situation als Familienmitglied, als Tochter, Sohn, Ehepartner oder Ehepartnerin. Dies macht sie gleichermaßen betroffen wie alle anderen. Gleichzeitig müssen sie aber für andere Familienmitglieder häufig beide Funktionen vereinbaren können. Das heißt, abgesehen von einigen Informationsbedürfnissen handeln auch sachkundige Familienmitglieder so wie unbedarfte und Erfahrung bringt ihnen vor allem in emotionaler Hinsicht wenig. Ein Schwiegersohn, der auch im Krankenhaus tätig ist erzählt, wie es ist, vor dem Erfahrungshintergrund einen Angehörigen auf der Intensivstation zu besuchen:

> *„Ja die persönliche Betroffenheit ist eine andere als wenn man als Fremder zu jemanden hingeht um professionell zu agieren. Dann ist man einfach routinemäßig hat man eigentlich gewisse ah Strukturen auf die man zugreift und hat man Rituale die man hat [...] In der persönlichen Betroffenheit ist es natürlich ein bisschen schwierig da ah schnell zu agieren weil man einfach auch persönlich nochmal angekratzt ist oder auch Emotionen auftreten. Vielleicht eben dass man auch mit weint von dem her ahm ist nicht das Selbe also auch ist nicht so leicht ge."*

In den Beispielen zeigt sich, dass berufliche Erfahrung nicht unbedingt dabei helfen muss, dass man die Situation besser bewältigt. Wenn ein Familienmitglied auf der Intensivstation liegt, nimmt man als Erfahrener die Lebensbedrohung und die Angst nicht anders wahr als Angehörige. Divergierende Rollen, einmal als *Profi* und einmal als Familienmitglied sind eher hinderlich. Es wird der Rolle als Familienmitglied der Vorrang gegeben und das *Profi sein* hilft wenig.

3.5.4

BESUCHSREGELUNG

Die Besuchsregelung ist der Kontext, in dem unter formellen Gesichtspunkten die Beziehung zwischen Organisation Krankenhaus und Angehörigen geregelt wird. Auf allen Abteilungen gibt es Besuchsregelungen, die vorgeben, wer, wann und wie lange jemand zum Zweck des Besuchs auf der Intensivstation anwesend sein darf. Mit ihr müssen sich Angehörige auf jeden Fall auseinandersetzen. Womit Angehörige stets einverstanden sind, ist die Regelung, wer zu Besuch kommen darf. Außer den engsten Familienmitgliedern hat, solange es dem Familienmitglied sehr schlecht geht, niemand sonst etwas auf der Intensivstation verloren. Durch die Besucherregelung wird der Schutz des kranken Familienmitglieds vor unerwünschten Besuchern institutionalisiert. Die Besuchszeit ist immer, auch wenn nicht explizit angesprochen, ein Thema.

Von keiner der Interviewpersonen kam eine Bemerkung dahingehend, dass die Besuchszeiten gar zu lange seien und doch generell bleiben sie selten unkritisiert. Die Kritik wird auf zwei Ebenen geäußert: zum einen mit den Augen des kranken Familienmitglieds und dessen vorweggenommenen Bedürfnis nach sozialer Nähe einer vertrauten Person: *„Also ich glaube dass man zwei Stunden sozialen Kontakt als ein Gesunder locker mit Familienmitgliedern hat (,) wenn nicht mehr. Und dann wenn es einem schlecht geht braucht man eigentlich noch mehr."*, zum anderen vor dem Hintergrund des individuellen Tagesablaufs, in dem das Da sein oft aufwendig zu realisieren ist: *„Also wer kommt um zwanzig Uhr wenn Familie und die Kinder zu Hause sind da kannst du nicht einfach weggehen und bis Mitternacht dort bleiben."*

Die Besuchszeiten auf den Abteilungen werden formell sehr verschieden geregelt und informell sehr unterschiedlich gehandhabt wahrgenommen. Auf einigen Abteilungen erleben die Angehörigen eine durch und durch strenge Regelung, *„ [...] dass also die Zeiten sehr sehr streng eingehalten wurden und man also da sehr schroff behandelt worden ist wenn man also nicht zur gegebenen Zeit kommen konnte."* Eine Ehefrau berichtete, dass sie den ganzen Vormittag und den halben Nachmittag gewartet hatte bis die Besuchszeit begann. Ihr wurde vorher kein Einlass gewährt. Dies geht sogar soweit, dass man, wie eine Tochter berichtet, nicht hinein kommen durfte, obwohl ihr Vater erst eingeliefert wurde und noch niemand von den Angehörigen da war.

„Also ich wollt keine Sonderbehandlung (,) ich bin immer nur zu den Besuchszeiten gekommen (,) außer beim ersten Mal wie er rauf gekommen ist (,) bin ich erst um halb acht raufgekommen und da wollten sie mich nicht reinlassen weil die Besuchszeit zu Ende ist."

Manche Abteilungen haben strenge Regelungen, gehen damit aber eher locker um.

„Ich muss sagen ich war meistens wenn ich schon extra hingefahren bin eine halbe Stunde schon drin (,) aber eigentlich hätten wir nur 15 Minuten dürfen".

Andere Abteilungen wiederum signalisieren weniger Strenge, halten das dann aber nicht durch.

„Man kriegt schon das nette Angebot außerhalb der Zeit auch kommen zu dürfen aber man muss es halt telefonisch vorher melden. Aber in Wirklichkeit hat das so nicht funktioniert weil wir dann nach dem zweiten Mal (,) sind wir dann eingefahren auf gut Deutsch (lacht) oder sehr unhöflich behandelt. "

Je nach Ausprägung beeinflusst die Besuchsregelung das Handeln der Angehörigen maßgeblich. Auf jeden Fall tun sie alles, um Besuchszeiten nicht zu verpassen oder sie im vollen Umfang auszunutzen, besonders wenn sie kurz sind. Manchmal begehren sie dagegen auf, aber immer passen sie sich daran an oder sie versuchen es zumindest.

„[...] die Besuchszeiten waren beschränkt auf zwei Stunden am Tag [...] Da war es auch immer ein Problem wenn man bisschen drüber gekommen ist. Oder vorher also das war ihnen überhaupt nicht recht und (,) wir haben uns dann natürlich irgendwann den Dingen gefügt so gut es gegangen ist [...]"

Netto Besuchszeit

Die Besuchszeit ist für Angehörige aber nicht nur die von der Abteilung formell definierte Zeit, sondern auch die Zeit, die sie letztendlich aktiv am Bett verbringen. Dies wird anhand der häufig thematisierten Problematik deutlich, dass sie auch während der Besuchszeiten aus dem Zimmer geschickt werden, weil bei ihrem Familienmitglied oder einem anderen Patienten *„etwas gemacht"* wird. So war es im folgenden Fall, in dem eine Angehörige schildert, wie sie alles unter einen Hut bringt, um beim kranken Familienmitglied sein zu können, um letztlich die halbe Zeit im Wartebereich zu verbringen.

„Ja und dann wenn man halt zum Beispiel nur eine Stunde Besuchszeit hat und in der Stunde wird aber gerade irgendetwas Medizinisches gemacht und man es eigentlich nicht mehr wünscht dass man später wieder rein darf. Für mich war es auch sehr schwierig weil ich hab mit dem Geschäft und mit Kind ich hab nicht wirklich viel Zeit und mir war das eben sehr wichtig wenn ich rauf fahr dass ich die Stunde nutzen kann. Und das war schon manchmal sehr sehr frustrierend muss ich sagen. "

Angehörige erleben auch, dass Besuchsregelungen häufig nicht starr sind, sondern von diesen Regeln auch abgewichen wird. Eine Tochter erzählt, dass sie jeden Tag zur selben Zeit kommt, um ihre Mutter auf dem Weg zur Arbeit kurz sehen zu können. Manches Mal passiert es, dass sie ohne Begründung nicht auf die Intensivstation darf. Dies kann auf der einen Seite zu Unsicherheit der Angehörigen beitragen und macht aus der Intensivstation einen mehrdeutigen Raum. Gleichzeitig ergeben sich auf der anderen Seite daraus Möglichkeiten, mit Einzelpersonen, abgekoppelt von den formellen Regelungen, persönliche und informelle Arrangements zu treffen.

Aber dabei spielen nicht nur die Mitarbeiter und Mitarbeiterinnen sondern auch die Angehörigen selbst eine Rolle. Durch ihr persönliches Verhalten wirken Angehörige daran mit, ob und inwieweit von formellen Regelungen abgewichen werden kann und ein Besuch außerhalb der normalen Besuchszeit möglich ist. Wenn sich zum Beispiel Angehörige nicht an die Besuchszeit halten, weil sie es nicht können oder auch weil sie es nicht wollen, so verhalten sich Mitarbeiter und Mitarbeiterinnen ihnen gegenüber wie einem „lästigen" Angehörigen. Das bedeutet, dass verstärkt auf die genaue Einhaltung der Besuchszeit geachtet wird, mehr als bei Personen, die höflich und freundlich sind.

> „[...] ich bin froh dass meine Mutter auf diese Station gekommen ist weil dort war das anders ah wo man das Gefühl hat dass man diesen Menschen sehr lästig ist dass man sie in ihrer Arbeit stört."

3.5.5

SCHEINNORMALITÄT

Wenn die Krankheit des Familienmitglieds lange dauert und Angehörige dauernd auf der Intensivstation sind, entwickelt sich daraus im Laufe der Zeit eine gewisse Normalität. Die Entwicklung einer Normalität ist eine Bedingung dafür, dass die Zeit auf der Intensivstation einigermaßen erträglich ist. Sie lernen im Laufe der Zeit damit umzugehen, dass ein Familienmitglied auf der Intensivstation liegt und für sie ist es, wie folgend beschrieben, annähernd ein normaler Zustand:

> „Aber man lernt überhaupt wenn das so eine lange Zeit ist wie das bei der Mama war (,) lernt man mehr oder weniger damit umzugehen (,) dass das relativ normal dann ist wenn man auf der Intensivstation liegt."

Viele schon beschriebene Tätigkeiten wie das Beobachten des kranken Familienmitglieds, das Beobachten und Einschätzen der professionellen Helfer und Helferinnen, tragen dazu bei, dass sich diese Normalität entwickeln kann. Durch das permanente *Da sein* machen sich Angehörige auch mit der Umgebung vertraut, die dazu beiträgt, dass die Intensivstation für viele über eine lange Zeit wie ein zweites Zuhause wird. Daraus entsteht Normalität. Viele Angehörige berichten, so wie im folgenden Beispiel eine Tochter, dass sie im Laufe der Zeit durch ihre permanente Anwesenheit jede Ecke, jeden Winkel kennen gelernt haben.

> „[...] und ah (,) ja oft ist es halt na ja es ist ganz eigenartig weil ich gehe rein ge und ich denk mir mittlerweile kenn ich jedes Eckchen bei der Wand (,) wo man drückt dass man sich anmeldet da sind so viele Kratzer von den Mitarbeiterkarten dass die Türe aufgeht und ich denke mir jedes jedes einzelne Kratzerchen kenne ich weil da hab ich jetzt schon tausend Mal gedrückt oder (?)"

Mitgefühl mit anderen

Zu einer Normalität gehört auch, dass, wenn Patienten oder Patientinnen lange auf der Station liegen, sich Familien untereinander näher kommen. Sie tun dies, wie eine Tochter berichtete, aus Solidaritätsgründen, weil sie *„alle im selben Boot"* sitzen und weil man sich in die Lage der anderen versetzen kann, weil man weiß, was es bedeutet, wenn ein Familienmitglied über lange Zeit auf der Intensivstation liegt. Sie berichtet davon, dass sich ihre Familie mit der Familie einer türkischen Patientin angefreundet hatte, weil ihre Angehörigen im selben Zimmer lagen, sie sich regelmäßig über den Gesundheitszustand des jeweils anderen austauschten und die türkische Familie auch den Patienten der anderen Familie in ihre Gebete mit einschloss.

> *„Dann haben wir uns eben mit einer türkischen Familie sehr angefreundet. Die haben sogar beim Bett meines Vaters gebetet. Also die die (,) wie soll man sagen (,) die Sympathie zu Leuten wo man zuerst vielleicht sagen würde ma wahnsinn (,) da rückt die Großfamilie an. Aber mit den Tagen und Wochen die vergangen sind hat man sich halt irgendwie kurz geschlossen und sich Trost gespendet gegenseitig. [...] Und das waren aber irrsinnig nette Leute und es war auch oft so dass (,) wenn die früher da waren und wir waren noch nicht da dann sind sie auch am Bett von meinem Vater gestanden und haben ihm die Hand gehalten."*

Herumschauen

Was sehr häufig von Pflegenden auf der Intensivstation beobachtet wird sind Angehörige, die sich für andere Patienten und Patientinnen interessieren, was ihnen häufig als Neugierde ausgelegt wird. Der negative Beigeschmack von Neugierde ist wenig berechtigt, auch wenn Neugierde manchmal in dem Zusammenhang verstanden werden kann, weil Angehörige eine Art Zerstreuung brauchen, wenn sie Stunde um Stunde am Bett ihres kranken Familienmitglieds wachen.

> *„[...] ich bin andererseits froh dass da drei andere liegen ge weil ich mir denke es ist was los ich kann ein bisschen nebenbei schauen was so läuft".*

Gerade, wenn das kranke Familienmitglied in einem Mehrbettzimmer liegt, ist es häufig unausweichlich, andere Patienten und Patientinnen und deren Angehörige zu beobachten oder einfach Stimmungen und Gefühle an anderen Betten mitzubekommen. Am Anfang wissen Angehörige oft auch nicht, wie sie sich anderen gegenüber verhalten sollen, ohne deren Privatsphäre zu missachten. Eine Tochter berichtet davon, dass sie von einer Patientin im Bett vis a vis dauernd angeschaut wurde.

> *„[...] da habe ich nicht gewusst wie soll ich sie anschauen oder soll ich einfach wegschauen und schnell ums Eck gehen und mittlerweile schaue ich hin und ich lächle und ab und zu lächelt sie zurück."*

Sowohl die Anteilnahme am Schicksal anderer als auch das Herumschauen sind Teil eines Normalitätsprozesses, wenn Familienmitglieder lange auf der Intensivstation ein- und ausgehen, um der Situation auf der Intensivstation etwas Normales abzuringen.

Plötzliche Änderung im Programm

Sich wiederholende Rituale, die sich wenig verändern, tragen ebenfalls zur Entstehung dieser Normalität bei. Dadurch verliert die Intensivstation ihren Schrecken. Wenn sich Routinen und Rituale plötzlich ändern, kann dies allerdings leicht in Angst um das Familienmitglied und in Unsicherheit umschlagen. Wenn Angehörige wie im folgenden Beispiel es gewohnt sind, dass ihnen die Türe gleich geöffnet wird, nachdem sie läuten und dies passiert einmal nicht, versetzt sie diese Veränderung sofort wieder in Angst und Schrecken.

> *„Und ich warte bis sie mir die Tür aufmachen. Wenn sie mir gleich aufmachen dann gehe ich eigentlich recht gelassen rein weißt du nachher denke ich mir o.k.es ist alles in Ordnung die machen mir gleich auf ich kann rein. [...] Wenn sie mir nicht aufmachen werde ich fast närrisch also vor der Tür wenn ich warten muss. (tiefes Atmen) Oder heute hat sie auch wieder gesagt ja warte einen Moment und dann war der Moment fast zehn Minuten ge und ich trau mich ja eh schon nicht mehr läuten weil ich denk denen gehe ich ja eh schon auf die Nerven ge."*

So können vermeintlich banale Dinge die Normalität ins Wanken bringen. Im hier folgenden Beispiel erzählt ein Sohn, was es bedeutet, wenn es die Angehörigen gewohnt sind, dass sie nach dem Läuten einfach hineingehen können, es aber aus nicht weiter erklärten Gründen plötzlich ganz anders ist.

> *„Meinen Mutter hat einmal ein (,) ein Erlebnis gehabt da muss man sich anmelden an der Klingel an der Sprechanlage (..) (...) war das ja da haben sie gesagt eben ja das dauert noch ein Zeitl und dann hat sich wieder jemand gemeldet .. ,einen Moment eine Schwester holt Sie ab.' Und das war für meine Mutter die hat sich da natürlich Furchtbares gedacht jetzt dass sie sie abholen dass sie sie auf irgendwas vorbereiten."*

Dass beispielsweise Angehörige aus dem Zimmer geschickt werden kommt häufig vor, besonders wenn Pflegehandlungen oder medizinische Eingriffe durchgeführt werden oder ein nicht geplanter Zwischenfall vorfällt. Damit können Angehörige gut umgehen, aber nicht damit, wenn sie anschließend nicht mehr hineingebeten werden. Für einen Ehemann war es ein schlimmes Erlebnis, als alle Besucher und Besucherinnen das Zimmer verlassen mussten, weil seine Ehefrau plötzlich aufgrund von Atemnot abgesaugt werden musste. Noch schlimmer war es allerdings, als alle Besucher wieder hineingebeten wurden, aber er nicht. Als allmählich alle Besucher nach Hause gingen und er immer noch im Warteraum saß, wurde im sehr mulmig zu mute. Es stellte sich dann heraus, dass er einfach vom Personal vergessen worden war. Auch wenn der Gesundheitszustand des kranken Familienmitglieds eigentlich stabil ist, tragen solche „Kleinigkeiten" dazu bei, dass die scheinbare Normalität ganz schnell wieder in Angst um das kranke Familienmitglied kippt. Aus der Sicht der Angehörigen ist es häufig alles andere als optimal, wie das Personal ihnen gegenüber in solchen Situation auftritt. Aber wie auch immer sie es tun: Angehörige internalisieren diese Muster sehr schnell und eine plötzliche und unbegründete Abweichung ist für sie sehr problematisch und emotional belastend.

Das Sterben rundherum

Wenn andere Patienten und Patientinnen sterben oder wenn der Platz, an dem normalerweise jemand liegt, unerwartet leer ist, dann kippt die entworfene Normalität
ebenfalls sehr leicht. Eine Tochter erzählt davon, dass sie sich in dem Moment wieder
bewusst war, wie kritisch die Situation auf der Intensivstation ist, nachdem ein Patient
im Nachbarbarbett ihrer Mutter für sie unerwartet gestorben war.

> „[...] dann komme ich halt (tiefes Atmen) in der Früh hin einmal und da war das Bett leer
> (.) ge ist der gestorben (spricht sehr leise). Da hab ich sofort den Gedanken weggesteckt
> und gedacht o.k. vielleicht haben sie ihn verlegt vielleicht ist er schon auf die normale
> Station gekommen [...] mit dem hab ich mich selber beruhigt ge (,) ja und dann bin i
> mittags das war in der Früh mittags komm i rein sitzt die Frau da total total fertig halt
> irgendwie da sag i ‚was ist los (?)‘ und da sagt sie halt ‚er ist gestorben.‘ (weinerliche
> Stimme) Ja und und das war für mich auch ein Wink weil ich mir gedacht habe im glei-
> chen Zimmer stirbt ein Mensch ge also die Vorstellung ist total schlimm (..) also das ist
> total schlimm.“

Auch wenn das kranke Familienmitglied beispielsweise nur zu einer Untersuchung
weggeschoben wurde ohne Kenntnis der Angehörigen und diese das Zimmer betreten,
kommt die Angst und das Bewusstsein, er könnte verstorben sein. Dies führt einem
vor Augen, dass die Intensivstation ein Ort ist, an dem die Genesung oft nur langsam
voranschreitet, aber sich der Gesundheitszustand eines Menschen von einer Minute
auf die nächste dramatisch verschlechtern kann. Die Beispiele zeigen, dass während
der ganzen Zeit auf der Intensivstation nie Normalität eintritt. Die Normalität wird von
den Angehörigen konstruiert und ist eine Scheinnormalität und ein Zustand, der ihnen
dabei hilft, die Situation zu bewältigen.

3.5.6

GESELLSCHAFTLICHER UND KULTURELLER UMGANG
MIT KRANKHEIT

Hinsichtlich dessen, was es für die Familie heißt, wenn eines ihrer Mitglieder auf der
Intensivstation liegt, hat es auch einen Einfluss, welche Rolle Angehörige ganz prinzipiell in einer Gesellschaft oder Kultur bei Krankheit eines Familienmitglieds einnehmen. Im Kapitel „Da sein" wurde am Beispiel der Sichtweise einer bosnischen Familie
beschrieben, dass es bei Krankheit eines Familienmitglieds selbstverständlich ist, dass
die gesamte Großfamilie da ist, um sowohl dem kranken Familienmitglied als auch den
nahen Angehörigen ihre Anteilnahme zu zeigen, wobei unter Großfamilie auch weiter
entfernt verwandte Personen gemeint sind. Seitens des Sohns galt es, individuelle Interessen des kranken Vaters gegenüber kollektiven Interessen der Familie aufzuwiegen,

was letztlich dazu führte, dass er den Vater vor zu viel Besuch schützte.

Auch an einem anderen Beispiel lässt sich verdeutlichen, wie maßgeblich der kulturelle Kontext die Sichtweise auf Krankheit und die Rolle der Familie in diesem Fall beeinflusst. Dies lässt sich am Beispiel Kinderbesuch auf Intensivstationen zeigen. Neben der individuellen Einschätzung der Belastbarkeit der Kinder widerspiegelt der Umgang mit Kindern als Angehörige von Intensivpatienten und -patientinnen auch bis zu einem gewissen Grad den Umgang mit Leiden und Tod einer gesamten Gesellschaft. So berichtet ein nicht österreichisch-stämmiger Vater beispielsweise, dass es in seiner Kultur ganz normal sei, die Kinder auch mit dem Tod zu konfrontieren, was für ihn automatisch bedeutet, dass seine Kinder auf die Intensivstation dürfen.

„Also ich bin so aufgewachsen mit Leid und Sterben. Von dem her hab ich da kein Problem damit wenn die Kinder das sehen. Oder eben oft sagen die Leute sie sollen das so in Erinnerung halten wie es einmal war oder so und das ist für mich ein Quatsch. Also auch das Zerbrechliche oder das eben das Vergängliches oder auch das Bild des Sterbens gehört genauso zum Menschsein dazu. Dem Verstorbenen in die Augen schauen können ah hilft einem eben auch das Leid und eben das Sterben besser zulassen zu können im eigenen Bereich im eigenen Leben. Sonst bleibt das immer ein Phantom weit weg irgendwo (,) und möglicherweise so irgendwelche ja Bilder herumtragen die mit der Realität nichts zu tun haben (,) genau ja."

Die unterschiedlichen Sichtweisen, die Familienangehörige hier einnehmen können, lassen auch innerhalb der Familie Platz für Reibereien. Während das Schützen der Kinder vor etwaigen schädlichen Eindrücken hier höchste Priorität für die österreichische Mutter darstellt, ist es für den Vater, der aus dem asiatischen Kulturraum kommt, ganz normal, dass auch Kinder, solange man sie nicht mit der Erfahrung alleine lässt, daran teilhaben, wenn es Familienangehörigen schlecht geht oder wenn sie gar kurz vor dem Tod stehen.

3.6

INTENSIVSTATION ALS EXISTENZIELLE ERFAHRUNG FÜR DIE FAMILIE: KONSEQUENZEN

Der Aufenthalt eines Familienmitglieds auf der Intensivstation ist eine existenzielle Erfahrung für alle Beteiligten. Die existentielle Erfahrung zeigt sich nicht nur deshalb, weil der Aufenthalt eines Familienmitglieds auf der Intensivstation eine massive Bedrohung für die Familie darstellt. Sie zeigt sich auch, weil durch *den eigenen Beitrag leisten* und die darauf gerichteten Handlungen den Beteiligten ihre eigenen Möglichkeiten und Grenzen sowie die Möglichkeiten und Grenzen familialer Hilfen füreinander gezeigt werden. Diese können sowohl positiv und erwünscht als auch negativ und unerwünscht sein.

3.6.1

NEGATIVE KONSEQUENZEN: GESUNDHEIT UND BEZIEHUNGEN

Negative Konsequenzen können darin bestehen, dass aufgrund eines langen Intensivaufenthalts und aus dem Resultat, eigene gesundheitsbezogene Bedürfnisse zurückgestellt zu haben, gesundheitliche Schäden entstehen können. Während ein gesunder oder junger Angehöriger wenig Schlaf und unregelmäßiges Essen aushalten und kompensieren kann, verfügen ältere Angehörige, besonders wenn sie selbst nicht mehr fit sind, über einen deutlich geringeren gesundheitlichen Puffer, wenngleich sie selbst schier Übermenschliches leisten. So berichtet eine seit vielen Jahren an Diabetes erkrankte Ehefrau, dass sie, um die eng gesteckten Besuchszeiten einhalten zu können, oft nicht die Zeit zum Essen gefunden hat. Wenn dieser Zustand über eine längeren Zeitraum anhält, bleibt es nicht ohne Wirkung. Als Konsequenz aus wenig Schlaf, unregelmäßigem oder nicht ausreichendem Essen, kommt es häufig zur Verschlechterung der Gesundheit.

„Ich hab zum Frühstück ungefähr 15 Medikamente schon [...]. Ich hab dann insgesamt zehn (,) ich hab zehn Kilo abgenommen."

Erst wenn es dem Familienmitglied auf der Intensivstation schon besser geht, merken die Angehörigen, dass sie ihren eigenen Bedürfnissen die letzte Zeit über wenig Beachtung geschenkt haben. Angehörige berichten davon, dass es ihnen erst nachher schlechter gegangen ist. Eine Frau berichtet von Lähmungen, Herz-Kreislauf Beschwerden und einer allgemeinen Verschlechterung ihres Gesundheitszustandes. Im folgenden Interview, welches mehrere Monate nach dem Intensivaufenthalt stattfand, erzählte eine schon ältere Ehefrau, dass sie die ganze Zeit über sich ausschließlich um ihren Mann gesorgt und dabei gar nicht auf sich geachtet hatte. Dass dies nicht ohne Konsequenzen geblieben ist, bemerkte sie erst hinterher.

FR.: SOM.: Und komischerweise geht es mir jetzt am allerschlechtesten (,) jetzt.

INT.: Jetzt gegenwärtig (?)

FR.: SOM.: Jetzt gegenwärtig. (weint). Vielleicht weil ich es jetzt zulasse oder was weiß ich. Es ist so (,) dass ich jetzt wieder ständig, Ding trage (deutet auf den Telealarm an ihrem Handgelenk). Ich hab mich heut Nacht so beherrschen müssen dass ich nicht den Notarzt gerufen habe.

Wie schon erwähnt, laufen auch familiäre Beziehungen während dieser Zeit auf Sparflamme. Paare sehen sich kaum mehr und dabei bleiben elementare Bedürfnisse auf
der Strecke. Während eine gesunde Beziehung diese Belastungen aushält, kann es in
manchen Situationen aber auch so weit kommen, dass Beziehungen in die Brüche
gehen, so wie im folgenden Fall, in dem eine Tochter schildert, dass ihre Beziehung
in die Brüche gegangen ist, weil sie über Monate in ihrer freien Zeit nur auf der Intensivstation war.

> *„Meine Partnerschaft ist in der Zeit zerbrochen (,) weil ich keine Zeit mehr gehabt hab.*
> *Es war schon schwer (Pause)."*

Dies tritt dann auf, wenn der Partner oder die Partnerin kein oder nur wenig Verständnis dafür aufbringen kann, dass sich sein Gegenstück die ganze Zeit um den kranken
Elternteil kümmert.

3.6.2

DIE FAMILIE DEFINIEREN

Existenziell ist die Zeit auf der Intensivstation, weil sie auch zeigt, was für die Betroffenen eigentlich Familie bedeutet. Dies besonders dann, wenn gegenseitige familiale Hilfen, die in Krisenzeiten von anderen Familienmitgliedern selbstverständlich
zu erwarten sind, nicht gegeben werden. Für eine Tochter, die mit ihrer Kernfamilie
zerstritten und die während der Zeit auf der Intensivstation keine Hilfe erfahren hatte,
ist die Familie deshalb keine Familie mehr.

> *„Da muss ich sagen (,) da war mein Ex-Mann immer zur Stelle. Da muss ich sagen dass*
> *mein Ex-Mann mein Sohn und ich mehr Familie sind als meine Schwester meine Mutter*
> *und ich. Hab ich jetzt auch wieder festgestellt. Also da hat es überhaupt nichts gegeben.*
> *Der Papa ist am Donnerstag raufgekommen auf die Intensiv und er [Anm. Exmann] hätt*
> *am Freitag Schifahren fahren wollen (,) übers Wochenende (,) und ich hab ihn gebeten*
> *dass er da bleibt (,) weil ich einfach nicht weiß wenn was ist was ich mit dem Sohn mach*
> *und .. überhaupt kein Thema nicht (?) [...] Also von ihm ist da nie irgendwas gekommen*
> *(,) das war selbstverständlich."*

An diesem Beispiel zeigt sich, dass Familie nicht an den Grenzen der Blutsverwandtschaft endet sondern sich daran orientiert, auf wen man in einer Krisensituation bauen
kann. Wer Familie ist, muss ausgehandelt werden. Dies kann zur Folge haben, dass
Mitglieder der Kernfamilie nicht mehr als zur Familie dazugehörig gedeutet werden.
Vielmehr rücken andere Personen in den Vordergrund, die zur Familie gehören, weil sie
es sind, die ungefragt und selbstverständlich Hilfen geben, wenn sie anfallen. Familie
sind jene Personen, die da sind, wenn man sie braucht und manchmal ist ein existen-

zielles Ereignis notwendig, um zu erkennen, wer zur Familie gehört. Während der Zeit auf der Intensivstation können also Familien neu definiert werden und das Konzept der „normalen" Familie gerät hier an seine Grenzen.

3.6.3

Die Zeit überstehen: Es als Familie schaffen

Die Zeit überstehen und möglichst unbeschadet daraus hervorgehen, ist oft ein implizites Ziel besonders in Richtung des kranken Familienmitglieds. Die Zeit überstanden zu haben ist eine Konsequenz, die im Nachhinein erkannt wird, besonders dann, wenn das kranke Familienmitglied und die Familie ohne größere Schäden davongekommen sind. Angesprochen darauf, was nach der Zeit auf der Intensivstation anders war, kommen viele zum Schluss, dass sie die Zeit nur überstanden haben, weil sie sie als Familie überstanden haben. Viele sind als Familie an der immensen Aufgabe gewachsen und gehen gestärkt daraus hervor, so wie im folgenden Zitat zum Ausdruck kommt:

„ [...] und aber dass es sicher positiv ist und ah dass man da gestärkt ahm ah als Familie herausgeht natürlich. "

Familienmitglieder erleben, dass sie die Zeit überstanden haben, weil sie alle gemeinsam, wie es ein Ehemann nennt, „an einem Strang gezogen haben". Die Zeit, in der das Familienmitglied auf der Intensivstation liegt, ist für alle belastend und stellt die Familie auf eine harte Probe. Durch das selbstverständliche Da sein füreinander erfahren sie, dass die Familie durch die Aufgabe, von der sie am Anfang oft gar nicht genau wissen, wie sie damit umgehen sollen, Wachstum erfährt und dass sie diese Erfahrung als Familie reifen hat lassen und weitergebracht hat. So schildert eine Mutter, dass sich durch die lang andauernde Erkrankung ihrer Tochter, den damit verbunden gesundheitlichen Höhen aber viel mehr Tiefen, eine Verbundenheit in der Familie entwickelt hat, die sie erkennen hat lassen, dass die Bewältigung der Situation ein Resultat der familiären Gesamtanstrengung gewesen ist.

„Bei uns hat sich eigentlich das immer mehr verstärkt unsere Verbundenheit unsere (,) wie man so schön sagt Liebe (,) weil also und vor allen Dingen jedesmal wenn irgendetwas war haben wir gesagt es kann nicht mehr ärger kommen aber es kam dann doch irgendwie dann noch ärger. Und wir sind daran gewachsen eigentlich an dem Ganzen (,) also wir haben das ja wir sagen eben immer (,) wir schaffen es gemeinsam und nur gemeinsam (,) und ja (,) wir haben es auch dieses mal wieder alles gemeinsam geschafft. "

So wird die Zeit auf der Intensivstation von vielen auch als eine positive Zeit erlebt, weil das zur Bewältigung der Situation notwendige Zusammenrücken Beziehungen neu definiert oder auch verfestigt. Dies betrifft die Beziehungen zu den gesunden wie zu den kranken Familienmitgliedern gleichermaßen.

3.6.4

DEM LEBEN PRIORITÄT EINRÄUMEN

Die lebensbedrohliche Erkrankung führt vor Augen, dass sich angesichts derer alles andere relativiert. Die Erfahrung für die Familie ist auch deshalb eine existenzielle Erfahrung, weil in letzter Konsequenz nur mehr das Leben des kranken Familienmitglieds zentral ist. Dessen sind sich viele aber nicht von Anfang an bewusst. Wenn man die Gefahr erkennt, dass ein geliebter Mensch sterben kann und man alles tut, was in seiner Macht steht, um zu helfen und alles Mögliche ausgeschöpft ist, so bleibt nur mehr die Erkenntnis, dass nichts wichtig ist außer dem Leben. Die Erfahrungen, die man als Angehöriger auf der Intensivstation mit dem Leid und dem Sterben macht, können weitreichende Konsequenzen für die Zukunft haben. Sie können aus einem nicht religiösen Menschen einen Menschen machen, der regelmäßig in die Kirche geht. Sie können ein Umdenken auslösen und dazu führen, dass das Leben als ein wertvolleres Gut geachtet wird als es vorher der Fall war. So schildert es ein Ehemann, der, obwohl er ein passionierter Jäger ist, seiner Leidenschaft abschwört, weil seiner Ansicht nach das künstliche „Anzüchten" und Aussetzen von Wild ein unnötiges Sterben darstellt. Durch die Erkrankung seiner Frau erkennt er, welche Bedeutung das Leben als solches hat. Die Konsequenz, die er daraus zieht, ist, dass er sich dessen nicht nur bewusster geworden ist, sondern das Leben jetzt mit ganz anderen Augen sieht. So beantwortet er die Frage, was sich seit dem Intensivaufenthalt für ihn persönlich verändert hat, folgendermaßen:

„Ich hab also kein Problem mit Jagen ja (?) Aber ich hab ein Problem zu jagen eben (,) aussetzen um zu schießen (,) das will ich nimmer. Prinzipiell wie gesagt mit der Jagd an sich mit dem Ganzen auch mit dem Töten und so weiter(,) kein Problem. Auch als sichtbares Zeichen ich will das nimmer. Ich will einfach so nicht mehr jagen. Und da war sicher glaube ich auch (,) mhm der Umgang einfach mit dem Leben (,) in dem Fall. [...] Auch durch die Belastung durch den nahen Tod eines Familienmitgliedes auch (,) ja andere Sichtweisen kriegt für das eigene Leben ah für die Wichtigkeiten im Leben das glaube ich machen alle die Erfahrung dass man dann sagt nein (,) was vielleicht also einmal wichtig war vielleicht doch besser sieht und erkennt und auch genießt."

In einem wunderschönen Zitat beschreibt abschließend eine Tochter, die vor dem Aufenthalt ihrer Mutter auf der Intensivstation im Dauerstreit mit ihr gelegen war, dass sich durch die Zeit auf der Intensivstation ihre Beziehung zueinander wieder verbessert hatte, weil sie sich bewusst geworden war, dass ein geliebter Mensch auf der Intensivstation versterben kann und im Angesicht dessen alles Bisherige und eben vor allem die Zwistigkeiten an Bedeutung verlieren und nicht mehr wichtig sind.

„Eigentlich das Wichtigste ist dass sich für mich eigentlich dort durch die Situation die Beziehung zu meiner Mutter sehr zum Positiven verändert hat so dass uns diese schwierige Zeit auch völlig (,) also ohne Worte einfach nur gefühlsmäßig sehr nahe gebracht hat. Das ist einzig eine Extremsituation (,) wenn du da jemanden von dir liegen hast wo du glaubst dass der wahrscheinlich stirbt oder was. Und da bleibt ja nichts mehr übrig da bleibt nichts. Nur mehr die heile Liebe sonst bleibt nichts mehr nichts mehr das ist eh schon das Meiste was sein kann." (Lachen)

Oft wird den Angehörigen erst im Angesicht einer schweren Erkrankung und der Gefahr für das Leben eines geliebten Menschen klar, dass am Ende nichts mehr bleibt außer der existentiellen Sorge um das Leben und nur mehr das Priorität hat vor allen anderen Dingen.

4

DISKUSSION

Im dargestellten Ergebnisteil wurden die Antworten auf die Forschungsfragen, welche Auswirkungen es auf die Familie hat und wie die Familie damit umgeht, wenn ein Familienmitglied auf der Intensivstation liegt, gegeben. Im Laufe der Datenerhebung und der Ausarbeitung der Phänomene entstanden weitere Forschungsfragen. So wurde darauf eingegangen, wie sich die Sichtweise der Angehörigen über die Zeit verändert, wenn beispielsweise der Aufenthalt auf der Intensivstation lange dauert oder lange zurückliegt. Es wurde weiters gezeigt, welche Arten von Hilfen Familien auf der Intensivstation für ihre kranken Familienmitglieder und füreinander aufbringen und welchen Beitrag das familiäre System als Ganzes zur Bewältigung der Situation leistet.

Im nachfolgenden und letzten Kapitel werden im Zuge der theoretischen Relevanz die Ergebnisse vor dem Hintergrund bestehender Literatur diskutiert sowie anschließend auf deren praktische Implikationen eingegangen. Das Kapitel wird mir der Darlegung der Grenzen dieser Studie sowie dem Hinweis auf weiteren Forschungsbedarf geschlossen.

4.1

THEORETISCHE RELEVANZ DER ERGEBNISSE

Die Konfrontation mit Krankheit, die eine Behandlung auf der Intensivstation zur Folge hat, ist aus der Sicht eines Angehörigen immer eine existenzielle Erfahrung. Diese Erfahrung beginnt schon bei der Einlieferung. Plötzlich bricht ein Familienmitglied zusammen oder atmet nicht mehr. Es wird aus *„Mir ist komisch zumute."* oder aus einer vermeintlich routinemäßigen Operation schlagartig eine Situation, in der nicht gewiss ist, ob das Familienmitglied leben oder sterben wird. Die Einlieferung auf die Intensivstation ist somit eine potentielle Bedrohung für das Leben. Sie ist aber auch ein Sinnbild für dessen Rettung, wenn beispielsweise eine Tochter erzählt, dass sie zusehen musste, wie sich die Gesundheit ihres Mutter allmählich verschlechterte und ihr nicht geholfen werden konnte. Erst auf der Intensivstation wurde der Mutter geholfen. Die Einlieferung gibt dann Hoffnung, sie ist ein Rettungsanker für das Weiterleben.

Sobald das Familienmitglied auf der Intensivstation liegt, sind Angehörige da und leisten ihren eigenen Beitrag im Kampf um das Überleben. Die Formation eines familiären Kerns, eines „Kampftrupps" ist notwendig, um das *Da sein* und die Aufgaben, die Familien am Krankenbett leisten auf Dauer gewährleisten zu können. Die Bildung eines solchen Kerns ist ein Aushandlungsprozess und nicht auf die „Kernfamilie" beschränkt wenngleich sie es ist, die in der Regel selbstverständlich da ist und Hilfen bereitstellt.

4.1.1

AUSHANDLUNG EINES FAMILIÄREN KERNS

Der familiäre Kern besteht aus jenen Personen, die imstande sind, in dieser für alle Beteiligten belastenden Situation *hilfreiche* Hilfen zu geben. Dass dies ein Aushandlungsprozess ist zeigt sich daran, dass auch Kernfamilienmitglieder ausgeschlossen werden können, wenn diese nicht hilfreich oder sogar „schädlich" sind. Ein Ehemann verbietet z. B. den Eltern seiner Frau den Besuch, weil sie dauernd vom Sterben reden. Dies ist aus seiner Sicht aber nicht hilfreich. Familie sind deshalb jene Personen, die, wie es Benner nennt, im Sinne der gemeinsamen Sorge an der Pflege und dem Wohlbefinden der von Krankheit betroffenen Person beteiligt sind (Benner, et al., 1999, S. 294) und auf die vorliegende Untersuchung übertragen, auch jene Personen, die im Stande sind, einen hilfreichen Beitrag zu leisten. Wenn Familienmitglieder diese Rolle nicht ausfüllen oder gar eine Belastung für das kranke Familienmitglied darstellen, sind sie außen vor. Dies kommt auch in familiären Konstellationen vor, in denen es Teil familiärer Erwartung ist, bei Krankheit bedingungslos zusammenzustehen. Dies zeigte sich am Beispiel einer sehr großen Familie mit zeitlich nahem Migrationshintergrund, in der der Sohn zum Schutz des Vaters den anderen den Besuch verbot. Die Kernfamilie darf besuchen, die Verwandten bleiben draußen. Priorität hat das Leben und das Wohlbefinden des kranken Familienmitglieds.

Zur Krankheitsbewältigung bedarf es mehrerer Personen, damit die Sorgeverantwortung auf mehreren Schultern verteilt werden kann. Der Zusammenhalt der gesamten Familien entlastet dadurch die einzelne Person und aus der Sicht des kranken Familienmitglieds ist immer wer da. Die Studie zeigt, dass das „Teilen von Verantwortungen und füreinander da sein" seine Grenzen hat und es Situationen gibt, in denen, trotz des Vorhandenseins einer Familie, ein Familienmitglied alleine für das kranke Familienmitglied verantwortlich ist. Die Tochter zum Beispiel, die sich von den restlichen Familienmitgliedern nicht unterstützt und sich deshalb alleine für ihren kranken Vater verantwortlich fühlt und Tag für Tag, ohne die Sorgeverantwortung teilen zu können, am Krankenbett steht! Hier wird deutlich, dass es in Familie nicht nur ein „wir" gibt sondern auch, dass jede Person in der Familie für sich ist und dass Familien Muster aushandeln, die aus einer Mischung aus Getrenntheit und Verbundenheit bestehen (Handel, 1996, S. 337). Das heißt auch anzuerkennen, dass es Familien mit „Lücken" gibt[6] und dass es die „Idealfamilie", die bei Krankheit bedingungslos zusammensteht, nicht automatisch gibt.

Das Füllen dieser Lücken ist ebenfalls ein Aushandlungsprozess, welcher auch interessante „Patches" zur Folge haben kann. Wenn die Tochter eines Patienten erzählt, dass ihr Ex-Ehemann für sie eine größere Unterstützung als ihre eigene Familie war, so zeugt dies von hoher familiärer Variabilität, in der individuell gestaltete Familienkonzepte, die auf die Bewältigung der Situation abzielen und dafür angemessen erscheinen, in den Vordergrund geraten. Wenn diese Lücken allerdings offen bleiben, wenn die Sorgeverantwortung bei einer Person alleine liegt, so bedarf es keiner Theorie um zu erkennen, dass dies zwangsläufig zur Überforderung des einzelnen Familienmitglieds führen kann.

Viele Familienmitglieder erleben die Intensivstation als extrem schwierige Zeit und Belastung. Sie erfahren aber durch die aufeinander bezogenen Hilfen, was es bedeutet eine Familie zu sein. „Familie sein" ist eine Erfahrung, die die meisten Familienmitglieder aneinanderbindet (Eggenberger & Nelms, 2007). Sie kann aber auch, wie Beispiele vorliegender Studie zeigen, die Personen auseinanderbringen. Familie als Aushandlungsprozess hat somit Konsequenzen für die einzelnen Familienmitglieder aber auch für den Familienbegriff auf Intensivstationen.

Die Pflegewissenschaft vertritt generell bei der Betrachtung von Familie einen sehr offenen Zugang. Eine Familie kann als eine Gruppe von Individuen betrachtet werden, die durch starke emotionale Beziehungen, ein Gefühl der Zugehörigkeit und durch Involviertheit in das Leben der jeweils anderen miteinander verbunden ist (Wright & Belle, 2009, S. 46). Für deren Definition ist deshalb entscheidend, wer von den Personen selber als zugehörig empfunden wird (Friedemann, 1996; Schnepp, 2006a; Wright & Leahey, 2005). Mit Blick in die Literatur lässt sich feststellen, dass die Definitionen von Familie auf Intensivstationen ebenfalls offen und sehr unterschiedlich sind. Es gibt nur wenige Studien in denen die blutsverwandte Kernfamilie dem Familienbegriff zugrun-

[6] In Österreich leben gegenwärtig rund 902.000 Paare gemeinsam mit einem Kind oder Jungendlichen unter 27 Jahren in einem Haushalt. Über neun Prozent davon (84.300) sind so genannte „Patchworkfamilien". Bei Lebensgemeinschaften mit zu erhaltenen Kindern unter 27 Jahren sind es gar 29 Prozent „Patchworkfamilien" (Statistik Austria, 2007).

de liegt. Vielmehr werden in der pflegewissenschaftlichen Forschung über Familien auf Intensivstationen die Begriffe Angehörige, Familienmitglieder, Familie oder auch manchmal Freunde (relatives, family members, next-of-keen, family, friends) verwendet. Ågård und Harder (2007) sprechen davon, dass der Begriff der „Angehörigen" (relatives) als austauschbar mit dem Begriff der Familie (family) zu verwenden ist. Dadurch soll zum Ausdruck gebracht werden, dass nicht zwingend Blutsverwandtschaft vorliegen muss sondern auch ein anderes sehr nahes Verhältnis zum Kranken bestehen kann. So beschreibt es auch Walters (1995) in seiner Studie, in der die Begriffe „Familie" und „Angehörige" als miteinander auswechselbar verstanden werden. Walters (1995) definiert die Familie als „... ein Gefühl von Zuhause in uns selbst, welches uns an Leute bindet, mit denen wir blutsverwandt sind oder zu denen wir besondere Zuneigung empfinden (Wahlverwandtschaft)", wobei auch der Begriff der „Freundschaft" eine große Rolle spielt. Freundschaften werden beispielsweise als ein wichtiger Teil familiärer Beziehungen beschrieben. Dies beinhaltet „die anderen gut genug zu kennen, um sie mit Zuneigung zu bedenken". Freundschaft zeigt sich dann, wenn Angehörige ihre Sorgen mit anderen teilen und sich gegenseitig unterstützen. Freundschaft bringt auch mit sich, Gefühle für andere zu haben und sich Zeit zu nehmen, um mit anderen zusammen zu sein (Walters, 1995). Einen offenen Familienbegriff deuten auch Johansson et al. (2004; 2002) in ihren Arbeiten an. Sie definieren Familie in der Explikation der Zielgruppe die im Rahmen der Forschung untersucht wird. Dies sind Familienmitglieder (next-of-kin) einerseits und enge Freunde (friends) andererseits. Heidenreich et. al (2007) definieren den Begriff „Angehörige" aus der Sicht des kranken Menschen als „... jemand, dem der Patient diesen Status zuerkennt oder zuerkennen würde, wenn er die Möglichkeit dazu hätte." Das unterscheidet Familienmitglieder vom Rest der anderen Personen, denen aus der Sicht des kranken Familienmitglieds lediglich der Status des „Besuchers" zuerkannt wird (Metzing, 2004).

Aus den Ergebnissen diese Studie wird deutlich, dass das, was für die Betroffenen Familie ist, das Resultat eines Aushandlungsprozesses darstellt. Familie sind jene, die hilfreiche Hilfen zur Verfügung stellen und damit an der Krankheitsbewältigung mitwirken. Dies ist ein „Kern" an Personen der sich bildet und für das kranke Familienmitglied und die anderen da ist. In der Regel ist dies die Kernfamilie, sie muss es aber nicht immer sein.

4.1.2

„DEN EIGENEN BEITRAG LEISTEN" IST TEIL FAMILIÄRER SORGE

Der familiäre Kern leistet seinen eigenen Beitrag am Überleben und am Genesungsprozess des kranken Familienmitglieds auf eine eigene Art und Weise, die sich von beruflicher Pflege unterscheidet und die nur er selbst leisten kann. Das, was Angehörige für ihre kranken Familienmitglieder und auch füreinander tun ist eine Art von Sorge, die nur im Kontext der familiären Pflege verstanden werden kann, nämlich in der Hinsicht, dass im Gegensatz zur beruflich erbrachten Pflege in der familiären Pflege der bedürftige Mensch als Familienmitglied und nicht als Patient im Mittelpunkt steht (Schnepp, 2002b, S. 9). Warum sie dies alles auf sich nehmen liegt in der Selbstverständlichkeit familiärer Hilfen begründet. Angehörige verspüren eine selbstverständliche Verantwortung für ihre kranken Familienmitglieder sowohl was deren physisches (McClowry, 1992) als auch deren psychisches Wohlbefinden betrifft (Hupcey & Zimmerman, 2000; McClowry, 1992).

Vor dem Hintergrund der eben genannten Arbeit von McClowry lässt sich erklären, warum Angehörige für ihre kranken Familienmitglieder das tun was sie eben tun. In dieser Arbeit, in der Familienstrukturen auf Intensivstationen unter systemtheoretischen Gesichtspunkten beleuchtet werden, werden die Eigenschaften „Kohäsion" und „Flexibilität" als die zwei Stärken einer Familie genannt, mit denen auf die Verletzlichkeit, in welche die Familie im Zuge dieses Ereignisses gerät, reagiert wird (McClowry, 1992). Hinter „Kohäsion" verbirgt sich das mit der Person Vertraut-Sein und die Gefühle der Zugehörigkeit und Zuneigung zueinander. Dies ist ein zentraler Erklärungspunkt für „den eigenen Beitrag leisten", weil es die Selbstverständlichkeit deutlich macht, einem vertrauten und angehörigen Menschen zu helfen. Dabei rücken in der vorliegenden Arbeit für das kranke Familienmitglied die zwei Aspekte des *Sorge Tragens* und *Schützens* in den Vordergrund, was im *Da sein* vollzogen wird. Die Sorge um den anderen begründet die Motivation, auf die Bedürfnisse des kranken Familienmitglieds einzugehen.

In der vorliegenden Untersuchung zeigt sich, dass Angehörige alles zurückstellen, was nicht der unmittelbaren Krankheitsbewältigung dient. Auch Ågård und Harden (2007) weisen darauf hin, dass „Putting self aside" eine Notwendigkeit darstellt, um die vorhandenen Energien auf das kranke Familienmitglied lenken zu können. Dies ist der zweite Aspekt, den McClowry nennt, die „Flexibilität", die durch die Bereitschaft gekennzeichnet ist, sich selber mitsamt seinen Bedürfnissen in den Hintergrund zu stellen und damit auch veränderte Lebenssituationen in Kauf zu nehmen. Wie sich in der vorliegenden Untersuchung zeigt, kann dies auch extreme Formen annehmen bis hin zu elementaren eigenen körperlichen Bedürfnissen die nicht erfüllt werden, wie Essen, Schlafen oder Medikamente einnehmen. Flexibilität bedeutet auch, zusätzliche Verantwortungen zu übernehmen und bei Bedarf den Lebensstil drastisch anzupassen, wie beispielsweise nach Jahren der Pause wieder ein Auto zu lenken (McClowry, 1992). Genau davon berichtete der Sohn eines Intensivpatienten, der wieder fahren lernte, um seine Mutter regelmäßig ins Spital bringen zu können. Ein älterer und ein junger Ehemann, berichten in diesem Zusammenhang, dass sie beide lernen mussten, sich selbständig mit Essen zu versorgen und deshalb auch öfters kochten, was sie vorher nie taten.

Das, was Angehörige für ihre kranken Familienmitglieder leisten ist, wie dargestellt, sehr vielseitig und mit dem Zweck verbunden, darauf zu reagieren, was ein krankes Familienmitglied aufgrund seiner Hilflosigkeit benötigt und es durch ihre Handlungen im und am Leben zu halten. Es ist eine spezielle Sorge, die Plakas et al. (2009) als „Caring" bezeichnet. Caring meint in diesem Zusammenhang, dass sich Angehörige verantwortlich dafür fühlen, dass ihr krankes Familienmitglied die beste Pflege erhält und sich gleicheizeitig dabei selbst einbringen. Hier zeigt sich, dass Integration in die „professionelle Pflege" nicht das primäre Ziel ist, obwohl viele sichtbare „instrumentelle" Tätigkeiten, wie beispielsweise Berühren, Massieren, Streicheln etc. eine wichtige Rolle spielen. Es geht aus der Sicht der Angehörigen dabei allerdings mehr um die „menschliche Dimension des Beistehens", als um darum, etwas praktisch zu tun.

Es ist interessant, dass keine der Untersuchungspersonen ernsthaft von sich aus in intensiv-pflegerische Tätigkeiten integriert werden wollte. Vielleicht sahen sie auch die Möglichkeit hierfür nicht. Möglicherweise würden konkrete Angebote an Tätigkeiten teilzunehmen, wie beispielsweise an Mund-, Zahn- oder Augenpflege, Waschen des Körpers oder Helfen beim Lagern zu anderen Ergebnissen führen (Hammond, 1995). Aber dies ist es mit ziemlicher Sicherheit nicht, denn die Ergebnisse decken sich mit anderen Studien, in denen der familiäre Beitrag zur Pflege nicht der ist, diese Art von Pflege zu übernehmen. Wenn sie das tun, ist es vielmehr eine Möglichkeit, für sich selbst einen sinnvollen Platz zu finden (Ågård & Harder, 2007).

Einen deutlich „instrumentelleren" und „hands on" Charakter haben die Tätigkeiten in Richtung der gesunden Familienmitglieder und der Arbeiten, die aufgrund entstandener Lücken zuhause gefüllt werden müssen. Die *intergenerativen Hilfen*, wie sie in dieser Arbeit dargestellt werden, sind Hilfen die darauf ausgerichtet sind, dass das Leben zuhause weitergehen kann, dass Ordnung im Chaos aufrechterhalten wird, dass ein unter Anführungszeichen bestehender Alltag gewahrt bleiben kann. Auch hier findet „Kohäsion" als Motivation, etwas für die anderen zu tun ihren Niederschlag, der durch das gemeinsame Erlebnis, ein belastendes Ereignis bewältigt zu haben, gespeist wird (McClowry, 1992).

Ein weiterer zentraler Aspekt dessen was Angehörige von Intensivpatienten und -patientinnen tun ist „Schützen". Schützende Hilfe ist ein Aspekt, der sich sowohl auf den Schutz des kranken Familienmitglieds als auch auf andere Personen bezieht. Das kranke Familienmitglied wird dabei nicht nur vor anderen Personen geschützt sondern auch vor sich selber. Dazu zählt auch dem kranken Familienmitglied in Situationen beizustehen, in denen es erkennt, wie hilflos und auf andere angewiesen es ist. Beides dient dem Zweck, die Integrität des kranken Familienmitglieds zu wahren oder wieder herzustellen.

Es scheint für die Besonderheit von Schädel-Hirn traumatisierten Patienten und Patientinnen zu sprechen, dass gerade hier das Thema *Schützen* als Maßnahme von Angehörigen auf Intensivstationen so zentral ist. Dabei erkennen Angehörige, wie wichtig sie selber in der Erfüllung dieser Rolle sind (Horn, 2008). Die Konfrontation mit dem Koma ist eine „Schlacht" (Verhaeghe, van Zuuren, Grypdonck, Duijnstee, & Defloor, 2010a).

Diese kriegerische Diktion ist der Ausgangpunkt der Konfrontation der Angehörigen mit traumatischem Koma und löst das zentrale Bedürfnis nach *Schützen* aus.sophie Verhaeghe et al. (2010a; 2010b) beschreibt, dass *Schützen* in die Prozesshaftigkeit des Erlebens eingebettet ist und sich folglich auch als Prozess darstellt. Schützen erfolgt in drei Phasen, wobei zwei Phasen für die Zeit auf der Intensivstation relevant sind: „Das Leben schützen" bezieht sich auf den Schutz des kranken Familienmitglieds aber auch auf das der gesunden Familienmitglieder in der initialen Phase des Ereignisses. Die eigene Person hat dabei keinerlei Bedeutung. Dabei tun sie Dinge, die in der vorliegenden Untersuchung mit Tätigkeiten im Rahmen des „Sorge tragen" verbunden sind. „Vor Leiden schützen" ist die zweite Phase und beginnt nach ca. drei Tagen. In dieser Phase erkennen Angehörige, dass die ausschließliche Konzentration auf das Überleben des kranken Familienmitglieds so nicht weiter gehen kann. Sie beginnen die Situation auch mit den Augen ihres kranken Familienmitglieds zu betrachten, bei dem nicht nur das Überleben selbst sondern auch dessen und ihre eigene Lebensqualität eine Rolle spielt. Bezeichnend für diese Phase ist, dass Angehörige ihr eigenes Schutzbedürfnis erkennen, weil sie die Zeit physisch und emotional sonst nicht durchstehen würden. Es beginnt eine Art Normalität, indem sie Frieden, Sicherheit und Ablenkung in ihren alten Aktivitäten suchen und finden.

Die eigene Person zu schützen ist in vorliegender Studie ein wenig wichtiger Aspekt. Auch hier lenken sich Angehörige ab. Sie arbeiten im Garten, kochen ein wenig oder decken sich mit anderen Routinen ein. Allerdings hatte niemand das Verlangen, sich nach den ersten Tagen „zurückzunehmen". Vielleicht weil nicht wie bei Schädel-Hirn Trauma der Verdacht entsteht, dass sich der Verlauf über einen sehr langen Zeitraum erstrecken könnte.

Mit dem „Schützen" geht auf jeden Fall immer eine besondere Wachsamkeit einhergeht, eine Tatsache, die auch in anderen Studien beschrieben wurde (Fontana, 2006; Hupcey, 1999; Jamerson, et al., 1996; Morse & Johnson, 1991). Dies bedeutet aber nicht zwangsläufig, dass Schützen immer eine aktive Tätigkeit sein muss. Es kann, wie die vorliegende Studie zeigt, auch Unterlassen von Handlung bedeuten, wenn das aktive Handeln dem Familienmitglied mehr schaden als nutzen würde, so zum Beispiel gegenüber Pflegepersonen, wenn Angehörige die Befürchtung hegen, dass es kontraproduktiv sei wenn sie sich aufregen würden.

Schützen ist auch in Richtung der gesunden Familienmitglieder dauernd präsent. Sie trösten sich, geben einander Hoffnung und sind füreinander da sobald jemand emotionale Zuwendung benötigt, weil die Intensivstation als Bedrohung für alle Beteiligten wahrgenommen wird. Familienmitglieder schützen sich gegenseitig vor möglichen Überlastungen und vor negativen Erfahrungen auf der Intensivstation. Eggenberger und Nelms (2007) nennen es in ihrer phänomenologischen Studie „die gelebte Beziehung miteinander", die durch das starke Gefühl der Verbundenheit zu den anderen Familienmitgliedern während der Zeit auf der Intensivstation entsteht, in der sie, zusätzlich zu ihrem kranken Familienmitglied, das Bedürfnis haben, die anderen Beteiligten vor Bedrohungen und Belastungen zu schützen.

Angehörige ergreifen auch antizipatorische, die Zukunft vorwegnehmende Hilfen. Sie wachen am Bett, *nur im Falle* dass das Familienmitglied aufwacht oder es Hilfe benötigt. In Richtung der gesunden Familienmitglieder zeigen sich antizipatorische Hilfen besonders in familiären Konstellationen, in denen der Partner oder die Partnerin des kranken Familienmitglieds nur noch eingeschränkt selbständig ist. Veranlasst durch den Intensivaufenthalt planen Kinder oder Schwiegerkinder zum Beispiel, wo das gesunde Elternteil wohnen wird, sollte das andere versterben. Antizipatorische Hilfen werden hauptsächlich im Zusammenhang mit familiärer Pflege im häuslichen Bereich beschrieben (Bowers, 1987). Sie lassen sich aber auch hier erkennen. Angehörige antizipieren durch ihr Tun mögliche Auswirkungen der Erkrankung und reagieren somit auf ein Problem, das jetzt noch nicht vorliegt, aber möglicherweise in der Zukunft stattfinden könnte. Dadurch wird hier auch deutlich, dass insbesondere junge Angehörige, die einen kranken Elternteil auf der Intensivstation und einen gesunden Elternteil zu Hause haben in hohem Maße belastet sind, weil immer noch jemand anderer da ist, der Hilfe braucht. Sie müssen sich nicht nur auf den kranken Elternteil, sondern auch auf den gesunden sowie gleichzeitig auf die eigene Familie konzentrieren, besonders wenn kleine Kinder da sind. Ähnlich, allerdings nur auf die Versorgung der Kinder bezogen, sehen es Hupcey und Penrod (2000), in deren Studie dies unter dem Aspekt des „alleine verantwortlich Seins" der Partner bzw. Partnerinnen der Intensivpatienten hervortritt.

Die Rolle von Kindern kommt in der vorliegenden Studie auch zur Sprache, wenngleich eher marginal. Wenn Kinder von ihren Eltern nicht auf die Intensivstation gelassen werden, so hat dies häufig weniger mit den restriktiven Besuchsregelungen sondern mehr mit dem Schutzbedürfnis der Eltern ihren Kindern gegenüber zu tun, was in dieser Studie deutlich wurde. Wenngleich auch im selben Ausmaße manche Eltern davon überzeugt sind, dass es sowohl für die Kinder selbst als auch für das kranke Familienmitglied gut ist, wenn die Kinder zu Besuch auf die Intensivstation kommen können. Dies ist auch der Grund, warum Kinder im Zusammenhang mit Intensivstationen häufig in ihrer Rolle als „Besucher" und infolgedessen in Hinblick auf ihre Belastungen wahrgenommen werden (Clarke & Harrison, 2001; Gnass, 2006; Knutsson, et al., 2008; Knutsson & Bergbom, 2007).

In der Regel haben Kinder das Bedürfnis, ihre kranken Familienmitglieder zu sehen und sie nehmen aber auch selbst eine aktive Rolle im Zuge der Krankheitsbewältigung ein. Auf der Intensivstation sehen sie sich durch die Beziehung zum kranken Familienmitglied motiviert, ihm durch ihre Anwesenheit beizustehen. Sie geben dem kranken Familienmitglied die Gewissheit, dass jemand da ist, den es kennt. Kinder wissen aber auch, dass sie ihren Beitrag dadurch leisten, indem sie ihre eigenen Bedürfnisse zurückstellen und somit quasi „nicht im Wege" stehen. Und sie trösten ihre gesunden Eltern wenn sie sehen, dass es ihnen schlecht geht und dass sie Hilfe brauchen. Kean (2009) betont, dass die Anwesenheit von Kindern auf Intensivstationen entweder als passives Ereignis betrachtet werden kann, aber auch als Strategie, um aus ihrer Sicht eigenen Interessen und Bedürfnissen zu begegnen. Durch ihre Anwesenheit verfolgen Kinder drei Strategien (ebd.): Zugang zu Informationen, meist als stille Zuhörer; das kranke Familienmitglied unterstützen und das gesunde Elternteil unterstützen. Dies wird auch in dieser Studie deutlich.

Abschließend lässt sich sagen, dass das, was Angehörige die ganze Zeit über für ihr krankes Familienmitglied und auch füreinander tun, „Arbeit" am Bewältigungsprozess ist. Dies umschließt – ähnlich wie im Kontext „chronische Erkrankung" – die Bewältigung von krankheitsbezogenen und alltagsbezogenen Herausforderungen (Corbin & Strauss, 1993). Alle Personen, die den familiären Kern und somit die „Kampftruppe" am Krankenbett bilden, arbeiten gleichermaßen an der Krankheitsbewältigung mit.

4.1.3

EINE SCHIER UNERTRÄGLICHE SITUATION ERTRAGEN

Angehörige von Intensivpatienten und -patientinnen zeichnen sich dadurch aus, dass sie, zumindest nach außen hin, sehr stark erscheinen. Sie ertragen die ganze Zeit über eine enorm belastende Situation. Sie tun ihr Möglichstes, sie sind immer da, sie „funktionieren". Morse und Penrode (1999) beschreiben das Konzept von „Enduring" – Ertragen/Durchhalten als Antwort auf Krankheit. Das Ertragen bezieht sich ganz grundsätzlich auf eine Art, wie eine Person eine überwältigende Situation übersteht (Morse & Carter, 1996). Es wird dabei enorm viel Energie aufgebaut, um die eigene Person „zusammenzuhalten". Anderenfalls würden Angehörige den Faden verlieren, wenn sie beispielsweise den aufkommenden Emotionen freien Lauf ließen (Morse & Penrod, 1999). Sie beherrschen sich, um die Auswirkungen der kritischen Erkrankung auf sich und die Familie zu reduzieren (McClowry, 1992). Mit Ertragen ist aber nicht nur das Beherrschen im Sinne von „Emotionen handhaben" verbunden sondern auch das „Alles zurückstellen", da viele Familienmitglieder dadurch nicht zulassen, dass eigene Bedürfnisse in den Vordergrund kommen, weil sie dadurch aus dem Tritt geraten könnten.

Das Ertragen wird auch deutlich, wenn man ihm einen anderen Zustand, welcher ebenfalls häufig mit Angehörigen verbunden ist, dem „Leiden", gegenüberstellt. Leiden bedeutet, den belastenden Zustand anzuerkennen und darauf eine emotionale Antwort zu geben (Morse & Penrod, 1999). Leiden ist folglich die emotionale Antwort darauf, was ertragen werden muss (Morse & Carter, 1996). Angehörige sind dauernd mit starken Emotionen konfrontiert. Emotionen sind immer da, aber sie müssen unterdrückt werden, damit Angehörige handeln können, damit sie die Situation ertragen können. Selten wechseln sie vom Ertragen in den Zustand des Leidens und wenn sie es tun, dann wechseln sie bald wieder zurück. Dies zeigt sich vor allem bei jenen Personen, die sich während der Zeit auf der Intensivstation interviewen ließen. Während des Interviews ließen sie häufig (oft unbeabsichtigt) ihren Emotionen freien Lauf, das heißt, dass sie zumindest vorübergehend Leiden zuließen. Noch während des Interviews wechselten sie aber wieder in den Zustand des Ertragens zurück, einerseits um ihre Geschichte weiter erzählen zu können und andererseits um anschließend wieder für ihre Lieben und für andere Familienmitglieder da sein zu können. Leiden ist somit ein temporärer und reversibler Zustand, der zur Bewältigung der Situation nicht erwünscht ist, zumal Angehörige das Leiden nicht nur in die eigene Richtung sondern auch in die des kranken Familienmitglieds reduzieren möchten (Morse & Johnson, 1991).

Einige Angehörige erzählten in den Interviews davon, dass es ihnen erst nach der Zeit auf der Intensivstation richtig schlecht ging. Dies kann auch durch das Zusammenspiel von Durchhalten und Leiden erklärt werden. Sie mussten nach der Zeit auf der Intensivstation nicht mehr durchhalten sondern konnten dem aufgestauten Leiden einen Raum geben. Dies führt dazu, dass Belastungen erst dann zugelassen und in der Folge dessen wahrgenommen werden, wenn sie „objektiv" eigentlich schon vorbei sind.

Ertragen bedeutet vor allem Unsicherheit aushalten

Unsicherheit bei Krankheit kann als das Unvermögen, die Bedeutung von krankheitsbezogenen Ereignissen erkennen zu können, definiert werden (Mishel, 1988). Unsicherheit ist ein Zustand, der sich aus Angehörigenperspektive durch den größten Teil der Arbeit zog. Man kann sagen, dass die Intensivstation für Angehörige die organisationale und personifizierte Unsicherheit schlechthin ist. Angelehnt an das Konzept von Unsicherheit (McCormick, 2002), lassen sich viele unsichere Momente zeigen:

Ambiguität ist die Möglichkeit, einen Sachverhalt auf mehr als auf eine Art verstehen zu können, wenn beispielsweise Angehörige durch das Durchgangssyndrom des Familienmitglieds nicht nur dessen rational erfassbare Wesensänderung sehen, sondern die damit häufig verbundenen Aggressionen des kranken Familienmitglieds auch persönlich nehmen. *Inkonsistenz* impliziert, dass beobachtete Dinge miteinander unvereinbar sind oder in sich selbst-widersprechende Teile beinhalten. So zeigt sich beispielsweise Inkonsistenz in der Besuchszeit, wenn eine Pflegeperson diese sehr genau einhält und am nächsten Tag eine andere Pflegeperson die Besuchszeiten sehr großzügig handhabt, ohne dass erkennbar wurde, warum es im vorhergehenden Fall nicht so war.

Vagheit bedeutet, dass eine Information nur ganz generell und oberflächlich und ohne Details oder Einzelheiten formuliert ist. Wenn zum Beispiel Angehörige die Auskunft erhalten, dass es dem Familienmitglied gesundheitlich nicht gut geht, aber bei weiteren Nachfragen keine weitere Information bekommen als den Hinweis, dass ihnen detailliertere Informationen auch nicht weiterhelfen würden ist das Vagheit. *Unvorhersehbarkeit* kann als das Unvermögen betrachtet werden, keine Aussagen über die Zukunft machen zu können, was vor allem hinsichtlich der erwarteten Prognose der Patienten relevant ist. Unvorhersehbarkeit wiegt schwer, vor allem wenn Angehörige lernen, dass jeder Tag auf der Intensivstation neue Überraschungen bringen und sich beispielsweise der Gesundheitszustand von Tag zu Tag verändern kann.

Unvertrautheit macht es einer Person schwer, eine wahrgenommene Situation richtig einschätzen zu können weil sie ihr fremd ist. Dies wird zum Beispiel dadurch erlebt, dass Angehörige ihre kranken Familienmitglieder aufgrund des physischen oder psychischen Zustandes oft nicht mehr wiedererkennen. Selbst eine Tochter, die jahrelang als Pflegende auf der Intensivstation arbeitet und ihre Erfahrung und ihr Wissen über den Zustand von Intensivpatienten in die Interpretation der Situation einbringen kann, kann dies nur sehr schwer auf ihr eigenes krankes Familienmitglied umlegen. Unvertrautheit kann auch aufgrund der für Angehörige vollkommen fremden Umwelt der Intensivstation entstehen, in der jeder Ton und jedes Signal am Anfang eine Irritation darstellt.

Schließlich ist der *Mangel an adäquater Information* ein Hauptgrund für Unsicherheit, der auch mit allen anderen Aspekten verwoben ist (McCormick, 2002). Angehörige tun viel, um an Informationen zu kommen, wie in der Studie deutlich wurde. Wenn auch krankheitsbezogene Informationen, wie beispielsweise die zu erwartende Prognose oder der Grund, warum das Familienmitglied im Gesicht so aufgeschwemmt ist, klar kommuniziert werden, bleibt die Unsicherheit auf anderen Ebenen bestehen, weil sich die Situation so plötzlich verändern kann.

Kean (2008) stellt in ihrer Arbeit Unsicherheit für Angehörige auf Intensivstationen unter einem anderen Aspekt dar und bezieht sich dabei auf eine Definition aus der Medizinsoziologie, nämlich auf „klinische" und „funktionelle" Unsicherheit. Klinische Unsicherheit, welche auch fallweise als medizinische Unsicherheit bezeichnet wird, bezieht sich dabei im weitesten Sinne auf die Begrenztheit des medizinischen Wissens, das den Angehörigen nicht die Gewissheit geben kann, dass ihr krankes Familienmitglied am Ende gesund sein wird (ebd., S. 170). Klinische Unsicherheit beinhaltet alle Aspekte der unbekannten und unerkennbaren Teile der Krankheit. Funktionelle Unsicherheit fokussiert auf den Umgang mit Situationen, in denen klinische Unsicherheit besteht (ebd., S. 173). Dies wird vor allem an der Vagheit der Kommunikation der Pflegenden in Richtung der Familien deutlich.

Viele andere Studien zeigen ebenfalls, dass Unsicherheit omnipräsent und ein zentrales Thema für Angehörige auf Intensivstationen ist (Ågård & Harder, 2007; Bergbom & Askwall, 2000; Chan & Twinn, 2007; Engstroem & Soderberg, 2004; Horn, 2008; Jamerson, et al., 1996; Knutsson, et al., 2008; Rose, 1995; Titler, et al., 1991; Van Horn & Tesh, 2000; Verhaeghe, Zuuren, Defloor, Duijnstee, & Grypdonck, 2007a). Viele Tätigkeiten, die Angehörige tun sind darauf ausgerichtet, mit Unsicherheit umzugehen. Deshalb ist auch der gesamte Themenkreis der Information zur Bewältigung von Ungewissheit zentral (Winkler, 2004, S. 67), weil eine der unmittelbarsten Antworten einer Person auf eine katastrophale Situation das Bemühen ist, diese Situation verstehen zu können (Morse & Penrod, 1999).

Informationen sind deshalb beinahe über den ganzen Zeitraum auf der Intensivstation „lebenswichtig". Wie Angehörige mit Informationen umgehen und was sie tun wenn sie keine erhalten ist verschieden und wird auch in der Literatur unterschiedlich dargestellt. Verhaeghe (2007a) und Hughes et al. (2005) schließen aus ihren Arbeiten, dass Angehörige gerade am Anfang nicht imstande sind, aktiv nach Informationen zu suchen, weil sie sie aufgrund der emotionalen Überwältigung gar nicht aufnehmen könnten. Es ist mehr ein „passives Absorbieren" einzelner Teile an Informationen, indem sie die momentan wichtigsten Dinge aus dem Gesagten herausfiltern (Verhaeghe, et al., 2007a). Andere Arbeiten stützen eher die Haltung, dass Angehörige von Beginn an sehr aktiv nach Informationen suchen besonders dann, wenn sie keine befriedigenden Antworten auf ihre Fragen erhalten (Ågård & Harder, 2007; Rose, 1995).

In dieser Arbeit wurden beide Wege beobachtet. Dabei scheint der Anlassfall für die Aufnahme auf die Intensivstation als Kontext dies zu vermögen auschlaggebend zu sein und ebenso, ob Angehörige in dieser Situation geeignete „Übersetzer und Deuter" in Form von „vertrauten Experten" an ihrer Seite haben. Für beide Situationen gilt, dass alle Angehörigen gerade am Beginn die Information brauchen, dass es ihrem Familienmitglied nicht schlechter geht, dass es „stabil" ist. Dies ist ein wichtiges Signal an diejenigen, die sich keine Informationen beschaffen können und an diejenigen, die sehr mit dem Suchen nach Informationen beschäftigt sind, weil es beide beruhigt.

Aus der Sicht der Angehörigen müssen, und das wird in der Studie deutlich, Informationen hauptsächlich verständlich sein und regelmäßig erfolgen ansonsten bleibt Unsicherheit ein Dauerzustand oder wird die Information zur Ursache für Unsicherheit selber. Die Menge und die Art der Information die Angehörigen erhalten, sind verschieden. Häufig hängt dies mit den Personen zusammen, die die Informationen geben und weniger mit den Bedürfnissen der Angehörigen (Zaforteza, Gastaldo, de Pedro, Sanchez-Cuenca, & Lastra, 2005). Das „Nicht wissen" kann dabei eine Spirale an unglaublichen Anstrengungen an Informationen zu kommen, in Gang setzen und es kann häufig auch zu Konflikten führen. Wenn Angehörige, wie in der vorliegenden Studie davon berichten, dass der Oberarzt um die nächste Ecke biegt, sobald er eines der Familienmitglieder sieht oder Angehörige wissen, dass sie mit ihrem beharrlichem Fragen für viele Pflegende lästig sind, so ist das wie ein Kreislauf: Wenn Angehörige sich um den Zustand des kranken Familienmitglieds erkundigen und sie keine befriedigende Antwort erhalten, so fragen sie weiter nach, bis die Antwort befriedigend ist. Durch das Fragen werden sie vom Personal häufig als lästige Angehörige empfunden, die man nach Möglichkeit meidet oder sie, weil sie dauernd fragen, mit knappen Antworten abspeist. Da die Antworten wiederum sehr knapp sind, fragen Angehörige beharrlich nach, bis die Antworten befriedigend sind. Sie suchen Unterstützung und bedienen sich dabei auch anderer Informationsquellen.

Das Hin- und Herschieben ist aber nicht nur zwischen den verschiedenen Berufsgruppen sondern auch innerhalb derselben beobachtbar. Besonders deutlich wurde dies in der vorliegenden Arbeit daran, dass der Versicherungsstatus „Zusatzversicherung" dazu beitragen kann, dass sich „normale" Ärzte und Ärztinnen nicht mehr zuständig fühlen, weil Entscheidungen und somit auch wichtige, die Prognose betreffende Gespräche mit den Angehörigen, zur Chefsache erklärt werden, also dem Primar vorenthalten sind.

„Wissen müssen" ist auch zentral um Hoffnung haben zu können. Dies wird auch in dieser Arbeit deutlich, weil Hoffnung in jedem Interview ein Thema war. Angehörige wollen realistische und begründete Hoffnung und tun alles damit ihre Hoffnung nicht bedroht wird. Gerade in der ersten Zeit auf der Intensivstation zeigt sich, dass der krankheitsbezogene Kontext für Hoffnung von großer Bedeutung ist. Während bei einer plötzlichen und ungeplanten Aufnahme die Hoffnung auf das Überleben gerichtet ist, ist im Kontext einer chronischen oder sich zunehmend verschlechternden Erkrankung die Aufnahme das was Hoffnung weckt. Sie hängt wiederum stark mit dem Vertrauen in die Intensivmedizin und den handelnden Personen zusammen, das sich bei einer akuten Aufnahme erst entwickeln muss.

Die vorliegende Studie zeigt auch, dass religiöse Praktiken als Quelle der Hoffnung für viele Angehörige zentral sind. Bei manchen Angehörigen ist die Religiosität zutiefst verwurzelt und Teil ihrer Identität und hilft, die Situation zu bewältigen. Dies zeigen auch andere Studien (Chan & Twinn, 2007; Halligan, 2006; Plakas, et al., 2009). In dieser Arbeit wurde aber auch deutlich, dass das Bedürfnis nach religiösen Praktiken durch das Ereignis Intensivstation (wieder)belebt wird. Wenn beispielsweise ein Ehemann mit schlechtem Gewissen erzählt, dass er, seit seine Frau auf der Intensivstation liegt, immer einen Zwischenstopp in der Kapelle einlegt, obwohl er sich selber nicht als gläubig bezeichnen würde. Dies tun sie deshalb, weil eine lebensbedrohliche Erkrankung neben der Hoffnung zu einem „Weckruf" führen kann, der die Betroffen häufig zu spirituellen Handlungen veranlasst und sie ihr Leben hinterfragen und überprüfen lässt (Wright & Belle, 2009, S. ix).

Die Bedeutung von Hoffnung für Angehörige auf Intensivstationen wurde in mehreren Studien gut ausgeleuchtet (Freichels, 1991; Horn, 2008; Patel, 1996) und auch, dass Hoffnung eng mit Information verbunden ist (Verhaeghe, et al., 2007a). Auf Information aufbauend kann sich Hoffnung entwickeln (Horn, 2008; Verhaeghe, Zuuren, Defloor, Duijnstee, & Grypdonck, 2007b) bzw. muss Information stets Raum für Hoffnung offen lassen (Verhaeghe, et al., 2007a).

„Scheinnormalität"

Wenn ein Familienmitglied über einen längeren Zeitraum auf der Intensivstation liegt, so gewöhnen sich die Beteiligten unter den gegeben Umständen an diese Situation, sie wird „normal". Sie gewöhnen sich an die fremde Umgebung, der kranke Körper verliert seinen Schrecken, weil es „normal" wird, den Körper anzusehen. Das dauernde *Da sein* wird zur Normalität, weil Angehörige lernen, das *Da sein* in ihren Alltag einzubauen bzw. den Alltag an das Da sein anzupassen. Viele Forschungsarbeiten, die Krankheitsbewältigung in völlig unterschiedlichen Kontexten beleuchten, sind als *Phasenmodelle* konzipiert. Es gibt auch Phasenmodelle im Zusammenhang mit Angehörigen auf Intensivstationen. Sie helfen zu verstehen, dass Bewältigung als Prozess abläuft und dass Angehörige in den einzelnen Phasen mit jeweils besonderen Herausforderungen konfrontiert sind. Charakteristisch dabei ist, dass stets Unsicherheit an erster Stelle steht und es im Laufe des Prozesses zu einer Normalisierung der Situation kommt, weil man Wege findet mit dem entsprechenden Phänomen umzugehen.

Im „Illness Constellation Model" wird auf die Normalisierung in der dritten, „Striving to Regain self" und vierten Phase, „Regaining wellness" Bezug benommen (Morse & Johnson, 1991). Bei Jamerson (1996) wird Normalisierung in der Phase „Garnering Resources" deutlich, in der Angehörige auf ihre eigenen Bedürfnisse eingehen, nachdem sie vorher ausschließlich auf die ihres kranken Familienmitglieds fixiert waren. Rose (1995) formuliert es als „Upward Trajectory" als eine Form des Verlaufs, wenn Angehörige wissen dass „alles gut" wird und dabei aktiv nach Dingen Ausschau halten, die dies bestätigen. Bei Fontana (2006) ist die „Achterbahnfahrt" auch irgendwann zu Ende und eine „neue Normalität", in der Angehörige auf sich selbst mehr achtgeben greift Platz, weil sie es nicht mehr aushalten. So ähnlich sehen es auch Verhaeghe et al. (2010a, 2010b) in den bereits bei „Schützen" diskutierten Studien.

Normalität im Leben zu erhalten ist eine wichtige Strategie um mit der Krankheit eines Familienmitglieds umzugehen, was auch auf Kinder in besonderem Maße zutrifft (Kean, 2009). Man muss sich eine Normalität kreieren, will man einen an sich belastenden Umstand über eine längere Zeit aushalten. Angehörige tun viel, um an dieser Normalität zu arbeiten was in dieser Studie aufgezeigt wird. Sie machen sich eine an sich unvertraute Situation vertraut, indem sie sich an Gewohnheiten und an Ritualen orientieren. Sie kennen nach Wochen auf der Intensivstation jeden Kratzer an der Tür. Sie wissen, dass sie zum Zwecke der Pflege aus dem Zimmer geschickt werden können, aber stets nach angemessener Zeit wieder hinein dürfen. Was man auf den Intensivstationen häufig sieht sind Angehörige, die neugierig zum Nachbarbett schielen oder herumwandern, was dazu dient, sich eine unvertraute Situation ein wenig vertrauter zu machen. Diese Rituale können als Symbole interpretiert werden, um das Unvertraute wiederum ins Vertraute zu führen. Neue, nicht vertraute Situationen werden neu interpretiert, neu definiert, um dadurch wieder ein Vertrautheitsgefühl herzustellen (Luhmann, 2001).

Deatrick et al. (1999), die „Normalisierung bei Krankheit" konzeptualisierten, sind der Meinung, dass es Situationen gibt, deren Ernsthaftigkeit eine Normalisierung nicht zulässt. Dies trifft auch für viele Angehörige auf Intensivstationen zu. Es wird in dieser Arbeit deutlich, dass eine Normalisierung nur unter besonderen gegebenen Umständen eintritt, weil schon kleinste und scheinbar banale Dinge die Normalität ins Wanken bringen. Aus dem Zimmer geschickt und vergessen zu werden, zu lange an der Gegensprechlage nicht die Stimme zu hören, die einem sagt: „Sie können jetzt rein." und die dauernde Präsenz des Todes weil Angehörige erleben, dass viele Menschen auf Intensivstationen versterben führen dazu, dass keine richtige Normalität sondern eine „Scheinnormalität" entsteht, dass Unsicherheit dauernd präsent ist. Die Unsicherheit beispielsweise, die jeden Tag kurz vor dem Betreten des Krankenhauses besteht, die Frage, ob sich der gesundheitliche Zustand seit dem letzten Besuch verschlechtert hat, ist immer da und lässt sich nicht nach einer gewissen Zeit abstreifen und auch nicht mit Erfahrung kompensieren. Auch die „abschließende" Transferierung auf die Normalstation ist mit sehr vielen Unsicherheiten verbunden, was in dieser Arbeit deutlich wird und worauf auch die Literatur verweist (Mitchell, Courtney, & Coyer, 2003).

Dies macht auch deutlich, dass Unsicherheit, anders als in den Phasenmodellen, kein temporärer Zustand ist sondern die ganze Zeit auf der Intensivstation ertragen werden muss. Die Normalität existiert nur temporär und die Unsicherheit bleibt, einmal mehr und einmal weniger, die ganze Zeit über erhalten.

Kaum beschrieben ist in der Literatur, dass die stärkste Kraft gegen die Unsicherheit das *Da sein* ist, obwohl diese dadurch nur gemindert und nicht vertrieben werden kann. Durch das „selber sehen" des kranken Familienmitglieds erschließt sich Angehörigen die Bedeutung dessen, was passiert ist. Dies ist auch ein Grund dafür, dass Angehörige da sind, sobald ein Familienmitglied auf der Intensivstation liegt.

4.1.4

„DA SEIN" UND SEINE GRENZEN

In vielen qualitativen Studien spielt das *Da sein* eine große Rolle (Eggenberger & Nelms, 2007; Engstroem & Soderberg, 2004; Plakas, et al., 2009; Vandall-Walker, Jensen, & Oberle, 2007). Es kann als das schlichte „auf der Intensivstation anwesend sein" gesehen werden, um „das Möglichste zu tun und einfach zu helfen". Damit halten Angehörige daran fest, das kranke Familienmitglieder zu schützen und sich um es zu sorgen. Das Bedürfnis da zu sein ist die ganze Zeit während des Aufenthalts auf der Intensivstation präsent (Freichels, 1991) und nicht nur zu Beginn, in einer etwaig akuten Phase, wenn es dem kranken Familienmitglied besonders schlecht geht. Angehörige wollen auch miterleben, wie sich der Gesundheitszustand verbessert und wollen da sein, wenn sie in dieser Phase gebraucht werden.

Konzeptuell betrachtet ist das *Da sein* auf der Intensivstation ein Ausdruck der physischen und existenziellen Verbundenheit der Familienmitglieder untereinander (Walters, 1995). Die Verbundenheit, welche über Jahre innerhalb der Familien aufgebaut wird, wird betont, indem Angehörige und Patienten gemeinsame Räume teilen (ebd.). Dadurch wird dem kranken Familienmitglied das Gefühl gegeben, dass eine mit ihm verbundene Person da ist, die sich um es sorgt. Diese Verbundenheit zeigt sich auch als die „gelebte Beziehung" mit dem kranken Familienmitglied, dessen Leiden durch das *Da sein* geteilt wird (Eggenberger & Nelms, 2007).

Die Räume, die Angehörige im *Da sein* mit ihren kranken Familienmitgliedern teilen, teilen sie auch mit jenen, die aus beruflichen Gründen immer da sind. Die Pflegenden und die Angehörigen leben gleichsam in verschiedenen Welten, wenngleich sie den Sozialraum, in dem sie leben, miteinander teilen (Kean, 2008, S. 253). *Da sein* zu wollen entzündet sich in der Praxis häufig in der Diskussion rund um die Besuchsregelungen, die sich je nach Organisation, oft sogar je nach Intensivstation, die manchmal Tür an Tür nebeneinander liegen, unterscheiden. Jede Familie im Interview konnte von anderen Besuchsregelungen berichten und auch verschiedene Familien auf denselben Abteilungen erlebten sie unterschiedlich. Die Notwendigkeit, stundenlang warten zu müssen, um Zugang zum kranken Familienmitglied zu erhalten, kommt nicht nur durch restriktive Besuchspolitik sondern auch durch individuelle Entscheidungen einzelner Pflegender zustande (Vandall-Walker, et al., 2007). Angehörige sind von der Erlaubnis der Pflegenden abhängig, dass man sie einlässt (Kuhlmann, 2004). So ist es oft nicht nur ein geographisches sondern auch ein persönliches Lotteriespiel, in welchem Ausmaß Nähe zum kranken Familienmitglied zugelassen wird.

Angehörige finden aber auch häufig Regeln vor, deren Abweichung die Norm zu sein scheint. Viele Pflegende missachten zum Wohle der Angehörigen ohnedies häufig bestehende Besuchsregelungen und halten die Pforten der Intensivstation für Angehörige geöffnet. Wie würde es sich sonst erklären, dass an nur 14 (!) Prozent der österreichischen Intensivstationen die Besuchsregelungen immer eingehalten werden? Dies wird in einer Untersuchung von Ladner (2009) zu Besuchsregelungen an Österreichs Intensivstationen deutlich.

In der Studie wurde auch versucht, die Grenzen des *Da sein* zu beleuchten. Es wird deutlich, dass das *Da sein* aus Familiensicht fast keine Grenzen kennt, selbst wenn der Aufenthalt auf der Intensivstation Wochen oder Monate dauert. Viele sind trotzdem jeden Tag da, reduzieren die Besuche nach einer Zeit auf ein Maß, das für sie handhabbar ist. Sie sind damit seltener aber trotzdem noch da, vorausgesetzt dass sie ihre Lieben in guten Händen wissen. Sie müssen die Erfahrung machen, dass es so auch geht und manchmal das schlechte Gewissen abstreifen, wenn sie es als ihre familiäre Verpflichtung ansehen immer da zu sein. Das *Da sein* muss aus der Sicht des kranken Familienmitglieds gesehen werden. Wenn eine Familie vorhanden ist, die sich abwechselt so spielt es keine Rolle ob die Einzelperson immer da ist, sofern aus der Familie immer jemand anwesend ist.

Plakas et al. (2009) sind die einzigen, die ebenfalls der Frage nachgehen, warum manche Familienmitglieder nicht auf die Intensivstation gehen, obwohl sie sehr eng mit dem kranken Familienmitglied verbunden sind. Ihre Begründung ist die „Entstelltheit" des Familienmitglieds was in dieser Studie als der Verlust der Vertrautheit dargestellt ist. Dies macht den Besuch emotional problematisch oder bringt Angehörige dazu, gar nicht zu Besuch zu kommen. In vorliegender Studie konnte zwar beobachtet werden, dass der Verlust an Vertrautheit für viele ein enormes Problem darstellt, so sehr dass sie davon sogar in ihren Träumen verfolgt werden, nicht aber dass es ein Grund ist, das Familienmitglied nicht zu besuchen. Mehrere Versuche blieben erfolglos einen Vater zu interviewen, der seine Tochter nicht besuchte. Auf vorsichtiges Anfragen bei dessen Ehefrau, was denn der Grund dafür sein könnte, meinte sie, sie könne sich vorstellen, dass er nicht mit ansehen könne, wie seine Tochter nicht um ihr Leben kämpft.

Vielleicht halten manche das Leiden nicht aus, vielleicht auch nicht den Anblick des Familienmitglieds, wenn es entstellt ist. Möglicherweise wird manchen Personen der Besuch verboten, um das kranke Familienmitglied oder sich selbst zu schützen. Vielleicht schützen sie damit jemand anderen, wie in dieser Studie eine Frau es tat, die aufgrund ihrer Schwangerschaft nicht auf die Intensivstation ging. Manche sprechen sich vielleicht gegenseitig Besuchsverbote aus. Und manchen, die alleine verantwortlich sind, wird es auf Dauer zu viel.

4.2

PRAKTISCHE IMPLIKATIONEN

Im folgenden Abschnitt werden die Ergebnisse in Hinblick auf die Bedeutung für die Praxis beleuchtet. Zuerst, dass sich auf Angehörige beziehen heißt, sie in mehreren Rollen wahrzunehmen. Dann werden die verschiedenen Akteurs-Ebenen und deren Aufgaben in Bezug auf Angehörige auf Intensivstationen dargelegt.

4.2.1

ANGEHÖRIGE SIND „MEHRERE"

Jegliche körperliche, soziale und psychische Befindlichkeit eines Familienmitglieds steht in wechselseitiger Abhängigkeit vom familiären System. Die Erkrankung eines Familienmitglieds kann somit zur erheblichen Destabilisierung des familiären Systems beitragen (Friedemann, 1996). In diesem Sinne kann man davon ausgehen, dass von Krankheit nicht nur die einzelne Person sondern stets die ganze Familie betroffen ist und dass „krank sein" nicht nur die Bedürfnisse der kranken Menschen sondern die der ganzen Familie verändert (Schnepp, 2002b, S. 11). Sich auf Intensivstationen in der Arbeitspraxis auf Angehörige zu beziehen, bedeutet aber auch zu verstehen und anzuerkennen, dass Angehörige von Intensivpatienten und -patientinnen auf mehrfache Weise „Beteiligte" sind. Sie sind Angehörige eines kranken Familienmitglieds, sie sind Individuen, die als Personen eigene Bedürfnisse haben und sie sind Teil eines größeren familiären Systems. Dies hat zur Folge, dass sich die Bedürfnisse, die Angehörige haben, unter dem Gesichtspunkt der jeweiligen Rolle verschieden darstellen.

Angehörige sind Angehörige eines kranken Menschen

Der Aufenthalt eines Familienmitglieds auf der Intensivstation verändert die Bedürfnisse der Angehörigen, welche ganz stark an den Bedürfnissen des kranken Familienmitglieds ausgerichtet sind. Angehörige sind da, damit sie ihren Beitrag leisten können und damit sie sehen wie es ihrem kranken Familienmitglied geht. Sie brauchen beständige und verständliche Informationen über die Veränderung des gesundheitlichen Zustands damit sie die Hoffnung wahren können. Sie brauchen die Gewissheit, dass ihre Lieben die bestmögliche Pflege erhalten und dass sie auf der Intensivstation sicher sind. Dabei ist ihre Anteilnahme am Prozess der Pflege sehr wichtig, damit sie ihre Rolle als sorgendes Familienmitglied gut ausfüllen können.

Angehörige sind Personen mit eigenen Bedürfnissen

Angehörige sind Personen mit eigenen Bedürfnissen und obwohl diese Rolle während des ganzen Prozesses eindeutig zurückgestellt wird, ist sie vorhanden. Sie ertragen die Zeit und achten wenig auf sich selber. Dies kann zu teilweise starken Belastungen führen. Pflegende können zwar nicht verhindern, dass Angehörige vitale bedrohliche Erfahrungen machen, sie können ihnen aber helfen, diese Erfahrungen zu mildern und sie auch dabei unterstützen. Man kann ihnen helfen, diese Situation besser zu ertragen und auch kleine Gesten tragen dazu bei, ihnen zu zeigen, dass man sich um sie sorgt. Sie sind überrascht, wenn man sie fragt, wie es ihnen im Moment geht, weil dies für sie zweitrangig ist. Es hilft ihnen, wenn man sie als Menschen mit Bedürfnissen wahrnimmt und wenn man ihnen Hilfen zur Bewältigung der Situation anbietet. Dabei gilt es vor allem, jene im Auge zu haben, die keine Familie im Hintergrund haben und die Sorgeaufgabe alleine erledigen müssen und auch auf ältere Angehörige besonders zu achten.

Angehörige sind Teil eines größeren familiären Systems

Das Erleben von Krankheit wird von allen Personen geteilt und die Auswirkungen, wenn ein Familienmitglied auf der Intensivstation liegt, sind somit für alle spürbar. Angehörige sind Teil eines größeren familiären Systems, was bedeutet, dass sie Verantwortungen gegenüber anderen und andere Verantwortung ihnen gegenüber haben. Die Situation zu bewältigen resultiert aus einer Anstrengung der gemeinsamen Krankheitsbewältigung. Sie sorgen sich um ihr krankes Familienmitglied und auch um andere Personen. Dies wird besonders bei Familien mit kleinen Kindern deutlich, aber auch in Familien, in denen der gesunde Partner nicht mehr selbständig ist. Auf dieser Ebene ist die Intervention am schwierigsten, weil sie vom Krankenbett und von den Pflegenden am weitesten entfernt ist. Vor allem ist es wichtig, die Perspektive vom Individuum auf die Familie zu legen und anzuerkennen, dass Krankheitserleben immer geteiltes Erleben ist.

Alle drei genannten Aspekte lösen Handlungen aus, die nicht nur auf pflegerische Interventionen beschränkt sind, sondern mehrere Ebenen mit einbeziehen. Damit sind die Ebenen der (Angehörigen-)Politik und der pflegerischen Ausbildung, der Organisation Krankenhaus und der Intensivstation sowie der einzelnen Pflegeperson gemeint. Dies soll in folgender Tabelle übersichtsmäßig dargestellt werden:

	Politik und Ausbildung	Organisation	Person
Angehörige als Angehörige eines kranken Menschen	Rechte der Angehörigen fixieren und sie im Rahmen der Rechte der Patienten reflektieren Informationspolitik regeln	Angepasste Besuchsregelung und Informationspolitik Partizipative Modelle der Angehörigenintegration Übergänge organisieren Angehörigeninitiativen „entindividualisieren"	Vertrauen schaffen Nähe zum Angehörigen zulassen
Angehörige als Person	Curriculare Bezugnahme in grundständigen und spezialisierten Ausbildungen	Belastungen wahrnehmen Räumliche Strukturen zur Verfügung stellen	Die Zeit verschönern und beim Ertragen unterstützen Familiäre Hilfen zulassen und externe Hilfen anbieten Wertschätzende Kommunikation
Angehörige als Teil eines größeren Systems	Curriculare Bezugnahme in grundständigen und spezialisierten Ausbildungen auf die „Systemebene" der Familie	Anerkennen von Krankheit als familiäre Erfahrung Angepasste Besuchsregelung	Anerkennen von Krankheit als familiäre Erfahrung Besonders auf ältere Angehörige und deren Kinder und auf junge Familien sowie auf „einzelne" Personen achten

Abb. 4: Dimensionen der praktischen Implikationen

4.2.2

EBENE DER POLITIK UND DER AUSBILDUNG

Angesichts der Bedeutung der Angehörigen für die Patienten und Patientinnen sowie deren mögliche Belastungen ist es eine Verpflichtung sich auf Angehörige auch von politischer Seite her zu beziehen. Der Stärkung der Angehörigen wurde in einigen europäischen Ländern Rechnung getragen, wo es festgeschriebene legislative Bemühungen gibt, deren Situation zu verbessern. (Department of Health, The Norwegian Patient Rights Act, The National Swedish Board of Health and Welfare, Deutsche Stiftung Pflege). Angehörige müssen endlich als Gruppe von Personen verstanden werden, die ebenfalls von Krankheit betroffen ist und deren Situation sich dadurch massiv verändern kann.

Mit den Worten Litmans (1974) gesprochen ist die Familie die Grundeinheit der Pflege, weil sie es ist, die den sozialen Kontext kreiert, in dem die meisten Krankheiten auftreten und bewältigt werden. Sich vertieft mit diesem Kontext auseinanderzusetzten muss Teil der Pflege sein, wenn sie ihre Aufgabe darin sieht, Personen bei der Bewältigung von Krankheit zu helfen. Das muss auch curriculäre Entsprechungen nach sich ziehen, indem das Augenmerk in der Grundausbildung der Pflege mehr auf die Familie, in welcher Krankheit bewältigt wird, gelegt wird. „Familienorientierung", vor allem im stationären Bereich, ist in der Pflegeausbildung bisher wenig Aufmerksamkeit geschenkt worden. Das ist mit ein Grund, warum es Pflegenden häufig schwer fällt, Angehörige von Intensivpatienten und -patientinnen als eine relevante Gruppen zu identifizieren, deren Bedürfniserfüllung eine Aufgabe der Pflege darstellt.

Familie in die Ausbildung zu bringen gilt auch für eine etwaige Spezialisierung ("Advanced Nurse Practionieres" oder „Clinical Nurse Specialists") in den Bereichen der Intensivpflege, deren Implementierungen zumindest in Österreich derzeit stark diskutiert werden. Hier ist unbedingt darauf zu achten, Spezialwissen nicht nur im Bereich der medizinisch-technischen Herausforderungen sondern auch im Bereich des Umgangs mit Familien zu entwickeln und zu fördern. Familienintegration in die Pflege muss hier Thema werden. Familiengesundheit muss über Settings-Grenzen der ambulanten Pflege breiter angedacht werden, curricular Überlegungen hierfür liegen bereits vor (ÖRK, 2007).

Auf der Ebene der Politik bzw. der rechtlichen Ebene muss auch das Thema der Information der Angehörigen geregelt werden, da es häufig die auf die geltende Rechtslage bezogenen Argumente sind, die einer bedürfnisgerechten, d.h. regelmäßigen und verständlichen Information der Angehörigen im Wege stehen. Jede Berufsgruppe darf nur darüber Auskunft geben, was ihren eigenen Zuständigkeitsbereich betrifft, aber nicht darüber hinaus. Dabei nehmen Pflegende häufig selbst wahr, wie unangenehm es ist, wenn sie von einem Angehörigen um Auskunft gebeten werden, aber diese nicht geben können, weil sie selbst sehr klar zwischen ärztlichen und pflegerischen Informationen unterscheiden (Kuhlmann, 2004). Es zeigt sich aber, dass es für Angehörige wichtig ist, dass sie nicht dauernd nachfragen und nach Informationen suchen müssen (Mendonca & Warren, 1998; Norris & Grove, 1986). Sie selber unterscheiden im Gegensatz zu den beruflichen Helfern und Helferinnen auch nicht in Fragen, die an die Ärzte und Ärztinnen oder an die Pflegenden gerichtet werden (Kuhlmann, 2004) was auch in dieser Studie deutlich wird. Angehörige geraten somit häufig in rechtliche Mühlen, aus denen sie selbst nicht herauskommen. Nicht oder nur unzureichend informiert zu werden ist folglich häufig eine Konsequenz berufspolitischer Diskussionen, in denen Verantwortungen hin und hergeschoben werden (Zaforteza, et al., 2005).

4.2.3

EBENE DER ORGANISATION

Die Ergebnisse zeigen zu einem großen Teil Bewältigungsstrategien, die von den Rahmenbedingungen der Organisation Krankenhaus beeinflusst werden. Die Besuchsregelung ist die zentralste davon und der größte Schnittpunkt zwischen Angehörigen, Pflegenden und der Organisation Krankenhaus. Die Organisation Krankenhaus als System folgt eigenen Regeln und Bedürfnissen, die wie gesagt – die eigenen sind. Angehörige sind dabei im Gegensatz zu den Patienten und Patientinnen häufig keine signifikante Umwelt für das System, manchmal stören sie sogar den reibungslosen Ablauf. So tendiert ein großer Player in der Versorgungslandschaft Österreichs wieder dazu, die Anwesenheit Angehöriger im Krankenhaus zu beschränken, weil sie im Widerspruch zum Bedürfnis der Patienten und Patientinnen nach Ruhe und Genesung steht. Krankenhäuser müssen sich die Frage stellen, welches Pflegeverständnis sie haben und wo darin die Angehörigen eingebettet sind. Eine Veränderung wird nur gelingen, wenn sich die Organisation in ihrem Pflegeverständnis dazu bekennt, dass Angehörige ein wichtiger Teil der Pflege sind weil sie zum Patienten gehören. Die oben erwähnte „Stiftung Pflege" verfolgt beispielsweise das Ziel, jene Intensivstation, welche Angehörige willkommen heißen, das heißt vor allem, offene Besuchszeiten haben, mit einem nach außen hin deutlich sichtbaren „Zertifkat" zu versehen. Diese Initiative orientiert sich auch an den Rechten der Intensivpatienten und -patientinnen, wie sie von der Stiftung Pflege in Anlehnung an die „Charta der hilfs- und pflegebedürftigen Menschen" formuliert wurden (Runder Tisch Pflege 2005, www.dza.de).

Angesicht der Studienergebnisse und der gesamten Literatur lässt sich diesbezüglich sagen, dass eine möglichst offene Besuchsregelung im zeitlichen Sinn auf den Intensivstationen gefordert werden sollte und dass zeitliche rigide Regelungen sachlich durch nichts zu rechtfertigen sind. Das bedeutet nicht, dass die Intensivstation immer offen sein muss. Angehörige wollen, dass ihr Familienmitglied die beste Pflege erhält was auch Phasen von Ruhe und Schutz bedeutet. Je verletzlicher das kranke Familienmitglied ist, desto mehr sind andere Personen, die nicht zum Kern der Familie gehören, unerwünscht. Dem wird in den Besuchsregelungen häufig Rechnung getragen was auch meistens im Sinne der Angehörigen ist. Es empfiehlt sich generell eine Abstimmung mit den engsten Familienmitgliedern, wer Zugang haben soll und wer nicht.

Es zeigt sich aber auch, dass das Erleben von Angehörigen in puncto Besuch sehr ambivalent ist, weil es Regeln gibt, die gleichzeitig viel Aushandlungspotenzial haben und sehr von der jeweiligen Person abhängen mit der sie es gerade zu tun haben. Wie sehr sich Pflegende auf Angehörige beziehen ist deshalb häufig eine Frage der persönlichen Haltung oder Einstellung der jeweiligen Person. Viele Angehörige fühlen sich von den Pflegenden sehr unterstützt, andererseits gibt es einzelne, von denen sie keinerlei Unterstützung erfahren, wo sie sich sogar als „unerwünscht" wahrnehmen. Sehr viele Pflegende wiederum haben das Bedürfnis, mehr für Angehörige zu tun, weil sie Angehörige einfach für wichtig halten. Das ambivalente Erleben zeigt sich also auch darin, dass viele Pflegende auf der Intensivstation für Angehörige mehr tun wollen als sie können und als es der Rahmen der Organisation zulässt. Für die Organisation heißt dies, die „Familienorientierung", die täglich stattfindet, aus dem Status des Impliziten, Persönlichen, individuell von Pflegenden Gestalteten herauszulösen und einen organisatorischen Rahmen dafür zu entwickeln, weil es auch viele Pflegende gibt, die „Familienorientierung" nebenbei machen, ohne dass es ein Anliegen der Organisation ist.

Dabei ist zu bedenken, dass ein familienorientierter Ansatz nicht verordnet werden kann. Es gibt viele Pflegende, in deren Alltag der Patient – ohne Angehörige – im Mittelpunkt steht. Bei einem familienorientierten Ansatz auf den Abteilungen ist es wichtig, dass auch den Bedürfnissen dieser Pflegenden entsprochen wird, weil für viele die Integrationen von Angehörigen bedeutet, dass sie sich ungewollt preisgeben, dass jemand da ist, der ihnen beim Arbeiten zusieht, dass Angehörige einfach andauernd zugegen sind, was sie dazu zwingt, „in der Öffentlichkeit zu pflegen" (Kean, 2008, S. 253). Authentische und nachhaltige Verbesserungen können nur gelingen, wenn alle Mitarbeiter und Mitarbeiterinnen in den Veränderungsprozess mit einbezogen werden, obwohl in der Regel die Initiativen zu Veränderung ohnedies von den Mitarbeitern und Mitarbeiterinnen selbst ausgehen bzw. ein familienorientiert Ansatz von vielen Einzelpersonen gelebt wird.

Für diejenigen Angehörigen, die nicht von der Seite weichen wollen und die über eine lange Zeit im Krankenhaus weilen, bedeutet dies auch, den Aufenthalt „gemütlich" und kompatibel mit anderen Verpflichtungen, die sie haben, zu machen. Das bedeutet für die Organisation Krankenhaus nicht zwangsläufig, in große bauliche Maßnahmen zu investieren. Angehörige stufen das Bedürfnis nach eigenem Komfort als nicht besonders wichtig ein, gleichzeitig signalisiert man mit angenehmen Warteräumen, dass Angehörige willkommen sind. Sehr wichtig ist, dass sie in der Nähe sein können, was bedeutet, dass Warteräume in der Nähe der Intensivstation sein müssen und nicht weit abseits liegen. Bauliche Strukturen können aber auch bedeuten, sich auf Kinder zu beziehen und Warteräume für Kinder angenehmer zu gestalten, sodass diejenigen, die das wollen oder vielleicht müssen, ihre Kinder auch mitnehmen können. Wenn dies für Möbelhäuser möglich ist, wird es auch irgendwann vielleicht in den Krankenhäusern möglich sein, dass Eltern, die ihre Kinder nicht mit auf die Intensivstation nehmen wollen, diese vorübergehend in einer beaufsichtigten kindgerechten Umgebung abgeben können.

Neben der Besuchsregelung ist die Informationspolitik der zweite organisationsbezogene Punkt, wie sich die Organisation Krankenhaus auf Angehörige bezieht.

Angehörige erleben auch hier, dass das „Auskunft geben" sehr unterschiedlich gehandhabt wird. Eine offensivere Informationspolitik, bei der auf die Angehörigen zugegangen wird, ein tägliches „Update" nach dem Motto, „Haben Sie noch weitere Fragen, möchten Sie noch irgendetwas wissen?" wäre sinnvoll. Der Organisationsbeitrag bezieht sich auf das Bereitstellen eines Rahmens, in dem es möglich ist, zumindest einmal täglich verständliche Information zu erhalten. Offensiv kann auch bedeuten, dass Vereinbarungen getroffen werden wer Auskunft erhält und zu welchen Zeitpunkten es günstig ist, damit es mit dem Arbeitsablauf auf der Intensivstation gut zu vereinbaren ist. Durch eine offensive Informationspolitik entsteht auch Vertrauen. Durch Vertrauen in die informationsgebenden Personen kann auch das Gefühl der Unsicherheit reduziert werden (Mitchell, et al., 2003). Auch „Angehörigenbroschüren" mögen im Rahmen der Informationspolitik ihren Platz finden um räumliche Strukturen, Abläufe und Personen näher zu bringen (Azoulay, et al., 2002). Hier sind der Kreativität keinerlei Grenzen gesetzt, wenn man sich vor Augen hält, wie zentral Information für Angehörige ist.

Die beruflichen Helfer und Helferinnen müssen auch damit umgehen lernen, dass Angehörige zunehmend aufgeklärter und wissender werden, weil durch Medien, vornehmlich das Internet, die Informationen viel leichter zugänglich werden. Das entbindet aber niemanden davon, Informationen persönlich zu geben, weil sie kontextgebunden sind und Informationen aus den Medien leicht zu Fehlleitungen führen können. Im Extremfall können sie falsche Erwartungen hervorrufen, woran „Soap Operas" oder Ärzteserien ihren Beitrag dazu leisten (Casarett, Fishman, MacMoran, Pickard, & Asch, 2005).

Angehörige, die vor die Tatsache gestellt werden, plötzlich Entscheidungen über Behandlungen treffen zu müssen, welche fast immer mit Entscheidungen am Lebensende verbunden sind, sind damit heillos überfordert. Es zeigt sich, dass sie diese aufgebürdete Verantwortung gerne mit anderen Familienmitgliedern teilen möchten, wenngleich sie Entscheidungen, zum Beispiel Maschine abdrehen oder nicht, häufig alleine fällen müssen. In der Literatur werden Modelle diskutiert, wie medizinische Entscheidungen unter Einbeziehung der betroffenen Personen gefällt werden. Es zeigt sich, dass der Schwenk von „paternalistischen Entscheidungen" hin zu „autonomen Entscheidungen" nicht der Königsweg sein kann, fühlen sie sich damit doch oft alleine gelassen. Autonom entscheiden müssen überforderte Angehörige häufig. Sie brauchen Unterstützung bei der Entscheidung, was wiederum voraussetzt, dass es eine organisierte Form der Entscheidungshilfe gibt, um schließlich dialogische Entscheidungen treffen zu können.

Obwohl die Transferierung als Signal der Besserung des Gesundheitszustandes gedeutet wird, ist sie für Angehörige oft schwierig. Angehörige sind gewohnt, dass ihr Familienmitglied sehr engmaschig kontrolliert wird, das Monitoring gibt Sicherheit und die Intensivstation ist häufig, was die Betreuung angeht, der Maßstab, an dem die Betreuung auf der Normalstation gemessen wird. Sich von der Intensivstation zu lösen, fällt deshalb oft sehr schwer und wird als Bruch der Sicherheit erlebt. Die Aufgabe der Intensivstation ist dabei, die Angehörigen über Transferpläne einzuweihen und sie darauf vorzubereiten. Das Zugehen auf die Angehörigen in dieser Phase ist dabei sehr wichtig. Die Angehörigen darauf vorzubereiten, ihnen Aufwiedersehen zu sagen und sie auf der Normalstation willkommen zu heißen, wäre eine wichtige Maßnahme, um Vertrauen zu schaffen. Die Aufgabe dieser „Liaison" bei der Nahtstelle Intensivstation/Normalstation kann eine Pflegeperson auf der Normalstation übernehmen, um die Kluft und die damit verbundenen Unsicherheiten zu überbrücken.

Die Situation der Angehörigen zu erfassen geht oft nicht nebenbei. Es gibt eine Reihe von pflegerischen Erhebungs-Instrumenten, die sich auf Angehörige beziehen, oder in denen Angehörige zumindest partiell in Erscheinung treten. Gleichwohl gibt es andere Möglichkeiten, in denen die Situation Angehöriger erhoben werden kann, wie beispielsweise kurze Familieninterviews. Besonders dieses findet breiten Einsatz, bedarf aber auch eines geschulten Umgangs damit. Sonst lässt sich auch kaum die Situation von „speziellen Gruppen" erheben wie ältere Angehörige, deren Gesundheit sich verschlechtert oder die keine Zeit haben, den Kühlschrank aufzufüllen, oder junge Angehörige, die sich um ihre eigene Familie und das gesunde Elternteil kümmern müssen wie auch alleinstehende Personen, die niemanden haben, mit dem sie ihre Sorgeverantwortung teilen können. Dies muss offen gelegt werden und kurze Familieninterviews können dies leisten und die Frage muss lauten: Kommen Sie zurecht? Wo brauchen Sie Hilfe? Voraussetzung ist, die Pflege sieht es als ihre Verantwortung an, sich auf die Familie, deren Teil der Patient ist, zu beziehen.

4.2.4

EBENE DER HANDELNDEN PERSONEN

Es liegt auch zu einem großen Teil an den einzelnen Personen, wie Angehörige die Zeit auf der Intensivstation erleben. Das setzt einiges an Bewusstsein voraus. Eine Pflegende beispielsweise, die Informationen gibt, v.a. Erstinformationen, muss sich gewahr werden, dass sich die Angehörigen in einem hoch sensiblen Zustand befinden, und sich auch oft noch Monate später genau an das am Anfang Gesagte erinnern können. Die Art und Weise, wie Informationen gegeben werden, sollte ausdrücken, dass der Übermittler sich über die Bedeutung der Nachricht für den Empfänger voll bewusst ist und mitfühlt, welche Bedrohung für das Leben damit verbunden sein kann. Nachdem Angehörige den vollen Umfang am Beginn oft nicht erfassen können, müssen die Informationen sehr klar und präzise und auf ein verständliches Maß begrenzt sein. Häufig genügt das Wort „stabil" damit sie beruhigt sind und hoffen können.

Es muss noch einmal deutlich gemacht werden, dass Angehörige die meiste Unterstützung in der Familie selbst erhalten. Man kann sie daher stets fragen, ob sie jemanden aus der Familie anrufen wollen, der sie unterstützt. Trotzdem sollte man den Angehörigen anbieten über die Ereignisse zu reden auch wenn sie es ausschlagen. Für viele Angehörige sind Beziehungsangebote seitens der Pflege sehr wichtig, nämlich gerade der Pflegepersonen, weil sie es sind, die den Großteil des Tages am Bett des kranken Familienmitglieds stehen.

Hoffnung kann aber auch sehr leicht bedroht werden, beispielsweise wenn „prophylaktisch" spirituelle Dienste wie eine Krankensalbung angeboten werden. Gerade wenn Angehörige sehr plötzlich mit der Einlieferung auf die Intensivstation konfrontiert sind, kann dies als Signal interpretiert werden, dass das Familienmitglied nicht überleben wird. Angehörige wollen in dieser Situation die Hoffnung haben, dass ihr Familienmitglied überleben wird und sie wollen es vor allem sehen.

Das Sehen bedeutet auch, sie auf diesen „Erstkontakt" vorzubereiten. Das bedeutet den Angehörigen auch zu sagen, auf welchen Anblick sie sich einstellen müssen. Für viele Angehörige ist der entstelle Körper des kranken Familienmitglieds eine Situation mit der sie nur sehr schwer umgehen können. Den Körper damit zu vergleichen, wie er vorher ausgesehen hat, kann sehr angsteinflößend sein (Corbin, 2003). Somit ist es nur verständlich, wenn Familienmitglieder wortwörtlich Berührungsängste haben und nur daneben stehen. Ähnlich verhält es sich auch, wenn das kranke Familienmitglied verwirrt ist. Auch wenn es eine Rationale gibt, die ihnen sagt, dass der Zustand nur vorübergehend ist, verletzt es Angehörige häufig sehr, wenn sie von ihrem kranken

Familienmitglied nicht erkannt, ignoriert oder gar beschimpft werden. Man muss Angehörige dabei unterstützen, dass sie sich trauen, das Familienmitglied zu berühren
und ihnen immer und immer wieder versichern, dass beispielsweise ein Durchgangssyndrom nur vorübergehend ist und sie die Reaktionen keinesfalls persönlich nehmen
dürfen. Viele Angehörige stehen am Bett und tun ganz automatisch das aus ihrer Sicht
Richtige. Es muss aber auch noch einmal darauf hingewiesen werden, dass viele nicht
automatisch wissen, was ihr Beitrag sein kann und womit sie ihr krankes Familienmitglied unterstützen können. Viele trauen sich gar nicht erst hinzugreifen. Sie brauchen
Informationen, wie sie ihrem kranken Familienmitgliedern am besten helfen können
und dass sie keine Angst vor einer Berührung haben müssen.

Angehörige wollen darauf vertrauen können, dass ihre Lieben in guten Händen sind.
Es lässt sich auf eine einfache Formel bringen: Je weniger Vertrauen, desto mehr Angst
und desto mehr Kontrolle und Schützen! Was Vertrauen schafft, ist natürlich ein professioneller Umgang mit dem Kranken, sodass Angehörige erkennen können, dass nicht
nur fachliche Expertise sondern ein würdevoller Umgang mit dem kranken Familienmitglied gewährleistet ist. Vertrauen schafft aber auch ein professioneller Umgang mit
ihnen selbst. Hier ist die Kommunikation ein Zauberwort, das als Grundauftrag an alle
Personen zu verstehen ist. Man kann es nicht oft genug und deutlich genug sagen dass
Angehörige wertschätzen, positive Rückmeldungen geben, sie motivieren, weiter zu
machen und sie zu ermutigen wichtige Maßnahmen seitens der Pflege sind.

Obwohl auf Intensivstationen häufig nicht die Zeit zum „mit den Angehörigen einfach
reden" besteht weil es genug „Arbeit" gibt, muss gerade eben das Reden als wichtiger
Aspekt der Pflege und als „Arbeit" angesehen werden. Sich als Gesprächspartner anzu-
bieten ist eine essentielle Intervention die nicht nur von Personen mit speziellen Kennt-
nissen sondern von jeder Pflegeperson und Angehörigen anderer Berufsgruppen erfüllt
werden kann, die aber nicht so „nebenbei" geht. Kommunikative Kompetenz ist eine
zentrale Forderung im Umgang mit Angehörigen. Dies schließt aber nicht aus, dass
es nicht Spezialisten oder Spezialistinnen fürs „Reden" geben kann, besonders wenn
es schwierige Gesprächssituationen sind. Es gibt auf den Stationen meisten Personen,
denen das Reden mit Angehörigen mehr liegt als anderen. Dieser Schatz an Kompetenzen sollte nicht nur zum Wohle der Angehörigen sondern auch zur Wertschätzung
und Gratifikation der Mitarbeiter und Mitarbeiterinnen gehoben werden.

Angehörige brauchen Routinen und Rituale um sich orientieren zu können. Die Schwel-
lenangst vor der Intensivstation als bedrohlichen Ort fällt normalerweise sehr rasch und
von alleine. Erklärungen über die Station und über das Gesehene leisten aber trotzdem
einen wichtigen Beitrag, damit sich Angehörige rasch an die Intensivstation gewöhnen
können. Auch wenn sich Angehörige an die Situation gewöhnen, so ist Unsicherheit
dauernd da. Die Normalität und die Vertrautheit entstehen durch immer wiederkeh-
rende Rituale. Eine Abweichung ist für die Angehörigen schwer zu verkraften. Wenn
Angehörige aus dem Zimmer geschickt werden, um draußen zu warten, ist es enorm
wichtig, nicht auf sie zu vergessen. Wenn der Patient zu einer Untersuchung gebracht
wird, muss das den Angehörigen vorher kommuniziert werden. Der plötzliche Anblick

des leeren Platzes, wenn Angehörige die Station betreten, kann starke Ängste auslösen. Angehörigen soll auf jeden Fall auch die Möglichkeit eingeräumt werden, kurz bevor sie zu Besuch kommen anrufen zu können. Wie schon erwähnt ist die Zeit, bevor sie die Station betreten am schwersten, weil sie nicht wissen wie es dem Familienmitglied heute geht und ein kurzes Up-date erleichtert hier einiges.

4.3

Grenzen der Studie und weiterer Ausblick auf Forschung

Die Grenzen von Studien werden häufig daran diskutiert, dass die Ergebnisse nicht repräsentativ seien, was auch in qualitativer Forschung vorkommt (Hughes, et al., 2005; Plakas, et al., 2009). In Grounded Theory Studien ist, wie in allen qualitativen Studien die Repräsentativität als solches kein Kriterium sondern die Repräsentativität der Konzepte in ihren variierenden Formen (Corbin & Strauss, 1993, S. 159). Dabei ist mehr die Frage der „Sättigung" dieser Konzepte vordergründig. Ob die Arbeit als theoretisch gesättigt gilt, ist nicht leicht zu beurteilen. Hinsichtlich des Kriteriums „Es kommt nichts Neues" und der zufriedenstellenden Ausarbeitung der Kategorien ist dies zutreffend. Allerdings angesichts der Vielfältigkeit empirischer Vorkommnisse bezogen auf theoretische Überlegungen in der Ausarbeitung der Grounded Theory kann dies angezweifelt werden.

Eine Grenze der Studie ist es auf jeden Fall, dass spezifische Krankheitsbilder gar nicht berücksichtigt wurden. Besonders jene, die mit Eintritt in die Pflegebedürftigkeit verbunden sind, vor allem bei Schädel-Hirn traumatisierten bzw. wachkomatösen Menschen wurden nicht behandelt. Hierzu liegen viele Studien vor (Bond, et al., 2003; Horn, 2002, 2008; Lam & Beaulieu, 2004; Verhaeghe, et al., 2005a; Verhaeghe, et al., 2010a, 2010b; Verhaeghe, et al., 2007a, 2007b). Allerdings wurden einige Arbeiten im Zuge des fortgeschrittenen axialen Kodierens als Vergleich herangezogen und darauf Bezug genommen. Es bleibt offen, ob der Kontext des plötzlichen Hereinbrechens der Krankheit die Besonderheit mancher akuter Geschehnisse, welche hier nicht untersucht wurden, ausreichend abbildet.

Methodisch betrachtet hätten Beobachtungen an manchen Stellen zu einem noch reicheren Ergebnis beigetragen. Dies sei zukünftigen Untersuchungen vorbehalten. Die Perspektive auf Angehörige zu lenken heißt auch, gewisse andere Aspekte auszuklammern. Beispielsweise lässt sich nichts darüber aussagen, wie Angehörige Unsicherheiten und informelle Situationen wie implizite Besuchsregelungen in der direkten Interaktion verhandeln und was dabei der Beitrag der Angehörigen ist und was jener der Pflegenden.

In der Untersuchung wurden verschiedene intervenierende Bedingungen untersucht, um die beschriebenen Phänomene in ihren verschiedenen Ausprägungen darzustellen. Der gesellschaftliche und kulturelle Umgang mit Krankheit zeigt, dass individualistische und kollektivistische Gesellschaftssysteme eine Rolle dahingehend spielen, wie mit der Krankheit eines Familienmitglieds umgangen wird. Die Studie sagt aber wenig über einzelne Gruppen von Angehörigen aus, beispielsweise über welche mit Migrationshintergrund. Man wird daher Gruppen ins Auge fassen müssen wie beispielweise Migranten und Migrantinnen und ihre Situation beleuchten. Was bedeutet es beispielsweise für das Familienkonzept, wenn individuelle Bedürfnisse der Kranken gegenüber kollektiven Bedürfnissen der Familie aufgewogen werden?

In Bezug auf verschiedene familiärer Konzepte zeigt sich auch, dass Familienmitglieder nicht auf die Intensivstation gelassen werden, wenn diese dem kranken Familienmitglied schaden könnten. Es stellt sich die Frage, ob Familienkonzepte durch negative Erfahrungen der Familienmitglieder untereinander längerfristig auseinanderbrechen oder ob sie es nur temporär tun? Dies wäre auch Gegenstand für weitere Forschung.

Entgegen der ursprünglichen Intention wurden im Rahmen der Forschung zwei Kinder interviewt. Dies ist eine sehr geringe Zahl, wenngleich viele Kinder über den Mund ihrer Eltern zu Wort kamen. Es muss die Position von Kindern auf Intensivstationen deutlich pointiert werden und auch aufgezeigt, welchen Beitrag sie selber leisten um zur familiären Krankheitsbewältigung beizutragen. Mit wenigen Ausnahmen gibt es diesbezüglich kaum Forschung.

Besonderer Forschungsbedarf liegt auch an Übergängen zur und von der Intensivstation oder wie Angehörige die Wiederaufnahme auf die Intensivstation erleben. Die immerwährende Unsicherheit eröffnet ein ganzes Feld an „Unsicherheitsforschung". Wie werden Notfälle wahrgenommen? Wie erleben es Angehörige, wenn sie bei einem Zwischenfall dabei sind? All dies sind Forschungen, die nicht nur Grundlagenforschungen sind, sondern Intensivstation als Teil einer Organisation berühren. Forschungen mit partizipativen Ansätzen, zum Beispiel Aktionsforschungsprojekte mit Angehörigen und Pflegenden wären hier eine sinnvolle Maßnahme, um Abteilungen dabei zu unterstützen, eine „angehörigenfreundliche" Intensivstation im Krankhaus zu etablieren und Angehörige dabei unterstützen, die Zeit auf der Intensivstation besser zu bewältigen.

Diese Studie konnte viele Fragen beantworten, einige blieben offen und viele neue können formuliert werden, was eine wichtige Perspektive eröffnet, die auch aufzeigt, dass Angehörige auf Intensivstationen von der Forschung und der Praxis weiterhin in den Blick genommen werden müssen.

LITERATUR

Adamson, H., Murgo, M., Boyle, M., Kerr, S., Crawford, M., & Elliott, D. (2004). Memories of intensive care and experiences of survivors of a critical illness: an interview study. Intensive and Critical Care Nursing, 20(5), 257-263.

Ågård, A. S., & Harder, I. (2007). Relatives' experiences in intensive care – finding a place in a world of uncertainty. Intensive and Critical Care Nursing, 23(3), 170-177.

Al-Hassan, M. A., & Hweidi, I. M. (2004). The perceived needs of Jordanian familes of hospitalized, critically ill patients. International Journal of Nursing Practice, 10, 64-71.

Annells, M. (1996). Grounded theory method: philosophical perspectives, paradigm of inquiry, and postmodernism. Qualitative Health Research, 6(3), 379-393.

Arslanian-Engoren, C., & Scott, L. D. (2003). The lived experience of survivors of prolonged mechanical ventilation: a phenomenological study. Heart & Lung: The Journal of Acute and Critical Care, 32(5), 328-334.

Åstedt-Kurki, P., & Hopia, H. (1996). The family interview: exploring experiences of family health and well-being. Journal of Advanced Nursing, 24(3), 506-511.

Åstedt-Kurki, P., Lehti, K., Paunonen, M., & Paavilainen, E. (1999). Family member as a hospital patient: sentiments and functioning of the family. International Journal of Nursing Practice, 5(3), 155-163.

Åstedt-Kurki, P., Paavilainen, E., & Lehti, K. (2001). Methodological issues in interviewing families in family nursing research. Journal of Advanced Nursing, 35(2), 288-293.

Auerbach, S. M., Kiesler, D. J., Wartella, J., Rausch, S., Ward, K. R., & Ivatury, R. (2005). Optimism, satisfaction with needs met, interpersonal perceptions of the healthcare team, and emotional distress in patients' family members during critical care hospitalization. American Journal of Critical Care, 14(3), 202-210.

Azoulay, E., Pochard, F., Chevret, S., Jourdain, M., Bornstain, C., Wernet, A., et al. (2002). Impact of a family information leaflet on effectiveness of information provided to family members of intensive care unit patients: a multicenter, prospective, randomized, controlled trial. American Journal of Respiratory and Critical Care Medicine, 165(4), 438-442.

Azoulay, E., Pochard, F., Chevret, S., Lemaire, F., Mokhtari, M., Le Gall, J., et al. (2001). Meeting the needs of intensive care unit patient families: a multicenter study. American Journal of Respiratory and Critical Care Medicine, 163(1), 135-139.

Azoulay, E., Pochard, F., Kentish-Barnes, N., Chevret, S., Aboab, J., Adrie, C., et al. (2005). Risk of post-traumatic stress symptoms in family members of intensive care unit patients. American Journal of Respiratory and Critical Care Medicine, 171(9), 987-994.

Bartholomeyczik, S., Linhard, M., Mayer, H., & Mayer, H. (2008). Lexikon der Pflegeforschung. Begriffe aus Forschung und Theorie. München, Jena: Elsevier, Urban und Fischer, Facultas.WUV.

Bause, H., & Lawin, P. (2002). Die bauliche Entwicklung von Intensivbehandlungsstationen. In P. Lawin, H. W. Opderbecke & H. P. Schuster (Hg.), Die Intensivmedizin in Deutschland. Geschichte und Entwicklung (S. 88-99). Berlin, Heidelberg: Springer Verlag.

Becker, P. H. (1993). Common pitfalls in published grounded theory research. Qualitative Health Research, 3(2), 254-260.

Benner, P., Hooper-Kyriakidis, P., & Stannard, D. (1999). Clinical Wisdom and Interventions in Critical Care: A Thinking-In-action Approach Philadelphia: Saunders.

Benzies, K. M., & Allen, M. N. (2001). Symbolic interactionism as a theoretical perspective for multiple method research. Journal of Advanced Nursing, 33(4), 541-547.

Berg, C., & Milmeister, M. (2007). Im Dialog mit den Daten das eigene Erzählen der Geschichte finden. Über die Kodierverfahren der Grounded Theory Methodologie. In G. Mey & K. Mruck (Hg.), Grounded Theory Reader. HSR-Supplement No. 19 (S. 182- 210). Köln: Zentrum für Historische Sozialforschung e.V.

Bergbom, I., & Askwall, A. (2000). The nearest and dearest: a lifeline for ICU patients. Intensive and Critical Care Nursing, 16(6), 384-395.

Besendorfer, A. (2002). Das Erleben von Patienten auf Intensivstationen – Eine qualitative Untersuchung. Pflege, 15(6), 301-308.

Bijttebier, P., Delva, D., Vanoost, S., Bobbaers, H., Lauwers, P., & Vertommen, H. (2000). Reliability and validity of the Critical Care Family Needs Intentory in a Dutch-speaking Belgian sample. Heart and Lung, 29, 278-286.

Böhm, A. (2004). Theoretisches Codieren: Textanalyse in der Grounded Theory. In U. Flick, E. von Kardoff & I. Steinke (Hg.), Qualitative Forschung. Ein Handbuch (S. 475-485). Hamburg: Rowohlt Verlag.

Bond, A. E., Draeger, C. R., Mandleco, B., & Donnelly, M. (2003). Needs of family members of patients with severe traumatic brain injury. Implications for evidence-based practice. Critical Care Nurse, 23(4), 63-72.

Bowers, B. J. (1987). Intergenerational caregiving: adult caregivers and their aging parents. ANS Advanced Nursing Science, 9(2), 20-31.

Browning, G., & Warren, N. A. (2006). Unmet needs of family members in the medical intensive care waiting room. Critical Care Nursing Quarterly, 29(1), 86-95.

Burr, G. (1998). Contextualizing critical care family needs through triangulation: an Australian study. Intensive and Critical Care Nursing, 14(4), 161-169.

Cameron, J. I., Herridge, M. S., Tansey, C. M., McAndrews, M. P., & Cheung, A. M. (2006). Well-being in informal caregivers of survivors of acute respiratory distress syndrome. Critical Care Medicine, 34(1), 81-86.

Carroll, S. M. (2004). Nonvocal ventilated patients perceptions of being understood. Western Journal of Nursing Research, 26(1), 85-103; discussion 104-112.

Casarett, D., Fishman, J. M., MacMoran, H. J., Pickard, A., & Asch, D. A. (2005). Epidemiology and prognosis of coma in daytime television dramas. British Medical Journal, 331(7531), 1537-1539.

Chan, K.-S., & Twinn, S. (2007). An analysis of the stressors and coping strategies of Chinese adults with a partner admitted to an intensive care unit in Hong Kong: an exploratory study. Journal of Clinical Nursing, 16(1), 185-193.

Charmaz, K. (2005). Grounded Theorey in the 21st Century. Applications for Advancing Social Justice Studies. In N. K. Denzin & Y. S. Lincoln (Hg.), The Sage Handbook of Qualitative Research (3 Ed., S. 507-335). New York: Sage Publications.

Chui, W. Y. Y., & Chan, S. W. C. (2007). Stress and coping of Hong Kong Chinese family members during a critical illness. Journal of Clinical Nursing, 16(2), 372-381.

Clarke, C., & Harrison, D. (2001). The needs of children visiting on adult intensive care units: a review of the literature and recommendations for practice. Journal of Advanced Nursing, 34(1), 61-68.

Corbin, J. M. (2002). Die Methode der Grounded Theory im Überblick. In D. Schäffer & G. Müller-Mundt (Hg.), Qualitative Gesundheits- und Pflegeforschung (S. 59-69). Bern, Göttingen, Toronto, Seattle: Verlag Hans Huber.

Corbin, J. M. (2003). The body in health and illness. Qualitative Health Research, 13(2), 256-267.

Corbin, J. M., & Strauss, A. L. (1993). Weiterleben lernen. Chronisch Kranke in der Familie. München [u.a.]: Piper.

Coutu-Wakulczyk, G., & Chartier, L. (1990). French validation of the critical care family needs inventory. Heart and Lung, 19(2), 192-196.

Deatrick, J. A., Knafl, K. A., & Carol, M.-M. (1999). Clarifying the Concept of Normalization. Journal of Nursing Scholarship, 31(3), 209-214.

Denzin, N. K. (2004). Symbolischer Interaktionismus. In U. Flick, E. von Kardoff & I. Steinke (Hg.), Qualitative Forschung. Ein Handbuch (3 Ed., S. 136-150). Hamburg: Rowohlt Verlag.

Denzin, N. K., & Lincoln, Y. S. (Hg.). (2005). The Sage Handbook of Qualitative Research (3 Ed.). New York: Sage Publications.

Douglas, S. L., & Daly, B. J. (2003). Caregivers of long-term ventilator patients: physical and psychological outcomes. Chest, 123(4), 1073-1081.

Draucker, C. B., Martsolf, D. S., Ross, R., & Rusk, T. B. (2007). Theoretical sampling and category development in grounded theory. Qualitative Health Research, 17(8), 1137-1148.

Eggenberger, S. K., & Nelms, T. P. (2007). Being family: the family experience when an adult member is hospitalized with a critical illness. Journal of Clinical Nursing, 16(9), 1618-1628.

Engstroem, A., & Soderberg, S. (2004). The experiences of partners of critically ill persons in an intensive care unit. Intensive and Critical Care Nursing, 20(5), 299-308.

Engstroem, A., & Soederberg, S. (2007). Receiving power through confirmation: the meaning of close relatives for people who have been critically ill. Journal of Advanced Nursing, 59(6), 569-576.

Flick, U., Von Kardoff, E., & Steinke, I. (2004). Was ist qualitative Forschung? Einleitung und Überblick. In U. Flick, E. Von Kardoff & I. Steinke (Hg.), Qualitative Forschung. Ein Handbuch (3 Ed., S. 13-29). Hamburg: Rowohlt Verlag.

Fontana, J. S. (2006). A sudden, life-threatening medical crisis: the family's perspective. ANS Advanced Nursing Science, 29(3), 222-231.

Forbat, L., & Henderson, J. (2003). „Stuck in the Middle with You": The Ethics and Process of Qualitative Research with Two People in an Intimate Relationship. Qualitative Health Research, 13(10), 1453-1462.

Fox-Wasylyshyn, S. M., El-Masri, M. M., & Williamson, K. M. (2005). Family perceptions of nurses' roles toward family members of critically ill patients: a descriptive study. Heart and Lung, 34(5), 335-344.

Freichels, T. A. (1991). Needs of family members of patients in the intensive care unit over time. Critical Care Nursing Quarterly, 14(3), 16-29.

Friedemann, M.-L. (1995). The framework of systemic organization : a conceptual approach to families and nursing. Thousand Oaks: Sage Publications.

Friedemann, M.-L. (1996). Familien- und umweltbezogene Pflege. Die Theorie des systemischen Gleichgewichts. Bern, Göttingen, Toronto, Seattle: Verlag Hans Huber.

Frisho-Lima, P., Gurman, G., Schapira, A., & Porath, A. (1994). Rationing critical care – what happens to patients who are not admitted? Theor Surg, 9(4), 208-211.

Froschauer, U., & Lueger, M. (2003). Das qualitative Interview. Zur Praxis interpretativer Analyse sozialer Systeme. Stuttgart: WUV-Universitätsverlag.

Fry, S., & Warren, N. A. (2007). Perceived needs of critical care family members: a phenomenological discourse. Critical Care Nursing Quarterly, 30(2), 181-188.

Fuhs, B. (2000). Qualitative Interviews mit Kindern. Überlegungen zu einer schwierigen Methode. In F. Heinzel (Hg.), Methoden der Kindheitsforschung. Ein Überblick über Forschungszugänge zur kindlichen Perspektive (S. 78-103). Weinheim und München: Juventa Verlag.

Glaser, B. G. (1978). Theoretical sensitivity: advances in the methodology of grounded theory. Mill Valley, Califirfornia: Sociology Press.

Glaser, B. G. (1992). Basics of grounded theory analysis. Emergence vs forcing. Mill Valley, California: Sociology Press.

Glaser, B. G., & Strauss, A. L. (1998). Grounded Theory. Strategien qualitativer Forschung. Bern, Göttingen, Toronto, Seattle: Verlag Hans Huber.

Gnass, I. (2006). Kinder als Besucher in Intensivstationen – Literaturstudie: Gezielte Interventionen unterstützen Bewältigungsarbeit. Pflege Zeitschrift, 59(7), 405-409.

Granberg, A., Engberg, I. B., & Lundberg, D. (1998). Patients' experience of being critically ill or severely injured and cared for in an intensive care unit in relation to the ICU syndrome. Part I. Intensive and Critical Care Nursing, 14(6), 294-307.

Halligan, P. (2006). Caring for patients of Islamic denomination: Critical care nurses' experiences in Saudi Arabia. Journal of Clinical Nursing, 15(12), 1565-1573.

Halm, M. A., Titler, M. G., Kleiber, C., Johnson, S. K., Montgomery, L. A., Craft, M. J., et al. (1993). Behavioral responses of family members during critical illness. Clinical Nursing Research, 2(4), 414-437.

Hammond, F. (1995). Involving families in care within the intensive care environment: a descriptive survey. Intensive and Critical Care Nursing, 11(5), 256-264.

Handel, G. (1996). Family Worlds and Qualitative Family Research: Emergence and Prospects of Whole-Family Methodology. In M. B. Sussman & J. F. Gilgun (Hg.), The methods and methodologies of qualitative family research (S. 335-348). New York: Haworth Press.

Harrison, L., & Nixon, G. (2002). Nursing activity in general intensive care. Journal of Clinical Nursing, 11(2), 158-167.

Heath, H. (2006). Exploring the influences and use of the literature during a grounded theory study. Journal of Research in Nursing, 11(6), 519-528.

Heidenreich, S., Keß, D., & Weiss, A. (2007). Besucher willkommen. Angehörige auf der Intensivstation. PflegenIntensiv (4), 22-27.

Helfferich, C. (2005). Die Qualität qualitativer Daten. Manual für die Durchführung qualitativer Interviews. (2 Ed.). Wiesbaden: VS Verlag für Sozialwissenschaften.

Heyland, D. K., Rocker, G. M., Dodek, P. M., Kutsogiannis, D. J., Konopad, E., Cook, D. J., et al. (2002). Family satisfaction with care in the intensive care unit: results of a multiple center study. Critical Care Medicine, 30(7), 1413-1418.

Heyland, D. K., & Tranmer, J. E. (2001). Measuring family satisfaction with care in the intensive care unit: The development of a questionnaire and preliminary results. Journal of Critical Care, 16(4), 142-149.

Holden, J., Harrison, L., & Johnson, M. (2002). Families, nurses and intensive care patients: a review of the literature. Journal of Clinical Nursing, 11(2), 140-148.

Hopf, C. (2004). Qualitative Interviews – Ein Überblick. In U. Flick, E. von Kardoff & I. Steinke (Hg.), Qualitative Forschung. Ein Handbuch (S. 349-360). Hamburg: Rowohlt Verlag.

Horn, A. (2002). Man wächst da einfach rein. In W. Schnepp (Hg.), Angehörige pflegen (S. 14-40). Bern, Göttingen, Toronto, Seattle: Verlag Hans Huber.

Horn, A. (2008). Pflegende Angehörige wachkomatöser Menschen. Bern: Verlag Hans Huber.

Hughes, F., Bryan, K., & Robbins, I. (2005). Relatives' experiences of critical care. Nursing in Critical Care, 10(1), 23-30.

Hupcey, J. E. (1998). Establishing the nurse-family relationship in the intensive care unit. Western Journal of Nursing Research, 20(2), 180-194.

Hupcey, J. E. (1999). Looking out for the patient and ourselves – the process of family integration into the ICU. Journal of Clinical Nursing, 8(3), 253-262.

Hupcey, J. E. (2000). Feeling safe: the psychosocial needs of ICU patients. Journal of Nursing Scholarship, 32(4), 361-367.

Hupcey, J. E. (2001). The meaning of social support for the critically ill patient. Intensive and Critical Care Nursing, 17(4), 206-212.

Hupcey, J. E., & Penrod, J. (2000). Going it alone: the experiences of spouses of critically ill patients. Dimensions of Critical Care Nursing, 19(3), 44-49.

Hupcey, J. E., & Zimmerman, H. E. (2000). The need to know: experiences of critically ill patients. American Journal of Critical Care, 9(3), 192-198.

Im, K., Belle, S. H., Schulz, R., Mendelsohn, A. B., & Chelluri, L. (2004). Prevalence and outcomes of caregiving after prolonged (> or =48 hours) mechanical ventilation in the ICU. Chest, 125(2), 597-606.

Ingersoll, G. L., McIntosh, E., & Williams, M. (2000). Nurse-sensitive outcomes of advanced practice. Journal of Advanced Nursing, 32(5), 1272-1281.

Jamerson, P. A., Scheibmeir, M., Bott, M. J., Crighton, F., Hinton, R. H., & Cobb, A. K. (1996). The experiences of families with a relative in the intensive care unit. Heart and Lung, 25(6), 467-474.

Johansson, I., Fridlund, B., & Hildingh, C. (2004). Coping strategies of relatives when an adult next-of-kin is recovering at home following critical illness. Intensive and Critical Care Nursing, 20(5), 281-291.

Johansson, I., Fridlund, B., & Hildingh, C. (2005). What is supportive when an adult next-of-kin is in critical care? Nursing in Critical Care, 10(6), 289-298.

Johansson, I., Hildingh, C., & Fridlund, B. (2002). Coping strategies when an adult next-of-kin/close friend is in critical care: a grounded theory analysis. Intensive and Critical Care Nursing, 18(2), 96-108.

Johansson, I., Hildingh, C., Wenneberg, S., Fridlund, B., & Ahlstrom, G. (2006). Theoretical model of coping among relatives of patients in intensive care units: a simultaneous concept analysis. Journal of Advanced Nursing, 56(5), 463-471.

Johnson, D., Wilson, M., Cavanaugh, B., Bryden, C., Gudmundson, D., & Moodley, O. (1998). Measuring the ability to meet family needs in an intensive care unit. Critical Care Medicine, 26(2), 266-271.

Johnson, M. E., & Delaney, K. R. (2006). Keeping the unit safe: a grounded theory study. Journal of the American Psychiatric Nurses Association, 12(1), 13-21.

Johnson, S. K., Craft, M., Titler, M., Halm, M., Kleiber, C., Montgomery, L. A., et al. (1995). Perceived changes in adult family members' roles and responsibilities during critical illness. Image: Journal of Nursing Scholarship, 27(3), 238-243.

Kallmeyer, W., & Schütze, F. (1976). Konversationsanalyse Studium Linguistik, S. 1-28.

Kean, S. (2001). Familien auf Intensivstationen. Eine Diskussion ausgesuchter Forschungsergebnisse und deren Implikationen für die Praxis. In M. Gehring, S. Kean, M. Hackmann & A. Büscher (Hg.), Familienbezogene Pflege (S. 112-142). Bern, Göttingen, Toronto, Seattle: Verlag Hans Huber.

Kean, S. (2008). The Emergence of Negotiated Family Care in Intensive Care., Unpublished Ph.D. Thesis. University of Edingburgh, Edinburgh.

Kean, S. (2009). Children and young people's strategies to access information during a family member's critical illness. Journal of Clinical Nursing, 19(1-2), 266-274.

Kelle, U. (1994). Empirisch begründete Theoriebildung. Zur Logik und Methodologie interpretativer Sozialforschung. Weinheim: Deutscher Studienverlag.

Klunklin, A., & Greenwood, J. (2006). Symbolic Interactionism in Grounded Theory Studies: Women Surviving With HIV/AIDS in Rural Northern Thailand. Journal of the Association of Nurses in AIDS care, 17(5), 32-41.

Knutsson, S., Samuelsson, I. P., Hellstrom, A. L., & Bergbom, I. (2008). Children's experiences of visiting a seriously ill/injured relative on an adult intensive care unit. Journal of Advanced Nursing, 61(2), 154-162.

Knutsson, S. E., & Bergbom, I. L. (2007). Custodians' viewpoints and experiences from their child's visit to an ill or injured nearest being cared for at an adult intensive care unit. Journal of Clinical Nursing, 16(2), 362-371.

Knutsson, S. E., Otterberg, C. L., & Bergbom, I. L. (2004). Visits of children to patients being cared for in adult ICUs: policies, guidelines and recommendations. Intensive and Critical Care Nursing, 20(5), 264-274.

Kuckartz, U. (2007). Einführung in die computergestützte Analyse qualitativer Daten (2 Ed.). Wiesbaden: VS Verlag für Sozialwissenschaften.

Kuhlmann, B. (2004). Die Beziehung zwischen Angehörigen und Pflegenden auf Intensivstationen. Pflege, 17(3), 145-154.

Kutash, M., & Northrop, L. (2007). Family members experiences of the intensive care unit waiting room. Journal of Advanced Nursing, 60(4), 384-388.

Ladner, A. (2009). Die Regelung des Besuchs an österreichischen Intensivstationen. Eine kritische Auseinandersetzung mit der aktuellen Situation. Unveröffentlichte Magister Arbeit. Umit. Privaten Universität für Gesundheitswissenschaften, Medizinische Informatik und Technik, Hall in Tirol.

Lam, P., & Beaulieu, M. (2004). Experiences of families in the neurological ICU: a „bedside phenomenon". The Journal of Neuroscience Nursing 36(3), 142-146, 151-145.

Lamnek, S. (2005). Qualitative Sozialforschung (4. Auflage Ed.). München u. Weinheim: Psychologie Verlags Union.

Lazarus, R. S., & Folkmann, S. (1994). Stress, appraisal and coping. New York: Springer Verlag.

Lederer, M. A., Goode, T., & Dowling, J. (2005). Origins and development: the Critical Care Family Assistance Program. Chest, 128(3 Suppl), 65S-75S.

Lee, L. Y. K., & Lau, Y. L. (2003). Immediate needs of adult family members of adult intensive care patients in Hong Kong. Journal of Clinical Nursing, 12(4), 490-500.

Leske, J. S. (1986). Needs of relatives of critically ill patients: a follow up. Heart and Lung, 15(3), 189-193.

Leske, J. S. (1991). Internal psychometric properties of the Critical Care Family Needs Inventory. Heart and Lung, 20(2), 236-243.

Leske, J. S. (2002). Interventions to Decrease Family Anxiety. Critical Care Nurse, 22(6), 61-65.

Litman, T. (1974). The family as a basic unit in health and medical care: a social-behavioral overview. Social Science Medicine, 8(9-10), 495-519.

Luhmann, N. (2001). Vertrautheit, Zuversicht, Vertrauen: Probleme und Alternativen. In M. Hartmann & C. Offe (Hg.), Vertrauen. Die Grundlage des sozialen Zusammenhalts (S. 143-160). Frankfurt: Campus Verlag.

Lynn-McHale, D. J., & Bellinger, A. (1988). Need satisfaction levels of family members of critical care patients and accuracy of nurses' perceptions. Heart and Lung, 17(4), 447-453.

Magnus, V. S., & Turkington, L. (2006). Communication interaction in ICU – Patient and staff experiences and perceptions. Intensive and Critical Care Nursing, 22(3), 167-180.

Mayer, H. (2007). Pflegeforschung anwenden. Wien: Facultas

Mayring, P. (2002). Einführung in die qualitative Sozialforschung. Eine Anleitung zu qualitativem Denken. Weinheim [u.a.]: Beltz.

McClowry, S. G. (1992). Family functioning during a critical illness: a systems theory perspective. Critical Care Nursing Clinics of North America, 4(4), 559-564.

McCormick, K. M. (2002). A Concept Analysis of Uncertainty in Illness. Journal of Nursing Scholarship, 34(2), 127-131.

McGhee, G., Marland, G. R., & Atkinson, J. (2007). Grounded theory research: literature reviewing and reflexivity. Journal of Advanced Nursing, 60(3).

Meinefeld, W. (2004). Hypothesen und Vorwissen in der qualitativen Sozialforschung. In U. Flick, E. von Kardoff & I. Steinke (Hg.), Qualitative Forschung. Ein Handbuch (S. 265-275). Hamburg: Rowohlt Verlag.

Mendonca, D., & Warren, N. A. (1998). Perceived and unmet needs of critical care family members. Critical Care Nursing Quarterly, 21(1), 58-67.

Merkens, H. (2004). Auswahlverfahren, Sampling, Fallkonstruktion. In U. Flick, E. von Kardoff & I. Steinke (Hg.), Qualitative Forschung. Ein Handbuch (S. 286-299). Hamburg: Rowohlt Verlag.

Metzing, S. (2004). Bedeutung von Besuchen für Patientinnen und Patienten während ihres Aufenthalts auf der Intensivstation. In A. Abt-Zegelin (Hg.), Fokus Intensivpflege. Pflegewissenschaftliche Erkenntnisse zu Critical Care (S. 159-214). Hannover: Schlütersche VerlagsGesmbH.

Mey, G., & Mruck, K. (2007). Grounded Theory Methodologie – Bemerkungen zu einem prominenten Forschungsstil. In G. Mey & K. Mruck (Hg.), Grounded Theory Reader. HSR-Supplement No. 19 (S. 11-39). Köln: Zentrum für Historische Sozialforschung e.V.

Mishel, M. H. (1988). Uncertainty in illness. Image – The Journal of Nursing Scholarship, 20(4), 225-232.

Mitchell, M. L., Courtney, M., & Coyer, F. (2003). Understanding uncertainty and minimizing families' anxiety at the time of transfer from intensive care. Nursing & Health Sciences, 5(3), 207-217.

Molter, N. C. (1979). Needs of relatives of critically ill patients: a descriptive study. Heart and Lung, 8(2), 332-339.

Morse, J. M., & Carter, B. (1996). The essence of enduring and expressions of suffering: the reformulation of self. Scholarly Inquiry Nursing Practice, 10(1), 43-60; discussion 61-74.

Morse, J. M., & Field, P. A. (1998). Qualitative Pflegeforschung. Anwendung qualitativer Ansätze in der Pflege (H. u. b. v. Z. Deutsche Ausgabe herausgegeben von Prakke, A., Trans.). Wiesbaden: Ullstein Medical.

Morse, J. M., & Johnson, J. L. (Hg.). (1991). The illness experience. Dimensions of suffering (3 Ed.). Newbury Park, London, New Delhi: Sage Publication.

Morse, J. M., & Penrod, J. (1999). Linking Concepts of Enduring, Uncertainty, Suffering and Hope. Journal of Nursing Scholarship, 31(2), 145-150.

Neill, S. J. (2007). Grounded theory sampling: `whole' family research. Journal of Research in Nursing, 12(5), 435-443.

Neuman, B. (1998). Das System-Modell. Konzept und Anwendung in der Pflege. Freiburg im Breisgau: Lambertus.

Norris, L. O., & Grove, S. K. (1986). Investigations of selected psychosocial needs of family members of critically ill adult patients. Heart and Lung, 15(2), 194-199.

ÖRK (2007). Umsetzung des Konzepts der Family-Health-Nurse der WHO für Österreich. Wien: Österreichisches Rotes Kreuz.

Paparrigopoulos, T., Melissaki, A., Efthymiou, A., Tsekou, H., Vadala, C., Kribeni, G., et al. (2006). Short-term psychological impact on family members of intensive care unit patients. Journal of Psychosomatic Research, 61(5), 719-722.

Patel, C. T. C. (1996). Hope-inspiring strategies of spouses of critically ill adults. Journal of Holistic Nursing, 14(1), 44-65.

Patterson, J. (2002). Integrating family resilience and family stress theory. Journal of Marriage and Family, 64(2), 349-360.

Paul, F., & Rattray, J. (2008). Short- and long-term impact of critical illness on relatives: literature review. Journal of Advanced Nursing, 62(3), 276-292.

Plakas, S., Cant, B., & Taket, A. (2008). The experiences of families of critically ill patients in Greece: A social constructionist grounded theory study. Intensive and Critical Care Nursing, In Press.

Plakas, S., Cant, B., & Taket, A. (2009). The experiences of families of critically ill patients in Greece: A social constructionist grounded theory study. Intensive and Critical Care Nursing, 25(1), 10-20.

Polit, D. F., Beck, C. T., & Hungler, B. P. (2004). Lehrbuch Pflegeforschung. Methodik, Beurteilung und Anwendungen. Bern: Hans Huber Verlag.

Pryzby, B. J. (2005). Effects of nurse caring behaviours on family stress responses in critical care. Intensive and Critical Care Nursing, 21(1), 16-23.

Redley, B., & Beanland, C. (2004). Revising the critical care family needs inventory for the emergency department. Journal of Advanced Nursing, 45(1), 95-104.

Rose, P. A. (1995). The meaning of critical illness to families. Canadian Journal of Nursing Research, 27(4), 83-87.

Roy, C. (2009). The Roy adaptation model. Upper Saddle River, NJ: Pearson Education.

Sandelowski, M., & Barroso, J. (2002). Finding the Findings in Qualitative Studies. Journal of Nursing Scholarship, 34(3), 213-219.

Schnell, M. W., & Heinritz, C. (2006). Forschungsethik. Ein Grundlagen- und Arbeitsbuch für die Gesundheits- und Pflegewissenschaft. Bern: Verlag Hans Huber.

Schnepp, W. (2002a). Familiale Sorge in der Gruppe der russlanddeutschen Spätaussiedler. Funktion und Gestaltung. Bern: Huber Verlag.

Schnepp, W. (2006a). Beunruhigendes in der Pflege. [Editorial]. Psych Pflege heute. Fachzeitschrift für die Psychiatrische Pflege(12), 1.

Schnepp, W. (2006b). Im Angesicht des Anderen:»Schützen müssen« Antrittsvorlesung am Lehrstuhl für familienorientierte und gemeindenahe Pflege, Institut für Pflegewissenschaft, Universität Witten/ Herdecke. Pflege & Gesellschaft, 11(1), 61-76.

Schnepp, W. (Hg.). (2002b). Angehörige pflegen. Bern, Göttingen, Toronto, Seattle: Huber.

Schröck, R., & Drerup, E. (Hg.). (2001). Bangen und Hoffen. Beiträge der Pflegeforschung zu existentiellen Erfahrungen kranker Menschen und ihrer Angehörigen. Freiburg im Breisgau: Lambertus.

Schuchardt, E. (2003). Krisen-Management. Biographische Erfahrungen und wissenschaftliche Theorie. Bielefeld: Bertelsmann Verlag.

Sinuff, T., Cook, D. J., & Giacomini, M. (2007). How qualitative research can contribute to research in the intensive care unit. Journal of Critical Care, 22(2), 104-111.

Stannard, D. (1997). Reclaiming the house: an interpretive study of nurse-family interactions and activities in critical care. Unpublished Ph.D., University of California, San Francisco.

Statistik Austria (2007). Bevölkerungsstatistik: Haushalt, Familien, Lebensformen, from http://www.statistik.at/web_de/dynamic/statistiken/bevoelkerung/haushalte_familien_lebensformen/031187 (Zugriff: 30.05.2010)

Statistik Austria (2009). Jahrbuch der Gesundheitsstatistik 2008. Wien.

Steinke, I. (2004). Gütekriterien qualitativer Forschung. In U. Flick, E. von Kardoff & I. Steinke (Hg.), Qualitative Forschung. Ein Handbuch (S. 319-331). Hamburg: Rowohlt Verlag.

Stige, B., Malterud, K., & Midtgarden, T. (2009). Toward an Agenda for Evaluation of Qualitative Research. Qualitative Health Research, 19(10), 1504-1516.

Strauss, A. (1994). Grundlage qualitativer Sozialforschung (2 Ed.). Stuttgart: UTB.

Strauss, A., & Corbin, J. (1996). Grounded Theory: Grundlagen Qualitativer Sozialforschung. Mannheim: Psychologie Verlags Union.

Stricker, K. H., Niemann, S., Bugnon, S., Wurz, J., Rohrer, O., & Rothen, H. U. (2007). Family satisfaction in the intensive care unit: cross-cultural adaptation of a questionnaire. Journal of Critical Care, 22(3), 204-211.

Strübing, J. (2004). Grounded Theory. Zur sozialtheoretischen und epistemologischen Fundierung des Verfahrens der empirisch begründeten Theoriebildung. Wiesbaden: VS Verlag für Sozialwissenschaften.

Takman, C., & Severinsson, E. (2004). The needs of significant others within intensive care – the perspectives of Swedish nurses and physicians. Intensive and Critical Care Nursing, 20(1), 22-31.

Takman, C., & Severinsson, E. (2005). Comparing Norwegian nurses' and physicians' perceptions of the needs of significant others in intensive care units. Journal of Clinical Nursing, 14(5), 621-631.

Takman, C., & Severinsson, E. (2006). A description of healthcare providers' perceptions of the needs of significant others in intensive care units in Norway and Sweden. Intensive and Critical Care Nursing, 22(4), 228-238.

The National Commission for the Protection of Human Subjects of Biomedical and Behavioral Research (1979). The Belmont Report. Ethical Principles and Guidelines for the protection of human subjects of research, from http://ohsr.od.nih.gov/guidelines/belmont.html (Zugriff: 30.05.2010)

Thun-Hohenstein, L. (2008). Resilienz und Familie. In H. Bonelli, F. Kummer & E. Prat (Hg.), Imago Hominis. Familie und Krankheit. Quartalschrift für Medizinische Anthropologie und Bioethik (Vol. 15, S. 239-245). Wien: IMABE.

Titler, M. G., Cohen, M. Z., & Craft, M. J. (1991). Impact of adult critical care hospitalization: perceptions of patients, spouses, children, and nurses. Heart and Lung, 20(2), 174-182.

Truschkat, I., Kaiser-Belz, M., & Vera, R. (2007). Grounded Theory Methodologie in Qualifizierungsarbeiten. Zwischen Programmatik und Forschungspraxis – am Beispiel des Theoretical Samplings. In G. Mey & K. Mruck (Hg.), Grounded Theory Reader. HSR-Supplement No. 19 (S. 232-257). Köln: Zentrum für Historische Sozialforschung e.V.

Van Horn, E., & Tesh, A. (2000). The effect of critical care hospitalization on family members: stress and responses. Dimensions of Critical Care Nursing, 19(4), 40-49.

Vandall-Walker, V., Jensen, L., & Oberle, K. (2007). Nursing Support for Family Members of Critically Ill Adults. Qualitative Health Research, 17(9), 1207-1218.

Verhaeghe, S., Defloor, T., & Grypdonck, M. (2005a). Stress and coping among families of patients with traumatic brain injury: a review of the literature. Journal of Clinical Nursing, 14(8), 1004-1012.

Verhaeghe, S., Defloor, T., Van Zuuren, F., Duijnstee, M., & Grypdonck, M. (2005b). The needs and experiences of family members of adult patients in an intensive care unit: a review of the literature. Journal of Clinical Nursing, 14(4), 501-509.

Verhaeghe, S., van Zuuren, F., Grypdonck, M., Duijnstee, M., & Defloor, T. (2010a). The focus of family members' functioning in the acute phase of traumatic coma. Part One: the initial battle and protecting life. Journal of Clinical Nursing, 19(3-4), 574-582.

Verhaeghe, S., van Zuuren, F., Grypdonck, M., Duijnstee, M., & Defloor, T. (2010b). The focus of family members' functioning in the acute phase of traumatic coma. Part Two: protecting from suffering and protecting what remains to rebuild life. Journal of Clinical Nursing, 19(3-4), 583-589.

Verhaeghe, S., Zuuren, v., Defloor, Duijnstee, & Grypdonck (2007a). How does information influence hope in family members of traumatic coma patients in intensive care unit? Journal of Clinical Nursing, 16(8), 1488-1497.

Verhaeghe, S., Zuuren, v., Defloor, Duijnstee, & Grypdonck (2007b). The process and the meaning of hope for family members of traumatic coma patients in intensive care. Qualitative Health Research, 17(6), 730-743.

Walker, D., & Myrick, F. (2006). Grounded Theory: An exploration of process and procedure. Qualitative Health Research, 16(4), 547-559.

Wall, R. J., Engelberg, R. A., Downey, L., Heyland, D. K., & Curtis, J. R. (2007). Refinement, scoring, and validation of the Family Satisfaction in the Intensive Care Unit (FS-ICU) survey. Critical Care Medicine, 35(1), 271-279.

Walters, A. J. (1995). A hermeneutic study of the experiences of relatives of critically ill patients. Journal of Advanced Nursing, 22(5), 998-1005.

Ward, K. (2001). Perceived needs of parents of critically ill infants in a neonatal intensive care unit (NICU). Pediatriatric Nursing, 27(3), 281-286.

Warren, N. A. (1993). Perceived needs of the family members in the critical care waiting room. Critical Care Nursing Quarterly, 16(3), 56-63.

Wasser, T., Pasquale, M. A., Matchett, S. C., Bryan, Y., & Pasquale, M. (2001). Establishing reliability and validity of the critical care family satisfaction survey. Critical Care Medicine, 29(1), 192-196.

Waters, C. M. (1999). Professinal nursing support for culturally diverse family members of critically ill adults. Research in Nursing & Health, 22, 107-117.

Wilkinson, P. (1995). A qualitative study to establish the self-perceived needs of family members of patients in a general intensive care unit. Intensive and Critical Care Nursing, 11(2), 77-86.

Winkler, M. (2004). Ungewissheit. In S. Käppeli (Hg.), Pflegekonzepte. Phänomene im Erleben von Krankheit und Umfeld (S. 47-72). Bern, Göttingen, Toronto, Seattle: Verlag Hans Huber.

Wolff, S. (2004). Wege ins Feld und ihre Varianten. In U. Flick, E. von Kardoff & I. Steinke (Hg.), Qualitative Forschung. Ein Handbuch (S. 334-349). Hamburg: Rowohlt Verlag.

Woolley, N. (1990). Crisis theory: a paradigm of effective intervention with families of critically ill people. Journal of Advanced Nursing, 15(12), 1402-1408.

Wright, L. M., & Belle, J. M. (2009). Beliefs and illness. A model of healing. Canada: 4th Floor Press.

Wright, L. M., & Leahey, M. (2005). Nurses and Families: A Guide to Family Assessment and Intervention (4 Ed.). Philadelphia: F.A. Davis.

Zaforteza, C., Gastaldo, D., de Pedro, J. E., Sanchez-Cuenca, P., & Lastra, P. (2005). The process of giving information to families of critically ill patients: a field of tension. International Journal of Nursing Studies, 42(2), 135-145.

DANKSAGUNG

Am Ende angekommen möchte ich mich bei jenen Menschen bedanken, die dazu beigetragen haben, dass diese Arbeit nun vorliegt. Besonderen Dank gilt dabei den Personen, die bereitwillig über ihre schwierige Situation Auskunft gaben, auch wenn sie sich zum Zeitpunkt des Interviews noch selber in dieser schwierigen Situation befanden, den Familienangehörigen der Intensivpatienten und -patientinnen. Ohne sie gäbe es einfach keine Daten und infolgedessen keine Arbeit. Dank gilt auch jenen Personen, die den Zugang ermöglichten, die Türen öffneten und während der Zeit der Datenerhebung offen hielten, den Pflegenden der Intensivstationen. Besonderer Dank gilt den Betreuern, allen voran meinem Mentor Herrn Prof. Wilfried Schnepp, angesichts der „Zügel", die locker aber doch straff genug waren, um die Arbeit in angemessener Zeit abschließen zu können. Für die Hilfe und Diskussionsbereitschaft und dem außerordentlichen Wissen und Gespür um qualitative Forschung herzlichen Dank! Ebenso danke ich sehr Herrn Prof. Martin Moers und Frau Prof. Christel Bienstein und auch Frau Prof. Hanna Mayer für die Erstellung des externen Gutachtens. Einer weiteren Person sei noch sehr gedankt, Frau RR Sieglinde Kobler, die zu einem Zeitpunkt, an dem die Kraft des Schreibens schon langsam ausging, die Durchsicht und Korrektur der Arbeit übernahm. Zu guter Letzt gilt noch ein besonderer Dank meiner Familie, die mir nicht nur während der ganzen Zeit über, sondern vor allem gegen Ende der Arbeit einen guten Grund gab, diese abzuschließen.